Neumayer/Halbig

Das Krebshandbuch

Ganzheitlicher Therapieratgeber von A–Z

Vitamin B12 + Folsäure-Hevert®

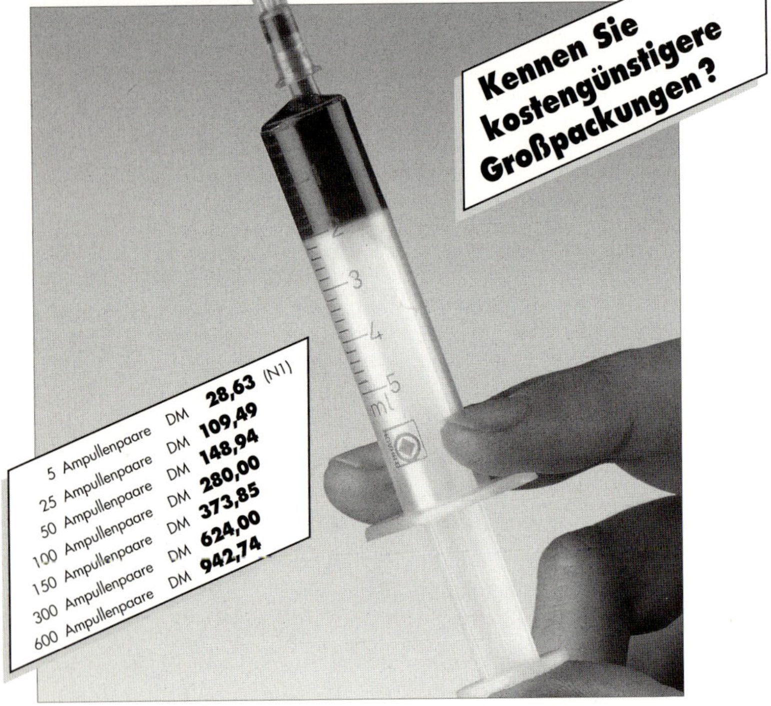

Vitamin B12 plus Folsäure-Hevert, Zusammensetzung: 1 Ampulle à 2 ml enthält: Cyanocobalamin 3000µg (3 mg) bzw. Folsäure 20 mg. **Anwendungsgebiete:** Akute und chronische Hepatitiden, durch Alkohol und andere lebertoxische Substanzen bedingte Leberparenchymschädigungen, posthepatisches Syndrom, makrozytäre Anämien, z.B. perniöse Anämie. **Dosierung:** In akuten Fällen täglich 1 Injektion. Nach Besserung 2 Injektionen wöchentlich, später 1 Injektion monatlich. **Gegenanzeigen:** Absolute: Megablasten-Anämie infolge eines isolierten Vitamin B 12 Mangels (z.B. infolge Mangels an Instrinsic-Faktor); isolierter Folsäure-Mangel. **Nebenwirkungen:** Vitamin B12: In Einzelfällen wurde über Akne, ekzematöse oder urtikarielle Arzneimittelreaktionen sowie über anaphylaktische bzw. anaphylaktoide Reaktionen berichtet. Folsäure: Bei hohen Dosen selten gastrointestinale Störungen, Schlafstörungen, Erregung, Depression. **Packungsgrößen:** 2x5 / 2x25 / 2x50 / 2x100 / 2x150 / 2x300 / 2x600 Ampullen à 2 ml. Hevert Arzneimittel · 55566 Sobernheim

HEVERT®
ARZNEIMITTEL
von Natur aus wirksam

Neumayer/Halbig

Das Krebshandbuch

Ganzheitlicher Therapieratgeber von A–Z

mit einem Vorwort von György Irmey

43 Therapiemethoden und unterstützende Maßnahmen mit Beiträgen von:

Wolf E. Büntig • Rüdiger Dahlke • Max Daunderer Friedrich R. Douwes • Volker Fintelmann • Peter Hübner Michael Imhof • Peter Schleicher • Claus Schulte-Uebbing u.v.m.

Edition WENDEZEIT

Gebrauchsnamen, Handelsnamen, Warenbezeichnungen und dgl., die in diesem Buch ohne besondere Kennzeichnung aufgeführt sind, berechtigen nicht zu der Annahme, daß solche Namen ohne weiteres von jedem benutzt werden dürfen. Vielmehr kann es sich auch dann um gesetzlich geschützte Warenzeichen handeln.

Für Anzeigeninhalte und Veröffentlichung übernimmt die Anzeigenverwaltung keine Verantwortung.

CIP-Kurztitelaufnahme der Deutschen Bibliothek
Das Krebshandbuch. Ganzheitlicher Therapieratgeber von A-Z.
Neumayer, Petra; Halbig, Konrad. (Hrsg)
KOHA Verlag, Burgrain 1995
1. Auflage 1995
ISBN 3-929512-06-8

Gesamtherstellung, DTP, Satz und Grafik, jn medienagentur, 84427 St. Wolfgang
Druck: Kastner & Callwey, Forstinning
ISBN 3-929512-06-8
Printed in Germany

Impressum

Herausgeber und Verlag:
KOHA Verlag
Edition Wendezeit
Almstr. 4
84424 Burgrain
Tel: 08083-1443 • Fax 08083-9416

Schriftleitung:
Josef Neumayer

Koordination und Redaktion:
Paracelsus Press
Hunnenstr. 12
84427 St. Wolfgang
Tel. 08085-1471 • Fax 08085-1472

Lektorat:
Franz Simon

Schlußredaktion:
Tina Auer

Gesamtherstellung:
jn medienagentur, St. Wolfgang

Anzeigenmarketing:
mz marketing & media, München

Druck:
Kastner & Callwey, Forstinning

Vertrieb:
Michaels Verlag
Ulrich Heerd
Sonnenbichl 12
86971 Peiting
Telefon • Fax: 08861-59018

Einzelbestellungen:
Über den Buchhandel oder
Patientenliteraturdienst
Telefon: 02241-202274

Ärzte Ausgabe:
Direkt zu beziehen über
KOHA Verlag, Burgrain
ISBN: 3-929512-06-8

Anhang

Therapieübersicht von A-Z

Liebe Leserin, lieber Leser,

weit über 500 Therapiemethoden, Medikamente und unterstützende Maßnahmen beanspruchen für sich einen Stellenwert in der Behandlung von Krebs. Eine Vielzahl, die sowohl für Ärzte und Therapeuten, als auch für Betroffene unüberschaubar geworden ist. Wieso stehen einer einzigen Erkrankung soviele verschiedene Therapiemöglichkeiten gegenüber, und welche ist die richtige? Hat die moderne Schulmedizin versagt im Wettlauf gegen die Zeit?

Antworten auf diese Fragen soll die Synthese, die Vernetzung der einzelnen Beiträge des vorliegenden Buches geben. Denn neuzeitlich teilen immer mehr Wissenschaftler den gleichen Denkansatz: Bei der Krebserkrankung handelt es sich nicht um eine Krankheit, die aufgrund einer einzigen Ursache ausbricht, vielmehr ist die Entartung der einzelnen Zelle durch mehrere, verschiedene Faktoren bedingt. Deshalb spricht man bei Krebs auch von einer »multikausalen« oder »multifaktoriellen« Erkrankung, die daher auch mit »multimodalen«, also verschiedenen Therapieansätzen behandelt werden muß. So hat die moderne Schulmedizin keineswegs versagt, sondern sie ist ein wichtiger Baustein in der »multimodalen Krebstherapie«. Krebs ist keine Erkankung einer einzelnen Zelle, sondern des gesamten Organismus. Folglich muß auch der Therapieansatz neu überdacht und modifiziert werden. Verschiedene Behandlungsmaßnahmen und Medikamente müssen ineinander übergreifen und auf allen Ebenen des Menschseins (Körper, Seele und Geist) wirken um ganzheitliche Heilung zu erzielen. So sollte in der Krebstherapie der einzelne Mensch im Vordergrund stehen, für den ein individuelles, einzigartiges Therapiekonzept von den begleitenden Ärzten und Therapeuten erarbeitet werden muß.

Aus dem Bedürfnis heraus, einen Einblick zu geben über die verschiedenen Präparate und Methoden und ihren wissenschaftlichen, medizinischen, psychotherapeutischen oder philosophischen Hintergrund, entstand die Idee zu diesem Buch. Erstmals werden Therapien unterschiedlicher Richtung und Herkunft in einem Überblick präsentiert: Methoden aus der konventionell angewandten Schulmedizin wie Stahl-, Strahl- und Chemotherapie, ebenso wie aus den komplementären Wissenschaften wie Anthroposophie, Homöopathie, Phythotherapie und viele mehr.

Das vorliegende Buch ist das Resultat gründlicher Planung und Bearbeitung durch die Autoren und Herausgeber. Besonders wichtig war es den Herausgebern, die einzelnen Fachleute selbst zu Wort kommen zu lassen. So kann es zu inhaltlichen Überschneidungen, gegensätzlichen Meinungen oder Wiederholungen von Sachverhalten kommen, die jedoch zum Verständnis der einzelnen Beiträge unumgänglich sind. Zum besseren Überblick wurde jeder Beitrag in einer »Therapiekurzinformation« zusammengefaßt.

Dieses Buch ist kein Selbsthilfebuch und kein Ersatz für eine ärztliche Behandlung. Falls Patienten Behandlungsmethoden oder Mittel aufgreifen, die in diesem Buch genannt werden, können die Autoren, die Herausgeber und die Redaktion keine Haftung übernehmen für Schwierigkeiten, die sich aufgrund der Anwendung der beschriebenen Verfahren eventuell ergeben können. Die einzelnen Themenfelder wurden mit größter Sorgfaltspflicht ausgewählt und bearbeitet. Bei Redaktionsschluß lagen die 43 in diesem Buch publizierten Beiträge vor. Das »Krebshandbuch« hat nicht den Anspruch alle insgesamt verfügbaren Therapiemethoden bei Krebs aufzuzählen. Vielmehr handelt es sich bei den veröffentlichten Beiträgen um einen Ausschnitt aus einem größeren Spektrum. Viele therapeutische Methoden befinden sich noch in experimentellen Stadien, sodaß eindeutige Ergebnisse in bezug auf Heilungschancen, Risiken und Nebenwirkungen vielleicht erst in einigen Jahren dokumentiert werden können.

Unser Dank gilt allen, die das Entstehen des Krebshandbuches mit ihrer tatkräftigen Arbeit, ihrem Wissen und guten Gedanken unterstützt haben.

St. Wolfgang — Petra Neumayer

und Burgrain — Konrad Halbig

im Juli 1995

Vorwort

Die Diagnose *Krebs* stellt für jeden Betroffenen und seine Angehörigen zunächst ein Schockerlebnis dar. Unabhängig davon, welche Richtung der Medizin sie vertreten, stehen Ärzte und Therapeuten vor dem schweren Problem, ein Krankheitsbild therapieren zu sollen und zu müssen, bei dem es keine Patentrezepte gibt. Für den Kranken ist zunächst der wichtigste Aspekt, sich nicht den Gefühlen der Hoffnungslosigkeit und Hilflosigkeit zu ergeben, die sich durch die Konfrontation mit der Krebserkrankung zwangsläufig einstellt.

Bevor ein krebskranker Patient resignierend ein Behandlungsschema über sich ergehen läßt und dem ersten therapeutischen Schritt zustimmt, sollte er sich möglichst vielseitig informieren und nach Möglichkeit erst dann seine Entscheidungen fällen. Bei einer Vielzahl von Tumorerkrankungen ist es wichtig und richtig, nicht gleich am Tag nach der Diagnose zu handeln, sondern das therapeutische Vorgehen so individuell abzustimmen, daß der Patient die Handlungen des Arztes verantwortlich mittragen kann. Einer der größten Fehler in deutschen Kliniken ist die häufige Entscheidungsfindung über den Kopf des Patienten. Nur der Patient, der den Sinn einer Therapie versteht und innerlich mit ihr übereinstimmt, erhöht die Wirksamkeit der eingeleiteten Behandlungsmaßnahmen und verbessert seine Heilungschancen. Selbstverständlich ist bei einem drohenden Darmverschluß durch eine Krebserkrankung eine Diskussion mit dem Chirurgen fehl am Platze.

Ohne Zweifel ist bei den meisten soliden Tumoren (Krebserkrankungen der Organe und des Gewebes) der erste und notwendige therapeutische Eingriff die Operation. Die Frage nach Art und Umfang des operativen Eingreifens kann den Betroffenen bereits mit verschiedenen medizinischen Meinungen konfrontieren. Wurde z. B. vor einigen Jahren bei jeglichen Krebserkrankungen der weiblichen Brust immer eine radikale Operation, d. h. die völlige Entfernung der Brust, durchgeführt, wird heute im allgemeinen wesentlich differenzierter verfahren. Auf die Möglichkeit, schon flankierend zu einer Operation immunstimulierende Maßnahmen einzuleiten, die den Organismus des Krebskranken stärken, wird sehr selten hingewiesen. Mit dem Chirurgen ist ferner zu erörtern, ob die Aufbereitung des Tumorgewebes zu Impfstoffen möglich und zweckmäßig ist.

Nach einer Operation werden immer noch recht unsensibel und rigoros Chemo- und/oder Bestrahlungstherapien verordnet - wenn auch im Einzelfall eine solche Therapie sinnvoll sein kann, so sollte sie von dem Patienten sehr kritisch hinterfragt werden. Sehr viele Vorschläge, die dem Patienten als gesichertes objektives Wissen dargeboten werden, sind nichts anderes als Meinungen von Autoritäten in der Medizin und sind wissenschaftlich nicht wirklich überprüft. Die Tatsache, daß z. B. ein angeblich positives Ergebnis einer chemotherapeutischen Studie kritiklos in hunderten von Promotions- und Habilitationsarbeiten weltweit abgeschrieben und rezitiert wird, wirkt ohne Zweifel meinungsbildend, ist aber für die Gesundheit des Patienten wenig förderlich. Der Aspekt, daß ein Patient auch selbst etwas zu seiner Heilung beitragen kann, wird in der Klinik völlig vernachlässigt. Jedem Krebskranken und Leser dieses Buches möchte ich Mut machen, engagiert für sein Leben einzutreten und trotz Überarbeitung, Streß und Zeitmangel in den Krankenhäusern erst dann einer Therapie zuzustimmen, nachdem alle für den Betroffenen offenen Fragen zufriedenstellend geklärt sind. Im Zweifelsfall ist es auch in der Schulonkologie wichtig, mehrere Experten zu fragen.

Häufig wird dem Patienten seine Lage erst richtig bewußt, wenn er wieder zu Hause ist. Hier wird er dann spätestens sehr viele wohlmeinende Ratschläge aus seiner Umgebung hören und auch mit dem Gebiet biologisch-ganzheitlicher Therapien konfrontiert. Nach einer Erhebung des Wiener Onkologen Wrba gibt es allein im deutschsprachigen Raum über 500 Mittel und Methoden, die beanspruchen, biologisch Krebs zu beeinflussen. Für die meisten dieser Therapien liegen zwar im Sinne der heutigen Wissenschaft keine gesicherten Erkenntnisse über ihre Wirksamkeit vor - sie können aber sehr wohl in der Hand eines verantwortungsvollen und erfahrenen Arztes oder Therapeuten zum Heilungsprozeß beitragen.

Vorsicht und kritische Wachsamkeit ist bei allen Methoden und therapeutischen Ansätzen gleich welcher Richtung in der Medizin notwendig. Jede Methode, die keinen Absolutheitsanspruch vertritt und auch bereit ist, therapeutische Fehlschläge einzugestehen, erhöht ihre Glaubwürdigkeit.

»Weniger ist mehr«, dieser Kernsatz ist gerade für biologische Therapien wichtig. Nicht alles, was Heilung verspricht, kann im Gießkannenprinzip über den Patienten gegossen werden und eine sorgfältige Abstimmung auf die Bedürfnisse des Einzelnen ist unbedingt notwendig. Im Umgang mit Tumorerkrankungen zeigt sich, daß die Individualität und die persönliche Konstellation ausschlaggebend für den Krebsprozeß und seine Dynamik sind. Auch biologische Heilmaßnahmen können schaden, wenn sie zuviel und zum falschen Zeitpunkt eingesetzt werden. Therapeutische Schritte zur Stärkung der körpereigenen Abwehr dienen dazu, das körperliche und seelische Wohlbefinden zu verbessern, Schmerzen zu reduzieren, die Nebenwirkungen herkömmlicher Behandlungen zu lindern und Krankheitsrückfällen wie auch Metastasen (Fernabsiedlungen der Ursprungskrankheit) wirksam vorzubeugen. Wenn auch bislang nur wenige Patienten, die herkömmliche Therapien ablehnten, ausschließlich durch biologische Behandlungsmaßnahmen geheilt wurden und nur in Einzelfällen Krankheitsprozesse im fortgeschrittenen Stadium aufgehalten werden konnten, so beweist jeder einzelne dieser Patientinnen und Patienten, daß in uns ein unendliches Heilungspotential angelegt ist, welches von einer mechanistisch-kurativ orientierten Medizin völlig unterschätzt wird.

Ziel dieser einleitenden Gedanken soll es nicht sein, eine Richtung der Medizin zu beschönigen und eine andere zu verdammen. Bei den meisten Krebskranken wird eine Kombination von schulonkologischen und immunbiologischen Therapiemaßnahmen sinnvoll und notwendig sein. So wie die Medizin heute beginnt, den Dualismus von Seele und Körper langsam zu überwinden, und die Forschung in der Psychoneuroendokrino-Immunologie (Wissenschaft zur Erforschung der Zusammenhänge von Nerven, Drüsen und Abwehrsystem) die stetigen Wechselwirkungen in und um unseren Organismus beweist, so sollen Behandlungsmethoden zur Bewältigung einer Tumorerkrankung sich nicht gegenseitig ausschließen, sondern ergänzen. Wenn ein Patient im fortgeschrittenen Stadium seiner Erkrankung eine schulmedizinische Therapie, die nur unter sehr fragwürdigen Bedingungen sein Leben verlängern kann, ablehnt und seine Hoffnung auf biologische Therapien setzt, dann handelt er richtig. Bei einer Patientin, die als Folge ihrer Erkrankung Metastasen (Fernabsiedlungen der Ursprungskrankheit) in der Wirbelsäule hat, ist es zur Erhaltung ihrer Lebensqualität notwendig, eine Bestrahlung der Wirbelkörper zu veranlassen.

Jede Ebene unseres Wesens braucht eine adäquate Therapie - die körperliche, die geistige, die soziale wie auch die spirituell religiöse Ebene. Darum können weder eine Mistelbehandlung noch eine bestimmte Ernährungsform oder eine Meditationstechnik allein Krebs heilen - sie alle drei können aber wesentlich zum Heilungsprozeß beitragen. Gesundheit ist mehr als bloß körperliche Gesundheit und der wahre Erfolg gegenüber einer Krebserkrankung bemißt sich daran, wie man sein Leben lebt.

Abschließend möchte ich die Worte meines Kollegen *Volker* zur *Linden* zitieren: »Es gibt für jeden einzelnen Kranken einen Weg, nämlich seinen Weg, die Aufgaben zu bewältigen, die ihm durch seine Erkrankung gestellt werden. Es ist uns nur das Bewußtsein dafür verlorengegangen, daß Leben heißt: Diesen einen bestimmten eigenen Weg zu finden und zu gehen«. In diesem Sinne wünsche ich allen Leserinnen und Lesern dieses Buches, daß ihnen die orientierenden Informationen zu über vierzig Methoden und unterstützenden Maßnahmen der Krebsbehandlung hilfreich sind, um einen individuellen Weg in der Krebstherapie zu finden.

Heidelberg, den 8. Juni 1995 Dr. med. György Irmey

Adoptive Immuntherapie nach Rosenberg

Ein Beitrag von Michael Kowalciek

Therapiekurzinformation:

Bei Steven A. Rosenbergs klassischer Zelltransfertherapie wird die natürliche Abwehrkraft des Körpers gegen den Krebs mobilisiert. Die patienteneigenen Abwehrzellen werden außerhalb des Körpers im Labor »trainiert«, mit gentechnischen Mitteln (Interleukin 2) aktiviert und vermehrt. Die so gewonnene Substanz wird dann dem Patienten wieder verabreicht.

Grundlagen:

Die hoffnungsvollen Erfolge dieser Therapieform basieren in erster Linie auf der Entdeckung der LAK-Zellen – den lymphokin-aktivierten Killerzellen. Im Gegensatz zu den bekannten spezifischen Lymphozyten, die ihren »Kampfauftrag« aus der Reaktion auf ein bestimmtes Antigen – der »Oberflächenfremdstruktur« eines infizierenden Bakteriums oder einer Krebszelle – beziehen, sind LAK-Zellen weitaus universeller. Sie erkennen nicht nur einen bestimmten Typ entarteter oder veränderter Zellen, sondern töten die unterschiedlichsten Krebsformen. Gesunde Zellen werden von diesem Abwehrsystem erkannt und bleiben unbehelligt.

LAK-Zellen sind offensichtlich Bestandteil eines immunologischen Überwachungssystems. Sie stammen von sogenannten Nullzellen ab, ein relativ seltener Typ von Abwehrzellen, zu dem nur etwa fünf Prozent aller im Blut kreisenden Lymphozyten gehören. Da LAK-Zellen bei allen Säugetieren anzutreffen sind, liegt der Schluß nahe, daß es sich hier um ein evolutionsgeschichtlich älteres Immunsystem handelt, das lange vor dem hochkomplizierten Mechanismus der »Spezialisten mit eigenen Rezeptoren« existierte.

Die ersten Erfolge im Tierversuch:
Das Forscherteam um Rosenberg war ursprünglich auf der Suche nach bereits aktivierten Lymphozyten, jenen weißen Blutkörperchen, die im Abwehrsystem des Organismus unter den Immunzellen das Oberkommando führen und eine Reihe aufeinander abgestimmter Botenstoffe an andere Zellen des Immunsystems aussenden. Das größte Problem in der Krebstherapie bestand darin, daß es keine geeigneten Methoden gab, aktive Lymphozyten vom Patienten zu isolieren und sie in ausreichend großer Zahl zu vermehren. Im Tierversuch mit Labormäusen konnten überaus vielversprechende Ergebnisse erzielt werden. Nach wiederholter Immunisierung mit Krebszellen war es bei Tieren gelungen, entsprechend wirksame Lymphozyten zu bekommen. An der Universität von Washington erreichte Peter Alexander vom Chester-Beatty-Forschungsinstitut mit dieser Methode, daß sich Tumoren bei Mäusen zurückbildeten. Er benutzte Mäuse desselben Inzuchtstammes, die ja genetisch und immunologisch identisch sind, und injizierte die aktivierten Lymphozyten aus immunisierten Spendertieren direkt ins Blut tumortragender Empfängertiere. Es galt somit, einen entsprechenden Weg für eine Anwendung am Menschen zu suchen.

Die Entdeckung von Interleukin 2:
Einen entscheidenden Anteil bei der Entdeckung der LAK-Zellen für die Durchführung der adoptiven Immuntherapie, hatte die Entdeckung des T-Zell-Wachstumsfaktors »Interleukin 2« durch Robert C. Gallo im Jahre 1976. Diese Substanz aus der Gruppe der Cytokine wird neben einigen anderen Botenstoffen von aktivierten T-Lymphoz yten produziert, die damit andere T-Helferzellen und antigenstimulierte cytotoxische Zellen zur Vermehrung anregen. Gallos Mitarbeiter am amerikanischen Nationalen Krebsinstitut entwickelten weitere Methoden zur Züchtung menschlicher T-Zellen. und sorgten so Erst durch diese Arbeiten konnte die Zelltransfertherapie zu einer wirksamen Ergänzung des körpereigenen Immunsystems werden.

Sollte es nun gelingen die aktivierten Lymphozyten, die Zellen also, die den Krebstyp bereits erkannt und eine entsprechende Abwehrreaktion entwickelt haben, zu isolieren, so wäre es durchaus möglich, daraus eine ausreichende Menge für eine Zelltransfertherapie in Kultur zu züchten.

In weiteren Tierversuchen konnte Maury Rosenstein 1981 nachweisen, daß die kultivierten T-Zellen nach der Reinjektion ihre ursprünglichen Eigenschaften beibehalten. Nach der Injektion erkennen die Lymphozyten ihr spezifisches Antigen noch immer und bringen zudem eine wirksame Anti-Krebs-Reaktion in Gang: Bei den Labormäusen konnte nicht nur der Haupttumor, sondern gar ausgedehnte Metastasen zurückgebildet werden. Die Tierversuche zeigten auch, daß keine Notwendigkeit bestand, die kultivierten T-Zellen direkt in den Tumor zu bringen. Waren die aktivierten Lymphozyten erst einmal in der Blutbahn, witterten sie wie Spürhunde den Krebs und fanden die befallenen Zellen ohne weiteres Zutun.

Maßgebliche Entdeckung:
Ilana Yron und Paul J. Spiess, Mitarbeiter des Rosenberg-Forschungsteams, führten im selben Jahr den entscheidenden Versuch durch, der die Entdeckung und den wichtigen Schritt für den Einsatz in der Humanmedizin bringen sollte: Auf der Suche nach menschlichen T-Zellen mit Antitumor-Aktivität ging das Team von folgender Überlegung aus: Wenn der Körper in der Lage ist, die Abwehrreaktion in Gang zu bringen, sollte die höchste Konzentration von tumorspezifischen Abwehrzellen im Tumor selbst zu finden sein. Die Forscher kultivierten entnommenes Tumorgewebe in Gegenwart des T-Zellen-Wachstumsfaktors Interleukin 2 und hofften dadurch, im Labor, die gegen diesen Krebs aktive, typische Population der weißen Blutkörperchen zu vergrößern und eventuell sogar isolieren zu können. Doch bereits nach drei Tagen, noch bevor sich die Lymphozyten zu vermehren begannen, starben zu ihrer Überraschung die den T-Zellen benachbarten Krebszellen ab. Bestimmte Lymphozyten wurden offensichtlich durch Interleukin 2 dazu gebracht, Krebszellen zu erkennen und zu töten. Es war also gar nicht notwendig, spezifische Lymphozyten ausfindig zu machen, die gegen den Krebs bereits aktiv waren, genausogut konnten einfach die vorhandenen Zellen zum Angriff bewegt werden.

Wirkungsgrad und Nebenwirkung:
Rosenbergs Team fand in weiteren Experimenten heraus, daß sich die Anti-Krebs-Wirkung beim Menschen durch die kombinierte Gabe von Interleukin 2 und kultivierten T-Zellen sogar deutlich steigern ließ. Offensichtlich sorgte der zelluläre Botenstoff dafür, daß sich die übertragenen Zellen im Körper des Empfängers weiter vermehren,

wodurch eine Krebsrückbildung schon mit erheblich weniger T-Zellen zu erzielen ist. Da die Nieren allerdings im Blut zirkulierendes Interleukin 2 recht schnell abbauen, ist bei der kombinierten Zelltransfertherapie oft eine Dauerzufuhr von Interleukin 2 notwendig. Die Therapie mit Interleukin 2 alleine führte allerdings nur recht selten zu den erwarteten Ergebnissen.

Der Erfolg wird allerdings vielfach mit erheblichen Nebenwirkungen erkauft. Durch die starke Vermehrung der Lymphozyten im Gewebe kann unter Umständen die Funktion lebenswichtiger Organe beeinträchtigt werden. Bei hoher Dosierung von Interleukin 2 tritt eine sehr hohe Menge an Flüssigkeit aus dem Blut ins Gewebe über, woraus meist eine Gewichtszunahme resultiert. In seltenen Fällen beeinträchtigt die eingelagerte Flüssigkeit die Lungenfunktion und damit die Sauerstoffversorgung des Gewebes.

Erste Therapieerfolge beim Menschen:
Die ersten Versuche am Menschen führte Rosenberg im November 1984 durch. Eine 29jährige Krankenschwester aus Florida, die an über den ganzen Körper verteilten Melanomen litt, und einer Interferon-Therapie hartnäckig widerstand, war eine der ersten, an der die Zelltransfertherapie angewendet wurde. Der Blutkreislauf der Patientin wurde an eine Maschine angeschlossen, die Lymphozyten aus dem Blut isolierte. Diese wurden für drei Tage mit Interleukin kultiviert. Über eine intravenöse Infusion gelangten die isolierten LAK-Zellen bei gleichzeitiger Gabe von Interleukin 2 wieder in den Blutkreislauf. Innerhalb von drei Monaten verschwanden sämtliche Tumore der Patientin.

Insgesamt sprechen nur etwa 20 Prozent aller Patienten mit fortgeschrittenem Krebsleiden auf diese Therapie an. Ermutigt durch den ersten Erfolg forschte Rosenberg nach wirkungsvolleren Zelltypen gegen den Krebs.

Tumor-infiltrierende Lymphozyten:
Bei einer weiteren Methode wird entnommenes Tumorgewebe zur Vereinzelung von Zellen enzymatisch angedaut. Rosenberg setzte der Kultur nun mehrere Wochen lang Interleukin 2 zu. Die bekannten LAK-Zellen vermehren sich gewöhnlich nicht länger als 10 Tage, andere Lymphozyten wuchern allerdings unter dem Dauereinfluß des

Botenstoffs so lange weiter, bis schließlich die gesamten sterbenden Tumorzellen ersetzt sind. Diese Zellen – tumor-infiltrierende Lymphozyten (TIL) – hatten nun genau die Spezifität, die Rosenberg schon immer gesucht hatte. Die ersten Versuche am Menschen im Jahr 1988 zeigten, daß auf eine kombinierte Gabe von LAK- und TIL-Zellen mehr als die Hälfte aller Patienten eine Anti-Krebs-Reaktion aufwiesen.

Durch radioaktive Markierung erforschte Rosenberg die Wirkung der »TILs«. Ein Teil der injizierten Lymphozyten wandert direkt zum Krebsherd und sammelt sich dort binnen weniger Tage. Durch Analyse der Boten-Ribonucleinsäure (mRNS) wurde erkannt, daß die TILs außer durch direkten Kontakt die Tumorzellen auch durch spezielle Zytokine zerstören.

Gentechnologische Perspektiven:
Der jüngste Ansatz Rosenbergs sind Designer-Lymphozyten. Mittels Genmanipulation sollen die Lymphozyten einen noch besseren Wirkungsgrad erreichen. So könnten Gene für den Tumor-Nekrose-Faktor, für Alpha Interferon oder auch für Interleukin 2 in Lymphozyten eingeschleust werden. Allerdings benötigen Genversuche mit menschlichen Zellen zur direkten Anwendung beim Menschen enorm komplizierte Genehmigungsverfahren. Nach langen Rechtsstreitigkeiten führte Rosenberg am 22. Mai 1989 erstmals ein Experiment – wohlgemerkt keinen Therapieversuch – am Menschen mit genmanipulierten Zellen durch. Wahrscheinlich wird es aber noch Jahre dauern, bis sich genveränderte Lymphozyten wirklich für eine Krebstherapie eignen.

Anthroposophie – Krebskrankheit aus geisteswissenschaftlicher Sicht

Ein Beitrag von Dr. med. Volker Fintelmann

Therapiekurzinformation:

Dr. med. Volker Fintelmann stellt das Krebsgeschehen aus der geisteswissenschaftlichen Sicht Rudolf Steiners dar. Aufgezeigt werden die Zusammenhänge von nichtgelebter Kreativität, Anpassung und daraus resultierenden Erkrankungen. Insbesondere beim Krebs sieht Fintelmann die auslösenden Faktoren in nicht gelebter Eigenverantwortlichkeit, die sich heute darauf beschränkt, den Reglementierungen so gut wie möglich gerecht zu werden. Bei diesem Beitrag handelt es sich nur um einen Ausschnitt der dahinterliegenden Anthroposophischen Philosophie. Dennoch soll er aber das Interesse wecken, Krankheit aus einer anderen Perspektive zu betrachten. Wer diesen Ausführungen folgt, wird erkennen, daß Krankheit wie Gesundheit individuelle Zustandsformen der Persönlichkeit widerspiegeln und sich hinter jeder Krankheit ein individuelles Schicksal (von Gott gesandtes Heil) verbirgt. Wer sich ausführlicher mit dieser Darstellung von Krankheit auseinandersetzen möchte, dem sei das Buch »Krebs-Sprechstunde«,von Volker Fintelmann, empfohlen. Diesem Buch wurde dieses Kapitel mit freundlicher Genehmigung des Urachhaus-Verlags, Stuttgart, entnommen.

Geisteswissenschaftliche Betrachtung:

Grundsätzlich lehrt die Anthroposophie, daß Geist (Ich) und Seele des Menschen unsterblich sind. In jeder Ausatmung, in jedem Schlaf lösen diese sich von dem tagsüber oder in der Einatmung durchdrungenen Leib und kehren in ihre eigenen Gesetzmäßigkeiten seelischer und geistiger Welten zurück. Verhaften sich nun Seele und Geist am Leiblichen, kann das im nachtodlichen Leben dazu führen, daß beide nicht den ihrer Natur entsprechenden Gang in eine zunächst rein seelische und dann rein geistige Welt vollziehen können, sondern im Dunstkreis der Erde verbleiben müssen. Eine künstlerische Darstellung einer solchen Situation kann in Dantes Schilderung der Hölle in seiner Göttlichen Komödie gesehen werden. Die Pein einer an irdische Bedingungen verhafteten Seele, die aber keinen Leib mehr zur eigenen Erlebnisfähigkeit hat, ist kaum zu beschreiben. Hier mag ein Grund für die tiefgreifende Angst jedes Krebskranken zu finden sein, die im Vergleich zu vielen anderen Krankheiten in ganz ungewöhnlicher Weise dieses Krankheitsbild begleitet. Schaut man nun noch darauf, daß jeder Mensch sein ganz eigenes Schicksal hat, welches ihn die Frucht seines irdischen Lebens in das nachtodliche Dasein mitnehmen läßt, diese wiederum als Samen für ein zukünftiges Leben nutzend, dann muß die erschreckende Möglichkeit in Betracht gezogen werden, daß er durch die Tatsache, sich ganz mit der Wirklichkeit seines stofflichen Leibes zu identifizieren und seine Seele in die irdischen Bedingungen der Vergänglichkeit und des Todes zu verhaften, sich von seinem eigenen Fortgang abschneidet.

Diese sicher zunächst schwer verständliche Situation kann noch anders dargestellt und damit vielleicht verständlicher werden. In der Krebskrankheit finden wir die Auseinandersetzung zwischen dem Materialismus und einer Weltanschauung, in der der Mensch seine Wirklichkeit als eine geistgetragene erlebt, diesen Geist in den Tatsachen der Natur und Welt wiederfindet und sich in dieser Verwandtschaft einer kosmischen (göttlichen) Schöpfung erlebt. Das Gestalten der Bewußtseinsseele bedingt die schon genannte Vereinzelung bis zur Einsamkeit, vom Zweifel bis zur Verzweiflung, von einer Gottferne bis zum Atheismus, und schließlich die Ausbildung starker antisozialer Triebe als Egoismus. Diese zunächst notwendigen Einseitigkeiten überwindet das Ich, wenn es in sich bis in die stoffliche Wirklichkeit hinein die ganze Welt entdeckt und sich als Teil dieser Ganzheit empfindet. Der ganze menschliche Lebenslauf, die Biographie, folgt Rhythmen die in drei großen Abschnitten von je 21 Jahren der individuellen Ausgestaltung von Leib, Seele und Geist dienen. Dabei ist der mittlere Abschnitt zwischen dem 21. und dem 42. Lebensjahr vorrangig der Entwicklung der Seele gewidmet, die Rudolf Steiner als Empfindungsseele (21.-28. Lebensjahr), Verstandes- und Gemütsseele (28.-35. Lebensjahr) und schließlich die für die Krebskrankheit speziell angesprochene Bewußtseinsseele (35.-42. Lebensjahr) benannte. Die folgende Abbildung zeigt schematisch diesen Ablauf.

Die drei 21-Jahres-Rhythmen der Entwicklung

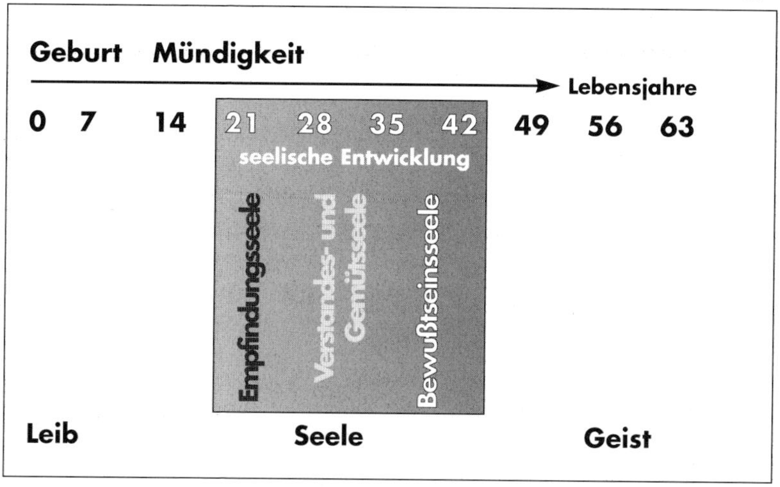

Die Krebskrankheit ist also Ausdruck einer einseitig gewordenen Ausbildung der Bewußtseinsseele. Ihre Heilung setzt voraus, daß die vollständige Entwicklung dieses Seelenglieds intendiert wird. Das führt vom Egoismus zum Altruismus, der die persönlich-individuellen Kräfte auch in den Dienst der Gemeinschaft stellt, das überwindet den Zweifel durch Entscheidungsmut, das durchdringt die Materie mit spiritueller Erkenntnis. Das Ziel einer modernen Entwicklung ist der freie, auf sich selbst gegründete Mensch. Das setzt Selbstfindung und Selbstverwirklichung voraus.

Nun wirken dieser Menschheitsentwicklung zum freien, unabhängigen Menschen starke Kräfte entgegen. Goethe hat dieses in der Beziehung Faust und Mephistopheles urbildhaft dargestellt. Jeder Mensch hat heute seinen Mephistopheles, der Widerstand im hemmenden, aber auch kräftefördernden Sinne sein kann. Daß am Widerstand Kräfte entwickelt werden können, zeigt sich deutlich im Leistungssport.

Dem Menschen wird Freiheit nicht geschenkt, er muß sie erwerben. Die Gegenkräfte machen sich in vielen hemmenden Zeittendenzen bemerkbar, die in diesem Zusammenhang als krebsfördernd bezeichnet werden müssen. Einige seien hier kurz charakterisiert. Dazu gehört in hohem Maße die heute weitverbreitete Bevormundung bzw. Entmündigung des Menschen durch eine kleine Zahl sogenannter Mächtiger. Auch in scheinbar freiheitlichen Gesellschaftsordnungen wird der einzelne Mensch immer weniger aus wirklich freier Entscheidung handeln können. Überall begegnen ihm Vorschriften, Regelungen, Strafandrohungen usw., immer häufiger wird ihm von sogenannten Experten gesagt, wie er zu leben, zu handeln hat. Gerade in der Medizin ist dieses in den letzten Jahren immer wieder beispielhaft zu erleben. So wird die freie Arztwahl immer mehr eingeschränkt, auch die Wahl der Arzneimittel wird auf solche reduziert, die »wissenschaftlich anerkannt« sind. Damit werden Arzneimittel mit hohem Nebenwirkungsrisiko selbstverständlich zugelassen, gut verträgliche Arzneimittel aus Naturstoffen als wirkungslos disqualifiziert oder mit rein theoretisch begründeten Risiken belastet. Auch werden Gesetze erwogen, daß jeder Mensch zur Organspende verpflichtet sei, und Geburt und Tod werden schon lange chemisch und technisch manipuliert. Schulsysteme werden vom Staate verordnet, die Umwelt schwer belastende Stoffe aus wirtschaftlichen Gründen belassen (FCKW), Bauordnungen regeln, wie ein Haus auszusehen hat usw. Die Beispiele ließen sich fast unendlich fortsetzen.

Eine weitere, die Entwicklung hemmende Zeittendenz findet sich in der Pädagogik, die ausschließlich auf die Ausbildung des abstrahierenden Intellekts gerichtet wird und dabei Phantasie, Kreativität und Individualismus nicht zuläßt, wenn auch gerade davon viel die Rede ist. Das Gehirn, an daß das intellektuelle Denken organisch gebunden ist, ist nicht umsonst das Organ mit der geringsten Regenerationsfähigkeit, es entspricht am meisten der toten, mineralisch-stofflichen Welt. Daß jeder Mensch die Gedankenwelt ausbildet, die logischen Gesetzen folgt, ist eine unbestrittene Notwendigkeit und zugleich Voraussetzung für alle Naturwissenschaften.

Man muß aber erkennen, daß diese Denkart einseitig ist, in ihrer Nüchternheit und Sachlichkeit Abbau- und Todeskräfte in den Organismus hineinträgt und deshalb wieder in ein Gleichgewicht gebracht werden muß durch Denkkräfte, die eben gerade voll Phantasie, Kreativität und Begeisterung durchdrungen sind. Wenn St. Exupery davon spricht, daß man nur mit dem Herzen gut sehe, weil das Wesentliche für die Augen unsichtbar sei, weist er in dichterischer Art auf diese andere Seite des Denkens hin. Es ist ein viel zu wenig beachtetes Phänomen der einseitig auf den Intellekt gerichteten Pädagogik, daß sie zu immer mehr Initiativlosigkeit und Bequemlichkeit und Mangel an Verantwortungsbereitschaft und Entscheidungsmut führt. Die diesem nüchternen Denken gegenübergestellte feurige Denkkraft trägt in sich die Willenskräfte, die aus dem vom Denken gebildeten Urteil zur Handlung führen. Sie kann durch eine Pädagogik gefördert werden, die das künstlerische Element mit einbezieht, wie es in der Waldorfpädagogik praktiziert wird.

Ich und Seele vermitteln sich dem Leibe über das Element der Wärme, und die für den Menschen typische Körpertemperatur von 37°C ist Ich-Signatur. Insofern sind auch alle Zeittendenzen, die die menschliche Wärmebildung schwächen oder lähmen, als krebsfördernd einzustufen. Dazu gehören besonders der Tabakkonsum, viele häufig verordnete Arzneimittel (Antipyretika, Analgetika), die Art der heute bevorzugten Kleidung und in vielfacher Hinsicht auch die Ernährung. (s. Seite 59)

Schließlich muß auch noch auf ein besonderes Phänomen unserer Zeit hingewiesen werden: die sogenannte Leistungsgesellschaft. In ihr werden die Kräfte des Egoismus mit aller antisozialen Rücksichtslosigkeit gepriesen, in ihr wird Darwins am Tierreich entwickelte Vorstellung des Kampfes ums Dasein auf die menschliche Ebene projiziert. Daß ein Mensch heute als besonders erfolgreich bezeichnet wird, der sich bei genauerem Hinsehen soviel als möglich auf Kosten anderer bereichert, kann geradezu als gesellschaftliche Krebskrankheit angesprochen werden. Natürlich sind solche Gedanken vielleicht primär fremd, schockieren, werden empört zurückgewiesen. Doch mögen sie auch den einen oder anderen nachdenklich stimmen, vielleicht Zustimmung finden und insbesondere in der Besinnung auf sich selbst Korrekturen hervorrufen. Darin wären echte Elemente einer tiefgreifenden Prophylaxe der so weltweiten Krebskrankheit zu sehen.

ASI – Aktive spezifische Immuntherapie

Ein Beitrag von Michael Kowalciek

Therapiekurzinformation:

Die ASI-Therapie (AKtive spezifische Immuntherapie) ist ein Verfahren zur Impfung mit modifizierten, inaktivierten Tumorzellen. Ziel dieser Therapie ist es, körpereigene Abwehrzellen dahingehend zu trainieren, daß sie Tumorzellen erkennen und vernichten. Bei der Operation wird dem Patienten Krebsgewebe entnommen, welches zum individuellen, speziell für diesen Patienten angefertigten Impfstoff aufbereitet wird. Die Krebszellen werden im Labor so modifiziert und behandelt, daß sie nicht mehr wachsen können. Die Impfung mit den modifizierten Tumorzellen kann daher keine neuen Metastasen setzen. Diese Therapiemethode steht noch in ihren Anfängen. Zahlreiche Forschungen auf diesem Gebiet belegen die Wirksamkeit von ASI.

Grundlagen:

Trotz aller Finesse des menschlichen Immunsystems, den Armeen von »Soldaten und Friedenstruppen«, die mit einer exakten Kommandosprache und einer, in der Evolution gereiften und verbesserten Logistik ausgerüstet sind, gelingt es dem erkrankten Mechanismus nicht, sich gegen explosiv vermehrende Krebszellen zu wehren. Das menschliche Abwehrsystem besteht aus einem zellulären und einem humoralen Anteil, wobei beide ein sich gegenseitig beeinflußendes Wechselwirkungsmuster entwickeln. Das zelluläre System ist die Summe der weißen Blutzellen, wie den B- und T-Lymphozyten, den Makrophagen, Monozyten und einigen anderen mehr. Sie haben die Fähigkeit direkte Abwehrmechanismen zu bedienen und können Sauerstoff- oder Stickstoff-Radikale gegen körperfremde oder auffällige Zellen einsetzen. Darüber hinaus bilden sie Cytokine – das sind

Botenstoffe des Abwehrsystems – und spezifische Antikörper, die Immunglobuline, die Zellen markieren und damit für Makrophagen Eindringlinge oder Fremdstoffe eindeutig identifizieren.

Das Immunsystem

Das humorale System besteht aus dem Komplementsystem, Wachstums- und Differenzierungsfaktoren, Cytokinen und Immunglobulinen um nur einige zu nennen. Das Komplementsystem besteht aus wenigstens neun verschiedenen Proteinkomponenten, die in einer Wirkungskaskade stufenweise bei der Markierung und der direkten Zerstörung von eingedrungenen Bakterien eine Rolle spielen. Dies ist freilich nur eine grobe und eher schemenhafte Beschreibung der körpereigenen Abwehr. Alle Faktoren sind aufeinander angewiesen und nur im reibungslosen Zusammenspiel wirksam. Und für mögliche Defekte gibt es unzählige Möglichkeiten. Obwohl Krebszellen von gesunden Zellen abstammen, sind sie unter dem Mikroskop in Gestalt und Form recht auffällig und außergewöhnlich. So besitzen tumoröse Zellen gegenüber gesunden ein gänzlich anderes Kern-Plasma-Verhältnis. Und dennoch: Unter normalen Bedingungen hat der gesunde Körper kaum Probleme mit fehlerhaften Zellen. Jeden Tag, zu jeder Stunde und in jedem Organismus produziert die riesige »Biofabrik« immer wieder Ausschuß. Doch genau wie ein fremder Eindringling oder feindliche Viren werden defekte Zellen vom körpereigenen Rollkommando enttarnt, markiert, vernichtet und schließlich restlos beseitigt. Manifestieren sich allerdings fehlerhaft codierte Zellen zu jener Krankheit, die als Geißel der Menschheit unter der Bezeichnung Krebs bekannt ist, dann versagt das Immunsystem und wird im Verlauf der Krankheit völlig blind gegenüber der tödlichen Bedrohung.

Chaotisches, unkontrolliertes Wachstum, nicht vorhersehbare Entwicklungen innerhalb und außerhalb der Zellen kennzeichnen das Erscheinungsbild dieser Krankheit. Es gibt auch nicht nur den einen Krebs, vielmehr existieren viele verschiedene Arten von Tumorerkrankungen. Zur Zeit sind mehr als 120 verschiedene Gene bekannt, die bei Krebserkrankungen eine Rolle spielen können – im Einzelfall allerdings genügen meist weniger als zehn Gene. Auf der Oberfläche von erkrankten Zellen zeigen sich viele seltsame Veränderungen, die das Immunsystem eigentlich wachrütteln müßten. Da erscheinen Antigene, die sonst nur beim Embryo, Feten oder auf gefährlichen Viren bzw. Bakterien vorkommen. Und manchmal steht in den »Ausweispapieren« einer Tumorzelle sogar ein offensichtlich falsches Blutgruppenantigen.

Das Problem ist die perfekte Tarnung

Das Hauptproblem bei der Krebstherapie ist, daß sich tumoröse Zellen immunologisch meist wenig auffällig verhalten. So »riechen« Tumorzellen für das Immunsystem generell recht bekannt und lassen sich schwer als defekt oder feindlich identifizieren. Einen Grund dafür sieht man im Deutschen Krebsforschungszentrum Heidelberg in einer Art Tarnkappentrick, den CD-44-Antigenen, mit denen Krebszellen dem Immunsystem vorgaukeln, sie wären harmlose weiße Blutkörperchen. Tumorzellen können sich, wie Schirrmachers Doktoranden Bosset und von Hoegen nachweisen konnten, auch dadurch verstecken, daß sie bestimmte Funktionen in den Genen über mehrere Generationen hinweg einfach abschalten und dadurch eventuell verräterische Antigene auf der Zelloberfläche verlieren. Das Abwehrsystem behandelt all diese Vampire als normale Passanten; es verläßt sich bei seiner Entscheidung, ob Angriff oder Duldung ganz auf seine »Nase«, also auf die Beschaffenheit der Zelloberfläche. Auf der Ebene der Immuncytologie kennzeichnen die bekannten MHC-Moleküle (Main-Histocompatibility Complex) das jeweilige Selbst. Ihr individueller Aufbau – sie werden jeweils im Haupt-Histokompatibilitäts-Komplex auf der Außenmembran der Zelle exponiert – entscheidet beispielsweise auch über die Abstoßung von Transplantaten. In manchen Fällen unterläuft der Krebszelle durch Mutationen und Fehlentwicklungen im Erbgut aber gerade bei der Identifizierung ein folgenschwerer Irrtum: Als »Erkennungscode« benutzt die Krebszelle dann modifizierte MHC-Moleküle der Klasse 2; diese Codes sind, und dies weiß das Immunsystem, nur ganz bestimmten eigenen Zellen vorbehalten. Zahlreiche Unregelmäßigkeiten entlarven die Tumorzellen recht eindeutig. Es scheint entweder, als müsse die Abwehr nur tüchtig wachgerüttelt werden als wäre nur ein gezieltes Alarmsignal nötig und der Körper könne die Fehlentwicklungen mit eigenen Mitteln auflösen. Oder aber die Bedingungen der unterschiedlichen Krebsarten stellen die körpereigene Abwehr vor elementar neue, höhere Herausforderungen. Die durch die Evolution erworbenen Fähigkeiten zwischen körpereigenen (= gut) und pathogenen, fremden (= schlecht) Stoffen zu unterscheiden, genügt einfach nicht, um Krebszellen in jedem Fall eindeutig zu identifizieren und auszuschalten.

Der Wunsch nach Selbstzerstörung?

Manche Psychologen vermuten gar, die eigentliche Order zur Selbstzerstörung durch Krebs könne unter Umständen sogar vom eigenen Selbst stammen. Kausale Zusammenhänge und molekulare Grundlagen für die Wechselwirkung zwischen einer depressiven Psyche und einer schlecht funktionierenden Abwehr werden von der noch recht jungen Wissenschaft der Neuropsychoimmunologie erforscht. (s.a. Seite ?? Psychoneuroimmunologie). Andere interessante Forschungen zielen direkt auf die Entschlüsselung der Kommandosprache, mit denen sich die Zellen untereinander verständigen. Obwohl mittlerweile einiges bekannt ist, wie und mit welchen Botenstoffen ganze Zellformationen überaus komplexe Aktionen starten und stoppen, so sind wir von einem Verstehen der gesamten Zusammenhänge weit entfernt. Schon allein die Anzahl der beteiligten Substanzen ist noch unüberschaubar, von den Kombinationen, Konzentrationen und den jeweiligen Wechselwirkungen ganz zu schweigen.

Immunisierung bei Krebs

Doch die Notwendigkeit, den Krebs therapeutisch beherrschbar zu machen, den Organismus womöglich gegen Wucherungen zu immunisieren, hält weltweit die Labors gefangen. Das Geniale an Schutzimpfungen ist, daß die Abwehrfähigkeit eines lebenden Organismus, soweit möglich, präzise gegen den Krebs gelenkt wird, wobei in den lebenden Organismus lediglich steuernd und lenkend eingegriffen wird. So wünschenswert eine Schutzimpfung gegen den Krebs auch wäre, die Wissenschaft kann trotz immenser Anstrengungen nur wenige Erfolge nachweisen und man rechnet gemeinhin auch in absehbarer Zukunft – von einigen Ausnahmen abgesehen – nicht mit einem entscheidenden Durchbruch. Der Hauptgrund dafür liegt darin, daß Tumorzellen nur schwach immunisierend wirken; d.h. der Organismus kann die Gefahr nicht erkennen und leitet somit auch keine passenden Gegenmaßnahmen ein. Die Immunantwort des Körpers reicht in späteren Krankheitsstadien nicht aus, das Tumorwachstum zu stoppen oder gar den Tumor abzubauen. Zudem ist nach Chemotherapien oder Strahlenbehandlungen der Organismus derart geschwächt, daß er kaum in der Lage ist, viele seiner normalen Funktionen aufrechtzuerhalten und schon gar keine Reserven mobilisieren kann. Der Körper ergibt sich einfach in sein Schicksal. Die biologische Immuntherapie konzentriert sich so mit gutem Grund zuerst auf die Stärkung und Wiederherstellung des Immunsystems. Mit bakteriellen oder pflanzlichen Substanzen, mit Spurenelementen und Vitaminen läßt sich heute der Allgemeinzustand des Abwehrsystems gezielt aufbauen und stärken. Viele Therapeuten warnen gerade wegen der Beeinträchtigung des Immunsystems vor extremen Chemotherapien und Strahlenbehandlungen. Viele empfehlen daher eine Beschränkung der »harten« Behandlungsmethoden auf die unvermeidliche operative Entfernung des Haupttumors. Einige Arbeitsgruppen befassen sich damit, als biologische Krebsbekämpfung aus operativ entferntem Tumorgewebe Impfstoffe zu entwickeln, die das Immunsystem zur spezifischen Antikörperbildung stimuliert und bei der Vernichtung von Resttumoren und Mikro-Metastasen unterstützt.

Impfung mit Tumorzellen

Zu den wenigen optimistischen Ergebnissen bei der Immuntherapie mit modifizierten Tumorzellen zählen die Forschungen der Arbeitsgruppe um Prof. Volker Schirrmacher am Deutschen Krebsforschungszentrum in Heidelberg. In Tierversuchen zeigten sich Reaktionen des Immunsystems bezüglich Erkennung und Vernichtung von bestimmten Tumoren. In kleinen Testreihen konnte der Nutzen des Therapieansatzes für Krebskranke bestätigt werden.Diese Methode verwendet Viren zur immunologischen Veränderung von Krebszellen. Um das Immunsystem spezifisch zu stimulieren und zu aktivieren, infizierte Prof. Schirrmacher im Labor operativ entnommene Tumorzellen mit einem für den Menschen recht harmlosen Virus, dem Newcastle-Disease-Virus, der sich bei Hühnern für die Geflügelpest verantwortlich zeigt. Beim Menschen führt der Newcastle-Desease-Virus lediglich zur Entzündung der Augenbindehaut. Der im Labor durch Modifikation von Tumorzellen gewonnene Impfstoff löst im Körper eine tumorspezifische Immunantwort aus. Nicht allein die Virus-infizierten Tumorzellen werden danach vom Immunsystem erkannt und angegriffen, auch andere Tumorzellen – allerdings immer nur Zellen der gleichen Krebsart und aus demselben Organismus – erkennt das Immunsystem nun als Angriffsziel. Diese Forschungen gehen auf Beobachtungen aus den 20er Jahren zurück. Verschiedene Tumore konnten gestoppt oder zurückgebildet werden, wenn sie im Zusammenhang mit einer Viruserkrankung wie Masern oder Mumps – manchmal sogar nach einer harmlosen Impfung – auftraten. Aus dem Jahr 1922 stammt der erste authentische Bericht über ein Labortier, bei dem sich nach der Impfung mit einem Pocken-Serum – verwendet wurde das Vaccinia-Virus – ein faustgroßer Tumor vollkommen zurückbildete. Bei den Rückbildungen handelte es sich scheinbar um eine durch die Impfung ausgelöste allgemeine Immunstimulation, die auch auf die Tumoren durchschlägt. Später, in den 50er Jahren, experimentierte Hilary Koprowski vom Wistar Institut in Philadelphia mit Überresten von viruszerstörten Zellen eines Tumors. Im Tierversuch konnte sie extrem starke Immunreaktionen feststellen – sowohl krebskranke wie auch gesunde Tiere wurden nach einer Immunbehandlung mit virusveränderten Zellteilen gegenüber einer Tumorart resistent. Aber auch mit harmlosen Viren, die sich in den Tumorzellen lediglich als Gäste einnisten, sie aber nicht zerstören, konnte der Japaner Hiroshi Kobayashi an der Universität Sapporo 1977 eine komplette bzw. teilweise Rückbildung von Tumoren erreichen. Neben den Viren experimentiert man auch mit anderen Methoden das Immunsystem in Alarmzustand zu versetzen: Erfolge wurden bereits mit chemischen, enzymatischen und gentechnischen Mitteln erzielt. Bei Testreihen mit Hilfstoffen stellte sich heraus, daß der Tuberkulose-Impfstoff BCG (Bacillus Calmette-Guérin, ein abgeschwächter Tuberkulose-Erreger) ein überaus wirksames Mittel zur Immunstimulation ist. Bei der Anwendung des BCG-Präparates als alleiniges Anti-Tumor-Mittel wurde ein besonders wichtiger körpereigener Botenstoff, der Tumor-Nekrose-Faktor, als wirksame Substanz beschrieben, mit der sich Tumoren wieder zur Rückbildung bringen lassen.

Vor Prof. Schirrmacher untersuchte auch Michael Hanna, heute am Bionetics Research Institute in Maryland, in den späten 80er Jahren die Wirksamkeit von Tumor-Impfstoffen systematisch an einem Tier-Tumor-Modell: Das Leberkarzinom des Meerschweinchens mit der Laborbezeichnung »L 10«, das über das Lymphsystem bevorzugt in die Lymphknoten und Lunge metastasiert, wurde mit einem Serum aus Tumormasse, verbunden mit dem Tuberkulose-Impfstoff BCG, bekämpft. Gesunden Versuchstieren werden dazu Zellen des Leberkarzinoms subkutan, also unter die Haut, injiziert. Nach wenigen Tagen bildet sich ein metastasierender Tumor, der vor dem Experiment operativ entfernt wird. Um dem Immunsystem bei der Impfung eine möglichst große Angriffsfläche zu bieten, werden die entnommenen Tumorzellen mechanisch und enzymatisch voneinander getrennt (Vereinzellung). Zur Impfstoff-Herstellung werden die Zellen so schonend wie möglich eingefroren und in flüssigem Stickstoff gelagert. Mit einer Strahlendosis von 100 bis 200 Gray werden die

Zellen inaktiviert und durch Beimischung von Bakterien immunologisch verstärkt. Eine Einzeldosis des Impfstoffes enthält 10 Millionen inaktivierte Tumorzellen und Bakterienzellfragmenten entsprechend circa 100 Millionen Bakterienzellen.

Die krebskranken Meerschweinchen erhielten zwei bis drei Impfungen unter die Haut. In der Kontrollgruppe starben 95 Prozent aller Tiere; bei den immunisierten Meerschweinchen überlebten immerhin 45 Prozent. Wesentlich besser waren die Ergebnisse von Prof. Schirrmacher und seiner Methode der immunologischen Veränderung von Krebszellen durch das Newcastle-Disease-Virus: Auch seine Versuchsmäuse, die mit dem aggressiven Esb-Lymphom, das über die Blutbahn in Leber, Knochenmark und Lunge dringt, infiziert wurden, erhielten zwei bis drei Injektionen; allerdings direkt in die Bauchhöhle. Bei manchen Versuchsreihen überlebten bis zu 80 Prozent aller kranken Tiere, stets aber überlebten mehr als die Hälfte aller Tiere. Die Kontrollgruppen ohne Impfungen starben meist zu 100 Prozent.

ASI – mehr als ein Modell?

Die Reaktion des Immunsystems auf Tumor-Impfstoffe läßt sich auch an Laboruntersuchungen beweisen: Es läßt sich ein Anstieg von Antikörpern im Blut messen, im Reagenzglastest sind tumorspezifische cytotoxische Aktivitäten zu beobachten und eine Vermehrung von Immunzellen kann beobachtet werden. Dazu zeigt sich an der Injektionsstelle eine typische Hautreaktion vom »verzögerten Typ«. Der Grad dieser Hautreaktion ist entscheidend für die spätere Wirksamkeit. Doch das Modell zeigt auch Einschränkungen der Methode: Das Immunsystem zerstört nach einer Impfung mit einem Esb-Tumorzellen-Serum nämlich ausschließlich Tumorzellen dieser einen Gattung. Bilden sich im Tumor aber neben Esb-Zellen auch die verwandten Eb-Zellen, kann das Immunsystem dort nicht eingreifen; die tragen nämlich wieder andere Antigene auf der Zelloberfläche. Und es gibt einige wichtige Grundvoraussetzungen: Zur Gewinnung einer ausreichend großen Anzahl von Tumorzellen ist zwangsläufig ein operativer Eingriff notwendig. Außerdem muß der Patient über ein intaktes Immunsystem verfügen. Der Impfstoff kann nur für den Patienten verwendet werden, aus dem das Tumorgewebe gewonnen wurde. (Autologe Vaccinisierung.) Siehe auch unter Kapitel: »ASI in der Praxis« und »Autologe Antitumor-Vakzine«

ASI-Therapie in der Praxis: Monotherapie und kombinierte Zytokin-/Antisuppressiv-Therapie

Ein Beitrag von Dr. med. Heinz Mastall

Therapiekurzinformation:

In diesem Beitrag wird die ASI-Therapie (s. vorangehenden Artikel Seite 13 ff) aus der Praxis beleuchtet. Wie lange dauert die Therapie? Wieviele Zyklen sind für eine Therapie notwendig?

Grundlagen

Die Onkologie bedarf neuer Impulse hinsichtlich therapeutischer Erweiterung und patientenorientierten Handelns. Eine adäquate medizinische und menschliche Betreuung der Patienten wird des öfteren durch argumentativ nicht nachvollziehbare Vorurteile erschwert. Deshalb ist die Überwindung von Gegensätzen zwischen konventionell-wissenschaftlicher und wissenschaftlich belegter Ganzheitsmedizin notwendig. Es ist an der Zeit, die hochspezialisierte Primäronkotherapie durch praxisorientierte komplementärmedizinisch erweiterte Therapiekonzepte zu ergänzen. Aus der weitgehend diagnostisch orientierten passiven Nachsorge muß eine aktive Nachbehandlung des Patienten werden. In das Konzept der komplementärmedizinisch erweiterten immunmodulatorischen Behandlungsmethoden gehört auch die aktivspezifische Immuntherapie, kurz: die ASI-Therapie.

Schon im 19. Jahrhundert versuchte man Patienten mit körpereigenen oder körperfremden Tumorzellen zu impfen. Diese Behandlungsweise beruhte auf der Vorstellung, daß ein Tumor spezifische Antigene produziert, die seine immunologische Erkennung ermöglichen. In den 50er und 60er Jahren wurde die Tumorvaccination wiederentdeckt - mit unterschiedlichen Erfolgen. Denn Krebszellen leiten sich von körpereigenen Zellen ab und sind daher für das körpereigene Immunsystem häufig nur schwer als körperfremd zu erkennen. Zwar geht die Transformation von der Normal- zur Tumorzelle mit einer Reihe von Veränderungen einher, aber diese reichen häufig nicht aus, um das Immunsystem zu einem spezifisch gegen die Krebszelle gerichteten Vorgehen zu aktivieren.

Vom körpereigenen Abwehrsystem nicht erkennbare Tumorzellen können sich ungehindert vermehren. Immunsuppressive Maßnahmen wie Operation, Chemo- oder Strahlentherapie schwächen das Erkennungssystem des Körpers zusätzlich.

Studien zeigen, daß die ASI-Therapie um so erfolgversprechender ist, je besser das Immunsystem, bzw., je weniger Tumormaterial nach der Operation im Körper vorhanden ist.

Für die ASI-Therapie können tumorassoziierte Antigene verabreicht werden:
1. als intakte teilungsunfähige Zellen,
2. als Onkolysate,
3. als gereinigte Antigene,
4. als chemisch-definierte synthetische tumorassoziierte Antigene.

Das Zellmaterial ist dabei autogenen Ursprungs, stammt also vom Tumor des Patienten, oder es ist allogenen Ursprungs und somit von einem anderen Patienten oder von anderen Tumorzellinien gewonnen, oder es ist chemisch-definierten synthetischen Ursprungs.

Erste Versuche mit nativen, nicht modifizierten Tumorzellen verliefen enttäuschend. Durch die Zugabe von aktivierenden Substanzen wie BCG wurde bei Patienten mit Colon- und Nierenzell-Karzinom die Überlebenszeit verlängert. Neben BCG, Zytokinen, biological-response-modifiers werden auch für den Menschen nicht-pathogene Viren zur Präsentation des Antigens verwandt.

In Deutschland werden Tumorvakzine nach der Methode von Prof. Talberg, Helsinki, nach einem von der medizinischen Hochschule Hannover modifizierten Verfahren mit Zusatz von niedrig dosierten Zytokinen sowie als Tumorvakzine mit spezieller Membranstabilisierung zur deutlicheren Markierung der Tumorantigene, angeboten. Nach der Methode von Prof. Schirrmacher wird aus dem Tumor-

material eine Tumorzellsuspension hergestellt und durch Bestrahlung das Tumormaterial inaktiviert. Danach erfolgt eine virale Infektion der Tumorzellen mit dem apatogenen Newcastle-Desease-Virus.
Voraussetzungen zur ***ASI-Monotherapie*** (Standardversion)
- potentiell kurativ operiert
- **keine** Immunsuppression in den letzten 6 Monaten
- mindestens 2 ASI vorhanden

Nachfolgende Tabellen zeigen den schematischen Therapieablauf der ASI-Therapie, wie er in der Praxis durchgeführt wird:

Tabelle 1: ASI-Monotherapie

Zeitplan	**Therapie**	**Diagnostik**
OP - Therapiebeginn		Staging großes Labor
1. Monat	Grundimmunisierung mit 2 bzw. 3 Vakzinen: Tag 1 - 8 - 22 bzw. Tag 1 und 15	1 Immunstatus vor der 1. Vakzine 1 Immunstatus 1 Woche nach der 2. bzw. 3. Vakzine
3 Monate	Pause	Staging, falls o.B.: weitere Impftherapie möglich
4. Monat	1 Auffrischimpfung	1 Immunstatus vor der Vakzine, 1 Immunstatus 1 Woche nach der Vacczine
alle 3 Monate	je 1 Auffrischimpfung	je 1 Immunstatus 1 Woche nach der Vakzine
außerdem: routinemäßige Nachsorgeuntersuchungen Therapieabbruch bei Progreß, jedoch noch 1 Immunstatus (individuelle Änderungen vorbehalten)		

Tabelle 2: Kombinierte ASI-/Zytokin-/Antisuppresiv-Therapie

Zeitplan	Therapie	Diagnostik
OP - Therapiebeginn		Staging, großes Labor, Immunstatus
1 Monat	1. Zyklus mit 1-2 Vakzinen:	kleines Labor, Immunstatus
2 Wochen	Pause	
1 Monat	2. Zyklus mit 1-2 Vakzinen:	großes Labor, Immunstatus
1 Monat	Pause	Kontrolle der evaluierbaren Tumorparameter
1 Monat	3. Zyklus mit 1-2 Vakzinen:	großes Labor, Immunstatus
1 Monat	Pause	
1 Monat	4. Zyklus mit 1-2 Vakzinen:	großes Labor, Immunstatus
1 Monat	Pause	komplettes Restaging
Zwischendokumentation: Gemeinsame Entscheidung über das weitere Procedere. Gegebenenfalls Fortsetzung der Therapie in gleichen oder größeren Intervallen, unter Umständen Therapiemodifikationen.		

Bei der kombinierten ASI-/Zytokin-/Antisuppresiv-Therapie wird eine Lowdose- Chemotherapie mit Epirubicin und Cyclophosphamid am 1. und folgenden Tag sowie die Injektion mit Interleukin und Interferon durchgeführt.

Bei folgenden Tumorarten wurden günstige Wirkungen mit der ASI-Therapie erzielt:
- Hypernephrom
- Ovarialkarzinom
- Melanom
- Colon- und Magenkarzinom
- Mammakarzinom
- nicht kleinzelliges Bronchialkarzinom
- Blasen- und Prostatakarzinom
- Sarkom

Nach Prof. Schirrmacher liegen erste Phase 2-Studien-Ergebnisse mit positiven Ergebnissen vor für:
- colorektale Tumore
- Mamma- und Ovarialkarzinome
- Nierenzellkarzinome

Die ASI-Monotherapie wird für die adjuvante Rezidivprophylaxe und die ASI-Kombitherapie für die Behandlung fortgeschrittener Erkrankungen durchgeführt.

Sicherstellung des Tumorgewebes

Wichtig für den Tumorpatienten ist, daß er frühzeitig über die Möglichkeiten einer Tumorvaccination aufgeklärt ist; denn während der Operation muß das Tumormaterial, das möglichst 4g schwer sein sollte, präpariert und in einem entsprechenden Kühlsystem dem weiterverarbeitenden Labor zugesandt werden. Ist die Operation beendet und versäumt worden, Tumormaterial zu gewinnen, ist die Möglichkeit der Tumorvaccineherstellung vertan.

Risiken und Nebenwirkungen

Da diese Therapie relativ nebenwirkungsfrei ist, andererseits aber eine große Chance auf postoperative Rezidivfreiheit bzw. Verbesserung der Lebensqualität darstellt, sollte jeder Arzt seinen Patienten über die Tumorvaccine informieren.

Wo wird der Impfstoff hergestellt

Verschiedene Hersteller bieten in Deutschland Tumorvaccine an. Adressen können über die Gesellschaft für biologische Krebsabwehr in Heidelberg erfragt werden (siehe Anhang wichtige Adressen).

Autologe Antitumor-Vakzine

Ein Beitrag von Dr. med. Peter Hübner

Therapiekurzinformation:

Die autologe Antitumor-Impfung ist eine Immuntherapie, bei der körpereigenes Tumorgewebe mechanisch und enzymatisch zerkleinert wird. Unter Beimischung von Jomol und anderen immunstärkenden Substanzen wird ein Tumor- und personenspezifischer Impfstoff gewonnen. Das Immunsystem kann nach der Impfung Krebszellen erkennen und bekämpfen.

Grundlagen:
Anders als bei der ASI-Methode von Prof. Schirrmacher (s. Seite 13ff) verwendet die autologe Antitumor-Impfung lediglich Fragmente der Tumorzelloberfläche. Dem Immunsystem wird der Gesamtkomplex der Tumorzelloberfläche präsentiert, woraufhin Antikörper, gegen die auf den Tumorzellen vorkommenden Fragmente gebildet werden. Bei der Bearbeitung und Vernichtung der mit Jomol gekennzeichneten Tumorzellfragmente durch Freßzellen und Lymphozyten lernt das Immunsystem den Primärtumor zu identifizieren. Kann bei der Impfstoffgewinnung Gewebe von Metastasen entnommen werden, besteht zudem die Möglichkeit, Metastasen zu identifizieren was die Bildung spezifischer Antikörper zur Folge hat.

Tumorgewebe als Impfstoff:
Zur Impfstoffgewinnung benötigt man mindestens ein Gramm Tumormasse. Das Material wird durch einen operativen Eingriff entnommen, wobei die Proben aus dem Primärtumor und aus eventuellen Metastasen – die meist einen unterschiedlichen und anders strukturierten Gewebstyp ausbilden – stammen sollten. Das Gewebe darf keinesfalls tiefgefroren werden, sondern ist im gekühlten Zustand (zwischen 0 bis +4 Grad Celsius) nicht später als 24 Stunden nach der Entnahme zur Impfstoffherstellung zu verwenden.

Aufbereitung des Impfstoffs:
Mit einer Schere wird das Gewebe in kleine Stücke zerteilt und im Homogenisiergerät in winzige Fragmentteile aufgelöst, dann werden Enzyme zugesetzt, die vor allem das Bindegewebe zwischen den Zellen auflösen. Die so gewonnenen mikroskopisch feinen Zellbruchstücke werden abgestuft, zentrifugiert und gewaschen. Nur ganz bestimmte Teile der Zellmembran werden isoliert. Die Tumorzellmembran-Fragmente werden mit Jomol gekoppelt. Der so gewonnene Impfstoff sollte nun das Abwehrsystem zur Bildung von geeigneten Antikörpern anregen. Diese Antikörper erkennen die mit Jomol markierten Krebszellmembranen sowie tumorspezifische Veränderungen der Membranoberfläche. Zudem sollte das Abwehrsystem in der Lage sein, künftig auch die – nicht mit Jomol markierten – intakten Krebszellen zu erkennen, da diese ja ebenfalls die bereits identifizierten Oberflächenveränderungen tragen. Das Anbinden von Antikörpern an diese Krebszellen führt zur Zerstörung und Vernichtung der Krebszellen durch Freßzellen.

Gesicherte Ergebnisse gibt es über einige interne Tierexperimente: Während mit Krebs infizierte Versuchsratten ohne Impfung zu 100 Prozent starben, überlebten bei den geimpften Tieren bis zu 40 Prozent – manchmal auch bis zu 60 Prozent. An Vorarbeiten für ein Jomol-Zulassungsverfahren wird derzeit gearbeitet. Siehe auch »ASI-Therapie«, »Impfung mit Tumorzellen« und »Jomol-Therapie«.

Chemotherapie

Ein Beitrag von Dietrich Beyersdorff

Therapiekurzinformation:

Es gibt kaum eine Therapieform, bei der die Meinungen über Nutzen- und Risikoabwägung so weit auseinandergehen, wie dies bei der Chemotherapie der Fall ist. Dietrich Beyersdorff stellt diesen Sachverhalt kritisch, aber durchaus objektiv in seinem Buch »Biologische Wege zur Krebsabwehr« dar. Dabei greift der Autor Stimmungen der Ärzteschaft auf, die zu einem Umdenken im Umgang mit der Chemotherapie aufrufen. Dieser Beitrag wurde mit freundlicher Genehmigung des Karl F. Haug Verlag, Heidelberg, aus dem oben genannten Buch entnommen.

Grundlagen:

»Ein gnadenloses Zuviel an Therapie« überschrieb der »Spiegel« 1987 eine Serie über die Krebsbehandlung. »Es sollte uns nachdenklich stimmen, wenn eine zunehmende Zahl von Ärzten und Ärztinnen sagt: »An mir würde ich eine solche Therapie nicht durchführen lassen«, wird darin Professor Klaus Thomsen zitiert, zwei Jahrzehnte lang Chef der Gynäkologie an der Hamburger Uniklinik. Von einer »unnötigen Quälerei« für viele Patienten spricht der Genfer Professor Sauter.Diese harten Urteile beziehen sich fast ausschließlich auf die umstrittenste aller Behandlungsarten bei Krebs, die Chemotherapie. Vor fast 60 Jahren begonnen, ist sie auch heute noch nicht aus dem »Experimentierstadium« heraus. Und »experimentiert« wird nach »Kochbuchmanier« mit »sterbenskranken Menschen«. Ohne »Nutzen-Risiko-Abwägung« wird »kopflos herumprobiert«, gefördert von einem »aggressiven Marketing« der Pharmaindustrie, die sich eine »goldene Nase« verdient. Die hier in Anführung gesetzten Zitate stammen nun nicht etwa von Gegnern der klinischen Medizin, sondern von namhaften Onkologen, Kritik also aus den eigenen Reihen. Auf dem Welt-Krebskongreß 1990 in Hamburg stellten sich die Onkologen auch öffentlich dieser vorher fast nur intern geäußerten Kritik. »Wir haben zulange gebraucht, um zu erkennen, daß die Chemotherapie nur in wenigen Fällen der Heilung dient«, hieß es in einer offiziellen Presseverlautbarung. »Bei 80% der Erkrankungen ist die Chemotherapie nutzlos«, stellte Prof. Schmähl vom Deutschen Krebsforschungszentrum fest. Und der namhafte Onkologe Prof. Hossfeld gab zu: »Die Konzeption unserer klinischen Studien war jahrelang falsch. Das Leid der behandelten Menschen ist nur unzureichend bedacht worden. Der Effekt der Therapie steht in keinem Verhältnis zu den Nebenwirkungen, die wir vielen Patienten mit der Chemotherapie zufügen.«

Kritik aus eigenen Reihen

Anlaß für diese Selbstanklage war eine Untersuchung, die der Heidelberger Wissenschaftler Dr. Ulrich Abel trotz massiver Einschüchterungsversuche vorgelegt hatte. Nach einer Überprüfung von über 1000, in der ganzen Welt gemachten Studien war er zu dem »niederschmetternden« Ergebnis gekommen: »Es gibt kaum einen Hinweis dafür, daß die Chemotherapie bei fortgeschrittenen epithelialen Tumoren eine Lebensverlängerung bringt«.

»Epitheliale Tumoren« machen rund 80% aller Erkrankungen aus. Es sind Geschwülste, die vom Epithel ausgehen, der Deckschicht, also der Haut und den inneren Schleimhäuten vom Mund bis zum Darmende, in der Lunge, den Harnwegen, der Brustdrüsen, der weiblichen Geschlechtsorgane. Bis auf wenige Ausnahmen sind es fast alle »Organkrebse«, die im Erwachsenenalter auftreten.

»Ein Umdenken in der Krebstherapie ist vor allem im Interesse der Patienten erforderlich«, forderten einmütig die Onkologen. Sie beklagten, daß die Chemotherapie oft von »wenig kompetenten Ärzten« in kleinen Kliniken oder gar Arztpraxen angewendet wird. Viele Patienten würden »einer giftigen, ihre lebensqualitätverschlechternden Therapie ausgesetzt, die womöglich sogar zu einer Lebensverkürzung führt«. Auch »geschäftliche Interessen« von Pharmaindustrie und Ärzten wurden nicht geleugnet.

Die Krebsärzte rieten allen Betroffenen, vor einer empfohlenen Chemotherapie einen zweiten Arzt zu Rate zu ziehen. Die Behandlung solle möglichst nur in einem Tumorzentrum durchgeführt werden. Bei neuen Studien mit Zytostatika soll künftig immer auch die Lebensqualität mitbeurteilt werden. Prof. Gerhard Nagel, langjähriger Präsident der Deutschen Krebsgesellschaft: »Unser Ziel muß es sein, den Patienten mit allen Mitteln im Leben zu halten, aber nicht mit allen Mitteln am Leben«. Mehr Lebensqualität für den Patienten soll die Behandlung bringen, nicht aber Lebensverlängerung um jeden Preis.

Gewissenskonflikt

Berücksichtigt werden sollte jedoch, daß viele Krebsärzte bei der Behandlung in einem Gewissenskonflikt stehen. Einmal gebietet ihnen das ärztliche Ethos, alles zu tun, um dem Kranken zu helfen. Und häufig sind es der Kranke selbst oder seine Angehörigen, die darauf drangen, daß etwas getan wird. Sie klammern sich an diesen Strohhalm.

Übersehen werden darf auch nicht, daß die Chemotherapie in den letzten Jahren erheblich verfeinert wurde, daß es durch die Kombination mehrerer Präparate und durch ihre zeitlich gestaffelte Anwendung gelungen ist, die Nebenwirkungen erträglicher zu gestalten und durchaus lebenswerte Lebensverlängerungen zu erzielen. Die grundsätzliche Ablehnung dieser Behandlungsmethode ist sicher nicht richtig. Aber mehr als bei allen anderen Behandlungsmethoden gilt es hier, die Vor- und Nachteile gegeneinander abzuwägen.

Hemmung der Zellteilung

Bei den chemischen Anti-Krebs-Mitteln handelt es sich, wie schon gesagt, um Zellgifte. Pate bei den ersten Mitteln standen die tödlichen Kampfgase aus dem Ersten Weltkrieg. Aber auch aus Pflanzenstoffen und neuen, künstlich in der Retorte erzeugten chemischen Verbindungen werden diese Präparate hergestellt. Ihre Wirkung beruht im Prinzip darauf, daß sie in unterschiedlicher Weise die Zellteilung blockieren. Eine ruhende Zelle wird von diesen Giften kaum beeinträchtigt, auch ruhende Krebszellen nicht. Wirksam werden diese Mittel immer dann, wenn die Zelle – die gesunde, wie die entartete – in das Teilungsstadium eintritt. Daraus ergibt sich ein zweifaches Dilemma für die Chemotherapie: Da sich in einer Krebsgeschwulst niemals alle Zellen zu gleicher Zeit teilen, werden immer nur Teile des Tumors bei der Behandlung erfaßt. Diesem natürlichen Nachteil versuchen die Chemotherapeuten durch ausgeklügelte Kombination von verschieden wirkenden Mitteln zu begegnen. So können beispielsweise zunächst Mittel gegeben werden, die die Teilungsbereitschaft der Zelle verzögern. Man erzeugt sozusagen einen »Teilungsstau«. Danach setzt man Mittel ein, die nun die sich vermehrt teilenden Zellen vernichten sollen. Chemotherapie gegen Tumoren beruht – wie bei der Strahlentherapie – nur darauf, daß sich Krebszellen generell häufiger teilen als normale Zellen. Nur deshalb werden auch mehr davon vernichtet. Die gleichzeitige Schädigung des gesunden Zellgewebes setzt der Chemotherapie denn auch enge Grenzen. Oft muß sie wegen der schweren Nebenwirkungen vorzeitig abgebrochen werden.

Warum also Chemotherapie?

Ließe sich auf so eine bedenkliche Behandlung nicht ganz verzichten? Beim gegenwärtigen Stand der Krebsbehandlung ist das leider nicht möglich. Bei verschiedenen Krebsarten, so den lymphatischen oder leukämischen Formen, bietet sie die einzige Möglichkeit, überhaupt etwas Entscheidendes zu tun. Da ist sie die einzige Chance. Operiert werden kann nicht, und die Radiologen können auch kaum etwas tun. In vielen anderen Fällen kann nicht oder nur eingeschränkt operiert werden. Hier soll die Chemotherapie die Reste des Tumors möglichst weitgehend zerstören.

Für den Kranken, für seine Angehörigen, aber auch für den Arzt ist es schwer, hier eine richtige Entscheidung zu treffen. Denn wer gehört zu den wenigen, denen geholfen werden kann, wer zu den vielen, denen durch diese aggressive Therapie die letzten Lebensmonate noch zusätzlich erschwert werden? Es gibt zwar inzwischen einige Tests, mit denen vor der Behandlung ermittelt werden kann, ob die Tumorzellen eines Kranken überhaupt auf die chemischen Mittel ansprechen. Im Labor läßt sich das prüfen, allerdings nicht mit absoluter Sicherheit und auch nicht für alle Mittel. Außerdem sind diese Vortests oft sehr aufwendig und können nicht in allen Kliniken gemacht werden. So besteht leider weithin immer noch die Situation, daß, um 25 von hundert Kranken zu helfen, die 75 anderen unnötig leiden müssen. Sie werden einer Tortur unterzogen, die ihnen nicht nur nichts nützt, sondern die ihnen zusätzlich Qualen bringt.

Die Nebenwirkungen
der verschiedenen Chemotherapeutika sind prinzipiell ähnlich, auch wenn die Mittel unterschiedliche Wirkungsansätze haben. Schäden werden vor allem in jenen Organen und Systemen des Organismus angerichtet, deren Zellen sich schnell vermehren. Deutlich wird das am Haarausfall. Haarzellen teilen sich besonders oft, sie werden daher auch besonders schnell von der Chemotherapie betroffen. Aber was am Haar sofort sichtbar wird, trifft – unsichtbar – auf viel lebenswichtigere Organe genauso zu. Wie bei der Bestrahlung (bei der die Schäden wenigstens örtlich begrenzt werden können), so sind auch durch die chemischen Mittel vor allem die Schleimhäute betroffen, das lymphatische System und das Knochenmark mit seinen blutbildenden Zellen. Und es muß mit Schäden an Lunge, Leber, Nieren, Blase und Herz gerechnet werden. Häufig bleiben es Dauerschäden.

Besonders tiefgreifend und folgenreich sind die Zerstörungen, die am Lymphsystem und am Knochenmark angerichtet werden. Hier sind die Produktionsstätten für Blutzellen und Abwehrzellen. Mehr als jede andere Therapie lähmen die Zytostatika die Abwehrkräfte des Kranken. Sein Immunsystem wird zumindest zeitlich, wenn nicht auf Dauer, schwer geschädigt.

Diese Nebenwirkung, nämlich die Lähmung der Abwehrkräfte, kann sogar das Gegenteil dessen bewirken, was erstrebt wird: Der Tumor wird nicht besiegt, sondern es wird letztlich seine Ausbreitung gefördert. Zwar kann die Hauptgeschwulst verkleinert werden, Absiedlungen aber können ungehinderter denn je anwachsen. Oder es bilden sich später Zweittumoren.

»Die in der Onkologie verwendeten Chemotherapeutika zeichnen sich durch eine ungewöhnlich geringe therapeutische Breite aus. Sie gehören zu den giftigsten Mitteln der Medizin. Die zur Erleichterung, Entlastung und Linderung von Beschwerden gedachten Chemotherapeutika führen selbst zu neuen Beschwerden und Belastungen, die nicht selten bewirken können, daß ein sich trotz Krebserkrankung wohlfühlender Patient durch die Therapie krank wird«, beginnt ein Aufsatz von Professor Gerhard Nagel über »verantwortbare Risiken bei der palliativen Chemotherapie«, erschienen 1986 in der Zeitschrift »Onkologie«. Bei einer »kurativen« Behandlung, also einer Therapie mit dem Ziel der Heilung, können und müssen, so der Göttinger Onkologe, schwerste Nebenwirkungen in Kauf genommen werden. Da müsse sich der Arzt auch durchaus »gegenüber den Ängsten des Patienten verhärten«. Ganz anders sei die Chemotherapie zu beurteilen, wenn nur noch eine Lebensverlängerung oder eine Linderung des Leidens (palliative Therapie) möglich ist. Das ist meist der Fall, wenn schon Metastasen aufgetreten sind. »Wir raten am Tumorzentrum in Göttingen dann schon häufiger davon ab als zu«, gestand Prof. Nagel. Und zitiert werden muß auch der international anerkannte Onkologe Professor de Vita: »Die Mehrheit der zytostatisch Behandelten erleidet die Nebenwirkungen, kommt jedoch kaum in den Genuß der Vorteile.«

Fragen zur Chemotherapie

In welchen Fällen ist nun eine Chemotherapie sinnvoll und aussichtsreich? Wann ist sie nur mit äußerster Zurückhaltung anzuwenden? Einen Überblick gab Privat-Dozentin Dr. Uta Bruntsch vom Institut für Onkologie und Hämatologie des Klinikums Nürnberg 1989 auf einer ärztlichen Fortbildungsveranstaltung: In dieser Übersicht sind die häufigsten Erkrankungsarten bei Erwachsenen aufgeführt, nicht die bei Kindern und Jugendlichen:

Tabelle 1:

Tumoren des Erwachsenen, bei denen durch Chemotherapie eine ***Heilungschance*** besteht

• Hodenkarzinome	• Ewingsarkom I
• Schmincketumor	• akute myeloische Leukämie
• Chorionkarzinom (Eihaut) I	• Hodgkin-Lymphome I
• Non-Hodgkin-Lymphome I	

Tabelle 2:

Tumoren des Erwachsenen, bei denen durch Chemotherapie oder Hormontherapie die Chance einer ***Linderung und Lebensverlängerung*** besteht

• Prostatakarzinom	• Ovarialkarzinom (Eierstock)
• Brustkrebs	• Speiseröhrenkarzinom
• Tumoren im HNO-Bereich	• Blasenkarzinom
• Analkarzinom	• kleinz. Bronchialkarzinom
• Endometriumk. (Gebärmutter)	• Zervixk. (Gebärmuttermund)

Tabelle 3:
Tumoren des Erwachsenen, die auf ***Chemotherapie nicht*** oder kaum ansprechen

- Hypernephrom (Niere)
- Kolonkarzinom (Darm)
- Pankreaskarzinom
- Schilddrüsenkarzinom
- Hirntumoren
- Melanom (Hautkrebs)
- Magenkarzinom
- Lungenkrebs
- Urothelkarzinome (Harnwege)
- Sarkome (Knochen)

Entscheidungskonflikte

Die Entscheidung für oder gegen eine Chemotherapie bringt alle Beteiligten in tiefe Konflikte, die Betroffenen sowohl wie Angehörige und Ärzte. Wird sie begonnen, so beeinträchtigt sie meist drastisch die Lebensqualität. Wer sich vorher nicht krank fühlte, tut es jetzt. Und jeder Beteiligte muß sich die Frage stellen und beantworten: Wiegen die Nebenwirkungen der Behandlung den (ungewissen) Erfolg auf? Selbst ohne jede Behandlung können Patienten mit einem fortgeschrittenen Tumorleiden (Metastasen) noch sehr lange und ohne große Beschwerden leben, durchschnittlich sogar ebensolange wie mit Chemotherapie (Abel-Studie). Verbessert werden kann die Situation des Betroffenen fast in jedem Fall durch eine biologische Behandlung. Das subjektive Wohlbefinden kann länger als sonst erhalten werden. Schmerzen und andere Beschwerden können verhindert oder gelindert werden. Und nicht selten kommt es zu einer lebenswerten Lebensverlängerung, die weit über das hinausreicht, was Klinikärzte prognostiziert hatten.

Bei der Urteilsbildung sollten auch Hinweise des Therapeuten, durch die Chemotherapie sei es möglich, den Tumor zu verkleinern, kritisch betrachtet werden. Immer deutlicher zeigt sich: Eine durch Zytostatika erreichte Remission (volle oder teilweise Rückbildung) bedeutet keineswegs immer auch eine verlängerte Lebenszeit. »Beim häufigsten Bronchialkarzinom (nichtkleinzelliges), bei Tumoren des Magen-Darm-Traktes, des Rachenraums oder beim Melanom (Hautkrebs) schlägt sich, was klinisch als Remission imponiert und als Therapieerfolg verbucht wird, nur bei ganz wenigen Patienten in echtem Lebensgewinn nieder«, warnt Professor Nagel vor ungerechtfertigten Hoffnungen.

Keine Hoffnungen also?
– oder nur geringe – durch die Chemotherapie? Zumindest für die fortgeschrittenen Krebsleiden im Erwachsenenalter, für Organkrebse, muß das mehr oder weniger angenommen werden. Es hat auch nicht an Versuchen gefehlt, die Zellgifte gezielter einzusetzen, um die schweren Nebenwirkungen auf den ganzen Organismus zu vermeiden. Die bestanden zum Beispiel darin, die von Metastasen befallene Leber vom allgemeinen Blutkreislauf abzuklemmen und nur dieses Organ mit Zellgiften zu durchspülen. Auch das hat keinen nennenswerten Erfolg gebracht. »Die Überlebenszeit konnte nicht verlängert werden«, resümierte Dr. John H. Kearsley 1987 im »British Medical Journal«. Eine andere Überlegung ging dahin: Wenn wir schon nicht die Metastasen vernichten können, so ist es ja vielleicht möglich, ihr Auftreten zu verhindern, wenn wir nach der Operation vorbeugend mit Zytostatika behandeln. Vor allem bei Frauen mit Brustkrebs, aber auch bei Darmkrebs, wurde und wird das versucht. Wenn sich herausstellt, daß schon einige Lymphknoten der Achselhöhle befallen sind, wird in vielen Kliniken eine Chemotherapie (manchmal auch eine Hormontherapie) eingeleitet. Ob das wirklich einen Erfolg bringt, ist jedoch noch umstritten. Möglich ist, daß das Auftreten von Tochtergeschwülsten durch die Chemotherapie zwar verzögert werden kann, daß aber die Lebenserwartung gleich bleibt. Wenn die Metastasen dann auftreten, führen sie desto schneller in einen lebensbedrohlichen Zustand. Für eine vorbeugende (adjuvante) Hormontherapie scheint das nicht zu gelten. Mit ihr kann oftmals eine lange beschwerdefreie Zeit nach der Operation erreicht werden. Allerdings sprechen nicht alle Brustkrebse auf die Hormone gleich gut an.

Das spricht für die Chemotherapie

Für die Chemotherapie kann also zusammenfassend gesagt werden:

- Zytostatika können – wenn auch oft unter schwersten Belastungen für den Patienten – bei einigen wenigen und seltenen Krebsarten als Heilmittel gelten (Tabelle 1).
- Zytostatika können bei einigen anderen Krebsarten zu Lebensverlängerungen führen ((Tabelle 2).
- Bei den meisten Krebsarten sollte eher auf Chemotherapie verzichtet werden (Tabelle 3); es sei denn, es sollen durch die Behandlung bestimmte Teilerfolge erreicht werden, etwa die Verkleinerung von Geschwülsten, die Schmerzen oder andere Beschwerden auslösen .

Die Behandlung mit diesen hochgiftigen Mitteln erfordert vom Arzt sehr viel medizinische und menschliche Erfahrung. Namhafte Onkologen versuchen daher, eine Entwicklung zu bremsen, die »noch mehr Unheil« durch die »kritiklose Anwendung« dieser Mittel anrichten könnte. In den letzten Jahren hat sich fast jedes Kreiskrankenhaus eine sogenannte »onkologische Abteilung« zugelegt. Auch immer mehr niedergelassene Ärzte richten »onkologische Praxen« ein. Die Gefahr einer »gnadenlosen Übertherapie« ist hier besonders groß. Chemotherapie, so Prof. Nagel und andere, sollte möglichst nur in den anerkannten »onkologischen Zentren« der Universitätskliniken und anderer zentraler Krankenhäuser betrieben werden.Für den Betroffenen und seine Angehörigen muß dieses Kapitel sehr viele Fragen und Besorgnisse aufwerfen. Was soll ich denn nun tun? Gibt es wirklich so wenig Hoffnung, wenn das Krebsleiden in ein fortgeschrittenes Stadium übergegangen ist? Was kann der Arzt denn in solchen Fällen noch tun, um zu helfen?

Als Antwort sei noch einmal auf die Studie von Privatdozent Dr. Dold hingewiesen: Bei Patienten mit einem inoperablen, metastasierenden Lungenkrebs konnten durch biologische Behandlungsmethoden doppelt so lange Überlebenszeiten wie mit Chemotherapie erreicht werden. Chefarzt Dr. Douwes konnte durch eine Kombination von Chemotherapie und biologischen Mitteln bei fortgeschrittenem Darmkrebs ebenfalls eine Verdoppelung der Überlebenszeiten erreichen, Prof. Nagel überweist Patienten, bei denen eine Chemotherapie wenig sinnvoll erscheint, an Ärzte, die eine »seriöse biologische Behandlung« durchführen. Auch wenn in diesen weit fortgeschrittenen Krankheitsfällen oft keine Heilung mehr möglich ist, so kann doch viel für den Patienten getan werden. Dr. Dold weist ausdrücklich darauf hin, daß diese Kranken meistens nicht nur beträchtlich länger leben, sondern daß sie vor allem besser leben. Sie haben weniger Beschwerden, seltener Schmerzen und eine oftmals erstaunliche Vitalität.Noch segensreicher wäre es allerdings, wenn mehr als bisher dafür getan würde, das Auftreten von Metastasen zu verzögern oder zu verhindern. Ärzte der Gesellschaft für Biologische Krebsabwehr haben ein solches Nachbehandlungsprogramm entwickelt. Gleich nach der Operation, besser noch vorher, müßte diese Nachbehandlung zur Abwehrstärkung beginnen. Mehr darüber finden Sie in den Kapiteln über die Immuntherapie.

(C.I.S.T.) Colon-Immun-Stimulations-Therapie

Ein Beitrag von Dr. med. Claus Schulte-Uebbing

Therapiekurzinformation:

Bei der Colon-Immun-Stimulations-Therapie (C.I.S.T.) handelt es sich um eine Weiterentwicklung der Hydro-Colon-Therapie, einem Darmsanierungsverfahren. Bei der C.I.S.T. wird nicht nur der Darm durch Spülungen von giftigen Schlacken befreit, sondern zusätzlich die Möglichkeit der Heilmittelabgabe über den Darm genutzt. So können zu den Darmspülungen Immun-Stimulantien, Vitamine, bewährte Heilkräutertees u.v.m. gegeben werden. Besonders bewährt hat sich dieses Verfahren als additive Maßnahme, wenn es sich um Tumore handelt, die auch umweltbedingte Entstehungsursachen haben.

Grundlagen:

In der grundsätzlich schulmedizinisch orientierten Praxis des Autors wird die Colon-Immun-Stimulations-Therapie (C.I.S.T.) als Ergänzung und Erweiterung der klassischen onkologischen Vor- und Nachsorge eingesetzt. Dies insbesondere bei Verdacht oder bei nachgewiesenen umweltschadstoffbedingten Tumoren.

C.I.S.T. ist eine Verbesserung der sogenannten Hydro-Colon-Therapie, eines wichtigen Darmsanierungs-Verfahrens, das Anfang der siebziger Jahre in den USA entwickelt und im Laufe der letzten zwei Jahrzehnte technisch optimiert wurde. Die Hydro-Colon-Therapie hat sich in den letzten Jahren im Rahmen der Angewandten Umweltmedizin sehr bewährt, zumal es in der Behandlung von Erkrankungen durch Umweltschadstoffe, für die es bisher noch kein befriedigendes schulmedizinisches Therapiekonzept gibt, einen echten therapeutischen Alternativansatz darstellt.

Die C.I.S.T. wird insbesondere im Rahmen der Tumorprophylaxe, aber auch in der onkologischen Ganzheitstherapie eingesetzt. Als Frauenarzt hat der Autor damit vor allem bei Patientinnen mit gynäkologischen Tumoren sehr gute Erfahrungen gesammelt, die sehr oft durch Umweltschadstoffe wie Schwermetalle, Holzschutzmittel, Lösungsmittel und Pestizide (mit-)verursacht sein können.

Individuelle Darmsanierung

Je nach individueller Schadstoffbelastung erfolgt - unter Zugabe von Immun-Stimulantien, Vitaminen, Spurenelementen und speziellen altbewährten Heilkräuter-Teemischungen - eine ganzheitliche Darmsanierung und -entgiftung: Über die extrem große spezifische Oberfläche des Dickdarms von mehr als 300 Quadratmetern können Heilmittel in idealer Form verabreicht werden: Begleitet von einer entsprechenden Spezialdiät und gegebenenfalls von Immunstimulations-Infusionen werden bei vergifteten, abwehrschwachen oder verdauungsschwachen Patientinnen etwa acht bis zwölf Spülungen durchgeführt, so daß der belastete Dickdarm von Schlacken- und Giftstoffen befreit und in seiner Abwehrkraft gegenüber den -möglicherweise das Tumorwachstum fördernden - Schadstoffen verbessert wird.

Die individuelle Diagnose erfolgt unter Zuhilfenahme eines Test-Sets. In diesem Test werden Enzympräparate, Heilkräutermischungen, Vitaminpräparate, Mineralstoffe, diverse Antioxidantien sowie an homöopathische Einzel- und Mischpräparate auf die individuellen Anforderungen des Patienten abgestimmt. Aufgrund des Beschwerdebildes, der onkologischen Krankheitsgeschichte und der gefundenen Schadstoffbelastungen kann dann die individuelle Verträglichkeit der obengenannten Substanzen mittels schulmedizinisch erprobter und auch mittels alternativer bioenergetischer Verfahren wie Elektroakupunktur-, Bioresonanz(MORA)-Diagnostik bzw. kinesiologisch ausgetestet werden. So kann gemeinsam mit dem Patienten ermittelt werden, was dieser zur ganzheitlichen Immunstimulierung über den Darm braucht. Auf diese Art und Weise kann auch eine entsprechend individuelle Diät gemeinsam mit dem Patienten erarbeitet werden.

Besonders bewährt hat sich C.I.S.T. auch bei chronischen Pilzinfektionen, die sehr oft im Rahmen der Abwehrschwäche bei onkologischen Erkrankungen auftreten. Hier werden nach entsprechender Vorbereitung ganz spezielle Anti-Pilz-Mischungen direkt in den Darm gebracht. Die Anti-Pilz-Spülungen werden unterstützt durch vorausgehende und sich anschließende Spülungen mit schonenden Heilpflanzen-Spezialmischungen, so daß auch eine sehr effektive individuelle Symbioselenkung den Darm nachhaltig stützt.

Bei Vergiftungen mit sogenannten »lipophilen Substanzen«, die fest an das Fettgewebe binden, wie beispielsweise Organochlorverbindungen, Pestizide oder Holzschutzmittel wie Lindan, PCP, DDT oder HCB, aber auch bei Formaldehyd-Vergiftungen ist C.I.S.T. mit Verwendung von Paraffin- und Kohlepulver ein optimales Verfahren.

Je nach dem Beschwerdebild und der individuellen Belastung werden ergänzend zu den Spülungen mit bewährten Enzymen, Heilkräutermischungen, Antioxidantien, Vitaminen und Spurenelementen entsprechende Begleittherapien zur Optimierung der Abwehr durchgeführt.

Entgiftungstherapie des Gesamtorganismus

Ein Beitrag von HP Frank Hentschel

Therapiekurzinformation:
Die Entgiftungstherapie des Gesamtorganismus Mensch bezieht sich auf die Ganzheit Körper, Seele und Geist. Diese Therapieform sieht die Ursache jeder Krankheit in einer Vergiftung materieller und/oder geistiger Art. Entsprechend wird die Entgiftung durch Maßnahmen auf beiden Ebenen ausgeleitet und kann somit auch als philosophische Ganzheitstherapie angesehen werden.

Grundlagen:
Jeder Krankheit liegt eine Vergiftung materieller und/oder geistiger Art als Ursache zugrunde. Diese Vergiftungen haben ihren Ursprung in einer falschen Lebensweise, vergiftetem Gedankengut, giftigen Umweltbelastungen und dergleichen mehr. Folglich muß die Grundlage jeglicher Behandlung bei der Ausleitung dieser Gifte beginnen. Dies gilt nicht nur bei sogenannten Bagatellkrankheiten wie zum Beispiel Grippe, sondern erst recht bei schweren oder gar »unheilbaren« Krankheiten. Wenn wir davon ausgehen, daß Krankheiten durch Vergiftungen entstehen, wird sehr schnell deutlich, daß Gesundheit nur dann erlangt werden kann, wenn wir: a) keine weiteren Gifte mehr zu uns nehmen und b) die schon geschluckten Gifte eliminieren. Aus Gesagtem wird deutlich, daß vor jeder Therapie die Entgiftung stehen muß. Ohne Entschlackung keine Genesung. Wenn die Schlacken (Gifthalden und Mülldeponien in unserem Körper) nicht abgebaut werden, verbleiben sie unbemerkt im Bindegewebe und sind von dort maßgeblich am Ausbruch späterer chronischer Erkrankungen beteiligt. Krankheiten sind keine Krankheiten, sondern gutgemeinte hilfreiche Hinweise (Symptome) von Mutter Natur an uns. Sie sind somit Alarmzeichen und Warnhinweise. Schmerzhafte und zugleich behindernde Symptome eines aus der Balance geratenen Körpers können sich durch die verschiedensten Leiden äußern. Diese Leiden in

Form von schmerzhaften Symptomen oder auch schmerzlosen Krankheiten sind also Hinweise, daß in unserem Leben etwas schiefgelaufen ist. Krankheiten auflösen heißt also, jenes abzustellen, was die Krankheit hat entstehen lassen. War es eine falsche Lebensweise, muß diese geändert werden. War es eine Vergiftung durch Zahnersatzmaterialien, müssen die Zähne saniert werden. War es die falsche Ernährung, muß jene umgestellt werden. War es eine falsche, geistige, psychische Haltung, muß auch diese geändert werden. Sind es Erbkrankheiten, müssen jene austherapiert werden usw. Ohne Ursachenforschung keine Heilung. Ohne Entgiftung keine Gesundheit. Ein Medikament kann all diese Ursachen nicht wegzaubern, sondern lediglich verdrängen, verlagern oder auf eine andere Ebene verschieben. Es kann also Jahre später eine neue, noch schwerere Krankheit entstehen, wenn lediglich eine Symptomtherapie und keine Ursachentherapie vorgenommen wurde. Sicherlich ist die ursächliche Therapie die schwierigere – jedoch nicht für den Behandler sondern für den Patienten. Die ursächliche Therapie setzt nämlich voraus, daß der Patient die Bereitschaft zur Mitarbeit aufbringt. Er muß mitdenken und bereit dazu sein, die krankmachenden, vergiftenden Lebensgewohnheiten aufzugeben. Alle Krankheiten, also auch Krebs und Aids, sind nichts anderes als Verirrungen des betreffenden Menschen im Gesamtkosmos. So betrachtet ist Krankheit ein natürlicher regulativer Prozeß, der das Herausfallen des Menschen aus der Gesamtordnung der kosmischen Gesetzmäßigkeit dokumentiert.

Diese Gifte* fördern Krebs und Aids:

1. Erbgifte von den Eltern und Großeltern (Geschlechtskrankheiten, Tuberkulose)
2. Impfgifte – sowohl von den Eltern als auch beim Patienten selber
3. Nicht ausgeheilte und unterdrückte Krankheiten durch Penicilline, Cortisone u.v.m.
4. Nicht ausgeheilte oder unterdrückte Grippekrankheiten
5. Unterdrückte Fieberschübe
6. Umweltgifte jeder Art
7. Schwerbelastetes Trinkwassernetz
8. Denaturierte und vergiftete Nahrungsmittel
9. Falsche Eß-, Denk- und Lebensweise
10. Schwermetallvergiftung

11. Zahnmetalle, Zahnfüllungen, Zahnzemente
12. Tote und wurzelbehandelte Zähne
11. Streß, schlechter Arbeitsplatz, Lärm, Alkohol, Rauchen, Rauschgift
12. Seelische Belastung, Ärger, Sorgen
13. Radioaktivität in Luft, Wasser, Erde, Lebensmitteln und Zahnmaterialien
14. Geopathische Belastungen (Wasseradern, Wohnungsgifte, Elektrosmog)
15. Vergiftende Gedanken; sowohl die eigenen, als auch die von anderen

*Die Aufstellung der oben genannten Gifte resultiert aus einer 20jährigen forschenden und beobachtenden Tätigkeit des Autors

Labile Menschen können bereits erkranken, wenn lediglich drei der oben genannten Faktoren zutreffen. Wer wieder gesund werden will, muß also alle pathologischen Punkte eruieren und eliminieren.

Entgiftung durch Schwingung:
Um die im Körper angesammelten Giftatome wieder auszuscheiden, bedient man sich besonderer Schwingungen. Diese sorgen dafür, daß sich die Giftatome aus dem Gewebe lösen, wieder in die Blutbahn geraten um dann über die Organe ausgeschieden zu werden. In der Praxis kann man sich dieses Verfahren folgendermaßen vorstellen. Über bestimmte Frequenzen werden die »vergifteten Atome« so durcheinander gewirbelt, daß sich die sogenannten Atom-Cluster-Strukturen öffnen, um die giftigen Bestandteile wieder freizugeben. Da bei diesem Verfahren Spins verändert werden, ist man in der Lage, ganz gezielt einzelne Gifte aus dem Körper herauszulösen. Zusätzlich unterstützt die klassische Homöopathie und viele andere Methoden die körperliche Giftausleitung. Der zweite wichtige Punkt der Entgiftungstherapie des Gesamtorganismus ist die innere Entgiftung des seelischen Bereichs. Die Überproduktion von seelischen Giften und krankmachenden Gedankengut, bis hin zu krankmachenden Charaktereigenschaften bedarf einer gründlichen psychotherapeutischen Behandlung. Diese philosophische Ganzheits-Therapie ist sehr zeitintensiv, da sie ganzheitlich an den vielfältigen Ursachen des Krankheitsgeschehens ansetzt, aber dafür letztlich selbst bei unheilbaren Krankheiten hilft.

Enzymtherapie

Ein Beitrag von Dr. med. Otto Pecher

Therapiekurzinformation:

Enzyme bestehen aus Eiweiß und funktionieren im Körper wie Biokatalysatoren. Im lebenden Organismus ermöglichen und steuern die Enzyme alle Stoffwechselvoränge. Gezielt eingesetzt können sie die Auflösung von krankheitserregenden Immunkomplexen bewirken und die Abwehrkraft wieder in Gang bringen. Enzympräparate können oral eingenommen und mit anderen Therapien kombiniert werden.

Grundlagen:
Enzyme sind Eiweißstoffe, die chemische Reaktionen im lebenden Organismus beschleunigen. Die kleinsten Bausteine von Enzymen sind Aminosäuren, die aufgrund der Tertiär- und Quartiärstruktur ein räumliches Gebilde ergeben. Erst die Funktion der Enzyme ermöglicht einen geregelten biochemischen Stoffwechselvorgang und stellt damit Lebensenergie zur Verfügung. Jedes Enzym ist für ein bestimmtes Substrat gebaut. Substrate sind biochemische Baustoffe, die sich überall im Körper befinden. Trifft ein Enzym auf das ihm entsprechende Substrat, dann bilden Enzym und Substrat für einen Augenblick eine Einheit. Der Schlüssel paßt exakt ins Schloß, und jetzt erfolgt die biochemische Reaktion. Enzyme sind also Schlüssel des Lebens, die alle Stoffwechselvorgänge im lebenden Organismus ermöglichen und steuern. Sie unterstützen die körpereigenen Abwehr- und Reparaturmechanismen und beschleunigen den physiologischen Entzündungsablauf.

Im Jahr 1831 konnte das erste Enzym beschrieben werden. Mittlerweile sind der Wissenschaft über 2 500 Enzyme bekannt, und die Tendenz ist weiter steigend. Nachdem jedes Enzym substratspezifische Wirkung hat, kann man die Wirkmechanismen dieser Biokatalysatoren in sechs Gruppen unterteilen. Besonders wichtig zur Wiederherstellung und zum Schutz der Gesundheit ist die Gruppe der Hydrolasen. Bei der Behandlung von immunologischen Erkrankungen und in der Onkologie bewährt sich die Gruppe der proteolytisch wirksamen Enzyme.

Proteolytisch wirksame Enzyme:
Der Begriff »Enzyme« wurde 1878 von dem deutschen Philosophen, Mediziner und Professor für Physiologie, Willy Kühne geprägt. Er gab den Biokatalysatoren, die außerhalb einer Zelle das Eiweiß verändern, den Namen »Enzyme« und löste damit den früher gebrauchten Begriff der »Fermente« ab. Erste Untersuchungen an Tumorpatienten veröffentlichte Beard 1906, der Patienten frischen Pankreasextrakt injizierte – woraufhin sogar fortgeschrittene Tumore regredierten.

Die Wirkungsweise der Enzyme in Zusammenhang mit dem Krebsgeschehen haben Anfang der dreißiger Jahre erstmals der Wiener Arzt Dr. Freund und Frau Dr. Kaminer erforscht. Sie fügten in Zellkulturen befindlichen Krebszellen Blutserum vom gesunden Menschen zu. Dabei stellten sie fest, daß das Blut etwas enthalten muß, was Krebszellen zerstört und sie auflöst. Logischer Folgeschluß war, daß sich im Blut des gesunden Menschen ein Stoff befinden muß, der Krebs bekämpft. Diese Spur verfolgte auch der in New York arbeitende Professor Dr. Max Wolf. Zusammen mit seiner Mitarbeiterin Helen Benitez legte er Tausende von Zellkulturen an, in denen Krebszellen und Normalzellen nebeneinander wuchsen. Diesen Kulturen wurden nun einzelne Enzyme zugesetzt, um zu prüfen, welche der Kombinationen die stärkste Kraft hatte, Krebszellen aufzulösen und gesunde Zellen nicht anzugreifen. Immer dann, wenn er pflanzliche und tierische Enzyme koppelte, erreichte er ein optimales Ergebnis.

So wirken Enzympräparate
Eines der Enzympräparate, die aus diesen Versuchsreihen hervorging, ist unter der Bezeichnung Wobe-Mugos erhältlich. Ein Präparat, das fast seit drei Jahrzehnten bei Krebskranken eingesetzt wird. Prof. Dr. Dr. Heinrich Wrba vom Institut für angewandte und experimentelle Onkologie in Wien erklärt die Wirkungsweise des Enzympräparates folgendermaßen: »Die Krebserkrankung wird von zwei Faktoren wesentlich beeinflußt, nämlich vom Allgemeinzustand des Betroffenen und von der Bösartigkeit der Geschwulst. Ein ideales

Therapeutikum ist daher ein Medikament, das den wachsenden Tumor schwächt, den Tumorträger jedoch stärkt.

Proteolytisch wirksame Enzyme kommen diesem Ideal sehr nahe. Zu ihren wesentlichsten Wirkungen auf den Tumor gehört die Freilegung der Oberflächenantigene auf den Tumorzellen durch Beseitigung der Hüllsubstanz, mit der sich maligne Zellen umgeben, um der Immunabwehr zu entgehen. Dadurch erhöht sich einerseits die Immunogenität der Geschwulst, andererseits nimmt die Haftfähigkeit der Tumorzelle ab. Dies ist als wirkungsvolle Metastasenprophylaxe zu werten.« Karl Ransberger, Präsident der Medizinischen Enzymforschungsgesellschaft, zählt die Enzyme sogar »zu den interessantesten Wirkstoffen der gegenwärtigen innovativen Therapieforschung«. Dies stellte er auf der 24. Internationalen Konferenz »Systemische Enzymtherapie `94« heraus.

Experimentelle und klinische Studien

Zur Zeit laufen an europäischen und amerikanischen Zentren nicht weniger als 135 experimentelle und klinische Studien zur systemischen Enzymtherapie. Die positive Wirkung dieses Enzymgemisches bei Krebserkrankungen führt Frau Dr. Lucia Desser vom Österreichischen Krebsforschungsinstitut auf drei Faktoren zurück. Enzyme aktivieren die für Krebszellen typische Abwehr: Makrophagen und Killerzellen, so daß diese Tumorzellen direkt angreifen. Aktive Makrophagen produzieren außerdem TNF (Tumor Nekrose Faktor), welcher zusätzlich wirksam als Zellgift wirkt. Selbst im fortgeschrittenen Stadium einer Krebserkrankung funktioniert dieses System. Überschießender, aber nicht zytotoxischer TNF wir durch die Enzyme in die richtige Form gebracht und wirkt nach Enzymgabe wiederum tumorzerstörend. Desweiteren sind die Enzymgemische in der Lage, den Krebszellen die beiden bedrohlichen Eigenschaften zu nehmen. Erstens, die Maskierung ihrer Antigene, und zweitens die Klebrigkeit und die Angelhaken (Adhäsionsmoleküle), mit denen sie sich an die Gefäß- oder Gewebswand anheften.

Problemlose Verabreichung

Enzyme können oral verabreicht werden. In Tumore, die mit der Injektionsnadel zugänglich sind, kann auch direkt ein Enzymgemisch injiziert werden, das die Nekrose des Tumors einleiten soll. Wo die drei klassischen Säulen, Stahl, Strahl und Chemotherapie nicht möglich oder nicht mehr sinnvoll sind, kann mit Enzympräparaten eine Besserung des Gesundheitszustandes erreicht werden. Damit geht oft auch eine allgemeine Stimmungsaufhellung und Appetitzunahme einher. Wurde durch eine Radio- oder Chemotherapie eine Immundepression ausgelöst, so kann dem mit der systemischen Enzymtherapie entgegengewirkt werden. (Siehe auch Enzymtherapie mit Horvi-Reintoxin S.55ff).

Enzymtherapie mit Horvi-Reintoxin

Ein Beitrag von HP Josef Rottenfusser

Therapiekurzinformation:

Die Therapie mit Horvi-Reintoxin ist eine Enzymtherapie und der Immuntherapie zugehörig. Es handelt sich bei dem Präparat um einen Gesamtkomplex von Schlangengift, der bis zu 50 verschiedene Enzymarten enthält. Ziel der Therapie ist, Enzymdefekte in den Zellen zu beheben. Horvi-Reintoxin wird i.m. injiziert.

Grundlagen:
Bei der Horvi-Reintoxin-Therapie handelt es sich um eine reine Enzymtherapie. Verschiedenste Krankheiten treten durch Enzymdefekte auf. Enzyme wirken in den Organen als Katalysatoren und beschleunigen die vorkommenden Reaktionen. Enzymdefekte können durch einen erblichen Enzymdefekt des Glykogenabbaus (Abbau der Glukose bis zum Lactat = Milchsäure) bedingt sein. Ebenso können Vergiftungen oder chemische Einflüsse zu einem Ungleichgewicht der Enzymreaktion führen. Hierbei handelt es sich um einen komplizierten Stoffwechselvorgang in der Zelle. Enzymdefekte haben eine unzureichende Synthese biologisch wichtiger Substanzen zur Folge. Bei den Tumorzellen versagt dieser komplizierte Regulationsmechanismus der Enzyme. Hier setzt nun das in Schlangengiften vorkommende DPN-spaltende Ferment ein (Diphosphopyridinnucleotid). Es wurde nachgewiesen, daß dieses Ferment die Glykolyse in den Krebszellen hemmt. Die Schlangengifte enthalten zwei Wirkungsgruppen, die toxische und die fermentative Gruppe. Jedes Schlangengift enthält 35-50 verschiedene Enzymarten.

Bei den Horvi-Reintoxinen kommen nicht die einzelnen Neurotoxine und Fermente zum Einsatz, sondern der Gesamtkomplex des Schlangengiftes, allerdings befreit von der natürlichen Eiweißbrücke, dem Lösungsfluidum der Giftdrüse. Diese natürliche Eiweißbrücke, die faktisch das Gift zusammenhält, ist mit 85% Eiweiß im Rohtoxin vertreten. Der Anteil der Enzyme und Neurotoxine liegt bei 15%. Durch diesen hohen Eiweißgehalt war das Schlangengift für die Humanmedizin ohne Bedeutung, da mit starken allergischen Reaktionen zu rechnen war. Mit den Horvi-Reintoxinen ist es gelungen, den Eiweißgehalt auf 1,8-2% zu senken, ohne daß das Gift zerfällt und dadurch unwirksam wird. Zu drei Viertel ist die Reintoxin-Enzymtherapie die alleinige Heilmethode und zu einem Viertel unterstützt sie andere Naturstoffe in ihrer Wirksamkeit. Durch die vielfältigen Enzymarten der einzelnen Reintoxine ist eine große Indikationsbreite gegeben und sie bringen daher auch bei vielen anderen Erkrankungen Hilfe, unter anderem auch in der Schmerztherapie. (Siehe auch Enzymtherapie S. 49ff).

Ernährung und Krebs

Ein Beitrag von Dipl. oec. troph. Andrea Kainz

Therapiekurzinformation:

Sich »ernähren«, das bedeutet, jede einzelne Zelle des Körpers mit allen nahrhaften Stoffen versorgen, die diese Zellen benötigen - mindestens dreimal am Tag und das ein Leben lang. Wer macht sich darüber schon Gedanken? Zum Beispiel Andrea Kainz, die in ihrem Beitrag ausführlich auf die unterschiedlichsten Auswirkungen von Ernährungsgewohnheiten und lebenswichtigen Nahrungsmitteln eingeht. Gerade Krebskranken kann dieser Beitrag von unschätzbarer Hilfe sein, da sie selbst etwas für ihre Krankheit tun können und sich nicht nur auf andere verlassen müssen.

Grundlagen:

Autos werden in unserer industrialisierten Gesellschaft fürsorglich gepflegt, gereinigt und generalüberholt. Wer würde sein Auto schon ewig mit dem alten Öl fahren lassen? Die relativ einfache Maschine Auto fährt einfach nicht mehr, wenn die Pflege nicht sorgfältig genug erfolgt. Doch wie gehen wir mit dem viel komplizierteren Organismus »Mensch« um? Wer weiß, was dieser wirklich braucht? Die Werbung, unsere Vorfahren, unser Gefühl oder die Wissenschaft?

Die folgenden Seiten sollen aufklären und Verwirrungen beheben. Essen ist in der Krebsvorsorge und -therapie ein Baustein, der bisher oftmals unterschätzt wurde. Die Umwelt präsentiert sich heute nicht mehr so rein, wie vor einigen Jahrhunderten. Folglich muß sich das menschliche Immunsystem, mehr als zuvor, gegen die schädlichen Einflüsse wehren. Doch dieses vielfältige Immunsystem benötigt täglich neue Stoffe aus der Nahrung, um richtig funktionieren zu können. Vielleicht werden Sie jetzt gleich fragen, ob es besser ist Lebensmittel aus dem biologisch-ökologischen Anbau zu essen, da diese keine künstlichen Düngemittel erhalten. Oder sind sie sich unsicher, ob Dosengemüse und Tiefkühlware genau so gut ist, wie frisches Gemüse? Auch auf diese häufig gestellten Fragen werden Sie hier Antwort finden.

Unser Darm

Die Haut wird eindeutig als Kontaktfläche zur Außenwelt erkannt. Doch wußten Sie, daß der gesamte Dünndarm aufgrund der unzähligen Falten, Zotten und Fältchen eine Fläche zur Außenwelt in der Größe eines Fußballfeldes darstellt? Damit wird deutlich, der Darm hat eine größere Oberfläche als die Haut. Nicht nur die lebensnotwendigen Nährstoffe auch die schädlichen Karzinogene haben viel Zeit, um ihre Wirkung zu entfalten.

Was sind Karzinogene?

Als Karzinogene werden alle Stoffe bezeichnet, die beim Menschen oder im Tierversuch die Möglichkeit der Krebsentstehung erhöhen oder die Zeit bis zum Ausbruch des Krebses verkürzen. Bei Kontakt mit diesen Stoffen wird die Erbsubstanz (DNS) in den Zellen geschädigt. Die im Teer vorkommenden Benzpyrene sind dafür ein bekanntes Beispiel. Doch gibt es in unseren Nahrungsmitteln auch solche krebserregenden Stoffe? Wie schützt sich der gesunde Körper vor bleibenden Schäden?

I. KARZINOGENE IN DEN NAHRUNGSMITTELN

Alkohol

Gesicherte Zusammenhänge zwischen dem häufigen Alkoholgenuß und Speiseröhrenkrebs führen zu der Empfehlung, Alkohol nicht täglich oder regelmäßig zu trinken. Er fördert die Empfindlichkeit der Schleimhäute gegenüber krebserregenden Stoffen aus der Umwelt, wie z.B. auch Nikotin. Werden Zigaretten zusammen mit Alkohol genossen, verstärken sich die schädigenden Einflüsse um ein Vielfaches.

Ab 30-40 g Alkohol je Tag, das entspricht ca. 0,5 Liter Wein, werden die negativen Einflüsse schon nachgewiesen. Regelmäßig einen halben Liter Bier fördert das Risiko für Mastdarmkrebs. Alkohol schwächt das Immunsystem, hemmt die Zellerneuerung und fördert das Risiko für Brustkrebs bei Frauen.

Alkoholtrinkende benötigen mehr Vitamine, damit sich der Körper gegen die schädlichen Einflüsse zur Wehr setzen kann. Doch gerade Alkoholtrinkende gehören in unserer Überflußgesellschaft zu Risikogruppen für Vitaminmangel. Das Vitamin ß-Karotin wird bei ihnen vermehrt abgebaut, so daß seine schützende Wirkung verlorengeht. Die bekannten Leberschäden durch regelmäßigen Alkoholgenuß treten bei einem Liter Bier täglich schon nach einem Jahr auf. Wen wundert es, daß Leberkrebs, neben dem Speiseröhrenkrebs, in direktem Zusammenhang zum Alkoholkonsum gebracht wird?

Indirekt hat er noch weitere schädigende Wirkungen. Viel Kalorien führen bekanntlich leicht zu Übergewicht. Da Alkohol fast so viel Kalorien hat wie Fett, schlägt ein halber Liter Exportbier schon mit 250 Kalorien zu Buche. Im Vergleich dazu liegt der tägliche Bedarf bei leichten Tätigkeiten im Durchschnitt zwischen 2000 und 2400 kcal (Kalorien) bei einem Alter von 25 bis 51 Jahren. Danach sinkt der Kalorienbedarf, wobei die lebensnotwendigen Nährstoffe, wie z.B. Vitamine und Mineralstoffe, unverändert benötigt werden. Alle alkoholischen Getränke fördern das Übergewicht und Vitamin-Mangelzustände.

Sehr heiße Speisen

Jeder kennt es: Hitze auf der Haut führt zu Brandblasen. Eiweiß in der Pfanne gerinnt bei Hitzezufuhr. Da die Schleimhäute auch aus Eiweißen bestehen, werden sie durch sehr heiße Speisen geschädigt. Die Abwehrfunktion der Schleimhäute kann nicht mehr vollständig aufrechterhalten werden, somit sinkt ihre Widerstandskraft und krebsfördernde Stoffe haben ein leichtes Spiel. Meiden Sie folglich zu heiße Speisen!

Fettreiche Nahrung

Gerade nach dem Krieg war ein Brot mit Griebenschmalz für viele etwas Leckeres. Der durchschnittliche Fettverzehr ist weiter gestiegen, obwohl Maschinen die Schwerarbeit weitgehend übernommen haben. In unserer Gesellschaft wird heute mehr gegessen, jedoch weniger hart gearbeitet, daher gibt es mehr Übergewichtige als je zuvor. 80 g Gesamtfett pro Tag in der Nahrung wird für den Bundesbürger empfohlen. Davon sollte 40 g als Speisefett in Butter und Ölen gegessen werden. Die versteckten Fette im Käse, Wurst, Frittiertem und Gebratenem decken den restlichen Bedarf jedoch im

Überfluß. Ein Teelöffel Butter oder Öl enthält schon 5 Gramm Fett. Streichen Sie mal Ihr Brot. Wieviel Fett kommt bei Ihnen drauf? Oder haben Sie schon bewußt beim Einkauf auf den Fettgehalt in der Wurst oder im Käse geachtet? Viele Verbraucher lesen anscheinend nicht die Verpackungsangaben, wie kommt sonst der durchschnittliche Fettverzehr von 130-140 g je Person zustande?

Fett fördert nicht nur das Übergewicht. Es erhöht auch den Cholesterinspiegel im Blut, was zu den gefürchteten Herz-Kreislauf-Krankheiten führen kann. Außerdem ist der Verdauungsapparat stark überfordert, was manche durch einen »Verdauungsschnaps« zu beheben versuchen. Doch damit ist nicht geholfen. Fette verändern die Stuhlzusammensetzung und die Stoffwechselaktivität in der Darmflora. Fettreiche Nahrung wird nachweislich mit Dickdarm- und Enddarmkrebs in Verbindung gebracht.

Viel Nahrungsfett fördert die körpereigene Östradiol-, Testosteron- und Prolaktinproduktion. Wissenschaftler nehmen an, daß diese Hormone – im Überfluß – auch zu Brustkrebs beitragen können. Meiden Sie daher tierische Fette, wie z.B. fette Wurst und fetten Käse, Pommes Frittes oder Schmalzgebackenes. Butter auf dem Brot unter dem fetten Camembert muß nicht sein. Eine saftige Tomate auf dem Käse wirkt mindestens genau so herzhaft. Probieren Sie es aus!

Bevorzugen Sie kaltgepreßte Pflanzenöle, die in dunklen Glasflaschen möglichst kühl gelagert werden. Wärme fördert bei allen Ölen, wie auch bei der Butter den Verderb. Und ranziges Fett belastet den Körper mit zusätzlichen schädlichen Stoffen.

Fleisch

Wer kennt noch Alternativen zum Wurstbrot? »Fleisch brät ja so einfach und schnell, das gibt's bei uns mindestens 5 mal pro Woche«, bekennen nicht wenige. Fleisch wird als Luxus betrachtet und wer gönnt sich den nicht? Der durchschnittliche Fleischkonsum in Deutschland ist zu hoch. Zwei bis dreimal pro Woche genügt Fleisch oder Wurst im Speiseplan.

Zahlreiche epidemiologische Studien zeigen, daß sich das Risiko an einem Dickdarmkrebs zu erkranken, mit steigendem Fleischkonsum vergrößert (DGE Ernährungsbericht 1992, S. 264). Dies gilt insbesondere für Rindfleisch, jedoch nicht für Geflügel oder Fisch. Vermutlich ist der hohe Fettverzehr durch Fleischkonsum für die Krebsentstehung verantwortlich. Außerdem wurde beobachtet, wie der, bei der Fettverdauung anfallende Ammoniak, krebserzeugende Substanzen im Darm unterstützt. Auch Krebs in der Bauchspeicheldrüse wird mit hohem Fleisch- und Fettkonsum in Zusammenhang gebracht.

Kaffee

Ein Täschen Kaffee gehört zu der gemütlichen Nachmittagsrunde, aber auch als Putschmittel an den Arbeitsplatz. Und wer kommt morgens ohne Kaffee in Schwung? Der Deutsche konsumiert im Durchschnitt 225 bis 300 mg Coffein pro Tag.

Dabei wurden klinische Nebenwirkungen schon bei mehr als 250 mg festgestellt, wie z.B. Gesichtsrötung, Durchfall, Magenbeschwerden, Nervosität und Schlaflosigkeit. Da Coffein die Sekretion von Magensäure fördert, sehen Wissenschaftler zwischen Magengeschwüren und häufigem Kaffeegenuß einen Zusammenhang.

Mycotoxine - Schimmelpilzgifte

Bekannt ist das Aflatoxin in verdorbenen Nüssen, Mandeln, auf schimmligem Brot und Obst. Sobald die Pilzgeflechte sichtbar sind, sollte das Brot möglichst großzügig ausgeschnitten werden. Wobei immer zu beachten ist, daß sich das Pilzgeflecht schnell im feuchten Milieu ausbreitet und fast unsichtbar das ganze Lebensmittel durchziehen kann. Deutlich merkt es der Verbraucher beim Obst, das meist nicht mehr frisch schmeckt, sobald eine Schimmelstelle daran ist. Wärme und hohe Luftfeuchte fördern das Pilzwachstum. Reinigen Sie den Brotbehälter regelmäßig mit Essigwasser.

Schimmelpilze sondern Gifte ab, die sehr krebsfördernd wirken. Besonders Magenkrebs und Leberkrebs führen Fachleute auch auf Toxine der Schimmelpilze zurück.

Patulin - Die Braunfäule am Obst

Dunkle faulige Stellen im Obst enthalten Patulin. Es wird von Penicillium und Aspergillusarten (Pilze) gebildet. Da diese braunen Stellen eindeutig kanzerogen wirken, müssen sie ausgeschnitten werden. Sie wandern nicht, wie die Pilzgeflechte, in die Früchte hinein.

Nitrat - Nitrit - Nitrosamine

Nitratgehalte in Lebensmitteln hängen im wesentlichen von der Menge des Düngers ab, der auf die Felder ausgebracht wird. Ob es sich um einen natürlichen Dünger, wie im biologischen Landbau oder um einen künstlichen Mineraldünger handelt, hat keinen Einfluß auf die Nitratkonzentration im Gemüse (DGE, Ernährungsbericht 1992, S. 147). Je mehr Ertrag, je größer die Früchte, desto wahrscheinlicher wurde reichlich gedüngt. Doch die Verbraucher verlangen die großen Früchte, die glänzen und schön aussehen.

Die Fehlgärung im Käse wird durch Nitrate verhindert. Unerwünschte Bakterien und Fäulniserreger werden so in Lebensmitteln inaktiviert. Doch gibt es auch natürlich hergestellten Käse, der ohne Nitrate auskommt. Nitrate sind als Nitritpökelsalz zur Umrötung von Wurstwaren zugelassen. Salmonellen werden durch Nitrate unterdrückt. Außerdem bleibt die frische rote Farbe in der Wurst und dem Schinken nur so erhalten. Kennen Sie die bräunliche Farbe von unbehandelten Wurstwaren? Unappetitlich wirkt sie auf den ersten Blick, doch die Wirkung von Nitrat sollte zu denken geben.

Es ist toxisch für Säuglinge, da der Sauerstofftransport im Blut gehemmt wird. Die Babys ersticken, falls sie zuviel überdüngtes Gemüse gegessen haben. Im Magen wird es zu Nitrit und Nitrosaminen umgewandelt. Speziell die entstehenden N-Nitrosoverbindungen gelten als krebserzeugend. In Tierversuchen konnte gezeigt werden, daß ein hoher Kochsalzkonsum das Eindringen von krebserzeugenden Substanzen in die Magenschleimhaut begünstigt. Dagegen würden Vitamin C, und E sowie Selen schützend wirken.

Da Nitrat durch Sonnenlicht abgebaut wird, ist es ratsam, das Gemüse am Abend im heimischen Garten zu ernten. Auch gründliches Waschen, Putzen und Schälen senkt den Nitratgehalt im Gemüse und Obst, da Nitrate wasserlöslich sind.

Langes Lagern und Warmhalten oder gar Aufwärmen von gekochten Speisen ist nicht empfohlen. Es bilden sich darin die krebserregenden Nitrosamine. Zum Schutz wird viel frisches Obst und Gemüse empfohlen, denn nicht nur das Vitamin C darin hemmt die Entstehung von Nitrosaminen im Magen.

Zucker

Der Bundesbürger ißt viel zuviel Zucker. Dieser wird mit Hilfe von B-Vitaminen verstoffwechselt. Eine natürliche Zucker-Vitamin-Kombination sind alle kohlehydratreiche Lebensmittel, wie z.B. Getreidewaren, Gemüse und Obst. Die Geschmackspapillen auf der Zunge gewöhnen sich an die künstliche Süße »Zucker«, sodaß nur durch bewußtes Abgewöhnen das Zuckerbedürfnis verringert werden kann. Da der Haushaltszucker aus Nahrungsmitteln sehr schnell resorbiert wird, steigt auch der Insulinspiegel rasch an. Folglich wird der Blutzuckerspiegel so schnell abgebaut, daß sich Heißhunger einstellt. Mit komplexen Zucker-Zusammensetzungen, wie in o.g. kohlehydratreicher Kost, kann das nicht passieren.

Über den Zucker freuen sich auch die weniger nützlichen Darmbakterien. Sie können sich fantastisch vermehren bei süßer Kost und stören damit das Gleichgewicht in der Darmflora. Pilzkrankheiten werden auch darauf zurückgeführt. Tip: Zucker in Getränken vermeiden. Statt Fruchtnektar besser Fruchtsaft aus 100% Saft trinken. Beim Backen genügt oft schon die Hälfte der angegebenen Zuckermenge.

Speisesalz

Schon lange ist bekannt, die Deutschen essen nicht nur zu fett und zu viel, sondern auch zu salzreich. Viele Fertigprodukte benötigen Salz zum Konservieren, als Geschmacksverstärker und als Würzmittel. Der hohe Salzkonsum ist ein Risikofaktor für atrophische Magenschleimhautentzündungen, verminderten Säuregehalt des Magensaftes und für das Fehlen von freier Salzsäure im Magen.

Enthält der Magen nicht mehr die optimale Magensäure, wird die Wirkung der Schadstoffe begünstigt, die Verdauung behindert oder die Schleimhäute im Magen leicht angegriffen. Auch der Magenkrebs kann damit gefördert werden.Die folgende Liste gibt einen Überblick über salzreiche und salzarme Lebensmittel, sodaß Sie bewußt auswählen können.

Salzreiche Lebensmittel	Salzarme Lebensmittel
- gepökelte, geräucherte Fleischwaren; z.B. Kassler, Schinken - Wurstwaren - Käse - marinierter, gesalzener, geräucherter Fisch und Fischkonserven - Fertigsuppen - Fertigsoßen - Fertiggewürze - Fertigsalate - Brot - Backwaren, z.B.Salzstangen, Laugenbrezen, Käsegebäck, Pizza u.ä. - gesalzene Nüsse	- rohe Fleischsorten, z.B. Tatar, Schnitzel, Steak - salzarme Wurstsorten - salzarme Käsesorten, Quark - frische oder tiefgefrorene Fische - Gemüse, frisch oder tiefgefroren - Küchenkräuter, Gewürze - Obst, frisch oder tiefgefroren, als Kompott oder Saft

II. SCHÜTZENDE STOFFE IN LEBENSMITTELN

Mit der täglichen Nahrung bekommt der Körper, je nach persönlichen Vorlieben, mehr oder weniger schützende Stoffe. Dazu gehören nicht nur die relativ bekannten Vitamine, sondern auch einige Mineralstoffe und Spurenelemente.

Neuerdings werden die sekundären Pflanzeninhaltsstoffe mit ihren günstigen Wirkungen bekannter. Dazu zählen Farbstoffe und pflanzliche Abwehrstoffe, welche den Schutz vor Fraßschädlingen darstellen. Derzeit sind schon viele günstig wirkende Inhaltsstoffe in Pflanzen bekannt. Wer häufig und abwechslungsreich Gemüse verzehrt, kann sicher sein, daß er die beste Vorsorge, u.a. auch vor Krebs, betreibt.

Ballaststoffe

Unverdauliche Pflanzenfasern aus den Zellwänden im Gemüse, Obst und Getreide gehören zu den Ballaststoffen. Auch Zellulose, Hemizellulose und Pektin aus den Äpfeln werden zu ihnen gerechnet. Sie quellen im Darm auf, fördern die Darmbewegungen (Perestaltik) und damit den Stuhlgang. Sie nehmen Gallensäuren auf, senken den Cholesterinspiegel und verringern die Kontaktzeit von schädlichen Substanzen an der Darmwand. Ein Mangel an Ballaststoffen führt vorrangig zu Verstopfungen. Ein langfristiger Mangel ist oft die Ursache für Hämorrhoiden, Divertikeln, Gallensteinen, Fettstoffwechselstörungen und Dickdarmkrebs. Das Risiko, an Dickdarmkrebs zu erkranken, sank um die Hälfte, wenn die Patienten bewußt eine ballaststoffreiche Kost zu sich nahmen.

Als Richtwert benötigen Erwachsene mindestens 30 g Ballaststoffe pro Tag. Isolierte Ballaststoffe, wie z.B. Kleie, sollten möglichst nicht gegessen werden, da sie die Resorption von bestimmten Mineralstoffen (Calcium, Magnesium, Eisen, Zink) behindern. Sinnvoller ist es, täglich Vollkornbrot, Reis und andere Getreidearten, Gemüse, Hülsenfrüchte, Salate und Obst auf den Tisch zu bringen. Damit steigt nicht nur der Ballaststoffverzehr, sondern auch die Vitamin- und Mineralstoffzufuhr.

Vollkornmehl

Gemahlene Getreidekörner enthalten zwischen 50 und 100% mehr Vitamine und Mineralstoffe als das Mehl Typ 405. Dieses enthält weder den wertvollen Keimling noch die ballaststoffreiche Schale des Getreidekorns. Allein diese Vorteile sollten überzeugen bei der Auswahl der Vollkornbrote.

Die Körner brauchen übrigens nicht sichtbar sein. Auch fein gemahlenes Vollkornmehl wird in einigen Bäckereien zu luftig leichten Broten verbacken. Fragen Sie Ihren Bäcker, wieviel Vollkornanteil im Brot enthalten ist. Häufig wird nur der Gehalt von Roggenmehl angesprochen. Lassen Sie sich nicht verunsichern. Roggen ist lediglich eine andere Getreidesorte, wie Dinkel oder Hafer auch. Vollkorn hingegen bezeichnet jedes Korn, das mit all seinen Bestandteilen im Mehl enthalten bleibt und nicht ausgemahlen wird zu Weißmehl.

Tip: Backen Sie zu Hause auch mit Vollkornmehl. Am Anfang kann es zur Hälfte mit Weißmehl gemischt werden, das erleichtert die Umgewöhnung. Vollkornmehl benötigt mehr Flüssigkeit, da mehr Ballaststoffe enthalten sind. Geben Sie etwas Fruchtsaft hinzu. Der Vitamin C Gehalt des Saftes fördert die Kleberaktivität, sodaß Ihnen sogar der reine Vollkornstrudelteig fantastisch gelingt. Strudelteig kann mehrere Stunden lagern, er wird nur besser dehnbar!

Kalzium

Kalzium ist bekannt für seine günstigen Einflüsse auf das Knochenwachstum. Doch auch die Darmwände werden durch Kalzium geschützt. Es bindet die Gallensäuren und verhindert nachweislich die Entstehung von Dickdarmkrebs zusammen mit Vitamin D.

Milchprodukte und Käse sind kalziumreich. Wußten Sie, daß schon 200 g Grünkohl ca. 57 % Ihres täglichen Kalziumbedarfs decken können? Auch Broccoli, Porree, Bleichsellerie, Kohlrabi, Löwenzahnblätter, Spinat, Brot und Brunnenkresse zählen zu den besonders kalziumreichen Lebensmitteln.

Selen

Die Darmwand wird auch von Selen geschützt. Von diesem Spurenelement benötigt der Körper nur 20-100 µg (µg ist ein Millionstel Gramm). Da es jedoch nur in Spuren vorkommt, ist es wichtig, den Speiseplan ausgewogen zusammenzustellen. Besonders reichlich kommt Selen in Milch, Weizenkeimen, Reis und Getreide vor. Auch milchsaure Lebensmittel und Kohlsorten enthalten relativ viel davon. Selen schützt nicht nur die Darmwände, sondern verhindert auch, daß Vitamin E durch Sauerstoff oxidiert wird und seine positive Wirkung verliert.

Vitamin A

Besonders die Vorstufen des Vitamin A fördern die körpereigene Immunabwehr. Diese ß-Karotinoide fangen gefährliche freie Radikale ab, noch bevor diese den Körperzellen schaden können. Krankhafte Zellveränderung werden durch diese Provitamine gehemmt. Vitamin A kommt besonders reichlich im Gemüse und Obst vor. Daher sollte täglich zweimal Gemüse und Obst im Speiseplan enthalten sein.

Vitamin E

Vitamin E wirkt, genau wie das Vitamin A, als Radikalfänger, und schützt die Fette vor dem Verderb. Damit ist verständlich, daß diese Tocopherole (ein weiterer Name für Vitamin E-Verbindungen) überwiegend in fettreichen Lebensmitteln vorkommen. Vitamin-E-reiche

Lebensmittel sind: pflanzliche Öle, Seefische, Geflügel, Roggenkeime, Sojabohnen, Rosenkohl, Knollensellerie, Schwarzwurzel, Paprika, Avocado, Himbeeren, Brombeeren, und viele weitere Gemüse und Obstsorten.

Vitamin C

Die positiven Wirkungen dieses bekanntesten Vitamins wurden schon bei den Nitraten erläutert. Die Ascorbinsäure, wie Vitamin C auch genannt wird, ist wasserlöslich. Daher sollte Obst und Gemüse nur kurz unter fließendem Wasser gewaschen werden. Langes Wässern läßt alle wasserlöslichen Vitamine aus dem Gemüse ins Wasser wandern. Womit sie dann als Schmutzwasser weggeschüttet werden. Da Vitamin C reichlich in unserem Gemüse und Obst vorhanden ist, besteht kaum ein Mangel. Nach Ansicht der Deutschen Gesellschaft für Ernährung ist es überflüssig, zusätzlich Vitamin-C-Präparate zu konsumieren.

Vitaminschonende Küche

Alle Vitamine bis auf Vitamin A, D, E, K sind wasserlöslich. Auch Hitze beim Kochen führt zu Verlusten bei Vitaminen, daher sind Dünsten und schonendes kurzes Garen anderen Methoden des Garmachens vorzuziehen. Langes Lagern führt ebenfalls zu Vitaminverlusten. Gemüse sollte so frisch wie möglich verzehrt oder im Gemüsefach gekühlt aufbewahrt werden. Einheimisches Obst und Gemüse kann länger ausreifen und hat bessere Vitamingehalte als importierte Waren, die Wochen vor der Reife geerntet werden müssen.

Zu den vier Jahreszeiten reifen in unserem Klima charakteristische Lebensmittel heran. Sie sollten auch zu diesen Zeiten bevorzugt werden. Denn besonders dann benötigt unser Körper deren Inhaltsstoffe. So ist die günstige Wirkung der verschiedenen Kohlsorten schon lange bekannt. Kohl enthält Glucosinolate, deren Stoffwechselprodukte antikanzerogen und antimikrobiell wirken.

Die Rübenarten als Wintergemüse, mit ihrem hohen Ballaststoffgehalt sind günstig zur Förderung des Stuhlgangs. In der kalten Jahreszeit sind die Menschen weniger aktiv, was sich auch im trägen Darm widerspiegelt. So kann für jedes Gemüse ein sinnvoller Zusammenhang gefunden werden. Lassen Sie sich darauf ein und versuchen Sie einfach neue Rezepte mit einheimischem Gemüse!

Die schonendste Konservierungsart

Häufig besteht Unsicherheit, ob Dosengemüse genauso gut ist wie eingefrorenes Gemüse. Richtig tiefgefrorene Speisen sind den anderen Konservierungsarten, wie z.B. Einkochen, Trocknen, Salzen und Konserven vorzuziehen. Es bleiben mehr wertvolle Nährstoffe beim Tieffrieren erhalten, außerdem werden keine Konservierungsstoffe wie Salz oder Zucker benötigt.

Gibt es eine Krebsdiät?

Bisher wurde bei keiner der vielfältigen, aber immer einseitigen Diäten die langfristige, positive Wirkung bewiesen. Stets wird der Körper durch eingeschränkte Nahrungsaufnahme in einen Mangelzustand gebracht. Da Mineralstoffe, Spurenelemente und Vitamine nur für begrenzte Zeit im Körper gespeichert werden, ist ihr Vorrat z.T. nach wenigen Wochen bereits erschöpft. Sie werden jedoch ständig für vielfältige Körperfunktionen benötigt.

Gerade an Krebs erkrankten Menschen kann eine solche Diät nicht empfohlen werden. Vielmehr ist es wichtig, in diesem Krankheitszustand das Immunsystem zu stärken, sodaß der Körper befähigt wird, schädliche Substanzen und krankhafte Zellen zu beseitigen. Das geschieht am sinnvollsten mit einer geeigneten, vitaminreichen Mischkost.

Was sollte man vorbeugend und unterstützend essen?

Unter den bekannten Einflußfaktoren auf die Krebsentstehung steht die Ernährung an erster Stelle. Ihr Anteil daran wird auf 20 bis 60% geschätzt. Dies zeigt, es ist wichtig vorzubeugen und die natürlichen Abwehrmechanismen zu unterstützen.

Einfache Prinzipien für gesundes Essen:

* Täglich zweimal frisches Gemüse als Salate oder Beilagen
* Gemüse aus der Region je nach Saison
* Auch Kohlgemüse regelmäßig integrieren
* Möglichst frisch einkaufen und zubereiten
* Salate nicht im Wasser liegen lassen
* Gemüse in sehr wenig Wasser garen, wegen der wasserlöslichen Vitamine
* Frisches Obst einmal täglich essen
* Vollkornprodukte gegenüber Weißbrot bevorzugen

* Getreideprodukte (Brot, Reis, Mais, Hirse.) oder Kartoffeln täglich zweimal essen
* Ungeschälten Reis gegenüber geschältem Reis bevorzugen
* Fettreiche Speisen meiden
* Versteckte Fette in Süßem meiden
* Fleisch oder Wurst 2-3 mal pro Woche, dafür
* 1-2 mal pro Woche Seefisch auf den Speiseplan
* Stark gesalzene, gepökelte und geräucherte Speisen selten essen
* Maßhalten beim Alkohol
* Heiße Speisen und Getränke abkühlen lassen
* Übergewicht vermeiden
* Rauchen und ungewollt mitrauchen vermeiden

Farbpunktur in der Krebstherapie

Ein Beitrag von Birgit Henneges

Therapiekurzinformation:

Die Schwingungsenergien der Farben werden - ähnlich wie in der Akupunktur - über spezifische Punkte und Segmente der Haut aufgenommen und ins Körperinnere geleitet. Die Informationsübertragung findet auf energetischer Ebene statt.

Grundlagen:
Im Gesundheitswesen der alten Kulturen spielte das Heilen mit Licht und Farben eine wichtige Rolle und wurde nicht selten zu einer therapeutischen Kunst entwickelt. Auch in der heutigen Medizin ist die heilende Wirkung der Farben unbestritten. Man denke nur an die Rot- und Blaulichtbestrahlungen, die täglich in der ärztlichen Praxis verordnet werden.

Licht ist eine Form der elektromagnetischen Schwingungen, die Farben als Bestandteile des weißen Lichtes unterscheiden sich durch unterschiedliche Schwingungsfrequenzen. Es ist also die Schwingungsqualität, die die heilsame Wirkung der Farben ausmacht. Es sind ganz spezifische Frequenzen und damit Energien, die auf unsere Lebensfunktionen einwirken.

Die Lebensenergie Chi
Von Energien spricht auch die Jahrtausende alte traditionelle chinesische Medizin. Das Gleichgewicht im Menschen schreiben die chinesischen Philosophen einer universellen Kraft zu, der Lebensenergie oder dem Chi. Diese Vitalenergie zirkuliert in bestimmten Bahnen, den Meridianen. Der menschliche Körper wird in seiner Gesamtheit von diesen »Energiekanälen« durchdrungen. Sie sind für die Lebensfunktionen von Zellen, Geweben und Organen verantwortlich und tragen die Lebensenergie in diese Bereiche hinein. Ein Übergewicht der einen oder anderen Seite der beiden bipolaren Kräfte

des Chi - Yin und Yang - bedeutet in der chinesischen Medizin Krankheit. Nur wenn das polare Gleichgewicht der Bioenergie erhalten bleibt, ist auch die Harmonie aller Lebensfunktionen gewährleistet. Der immerwährende Ausgleich beider Kräfte schafft Harmonie und damit Gesundheit.

Biophysikalische Erkenntnisse

Die Farbpunktur nach Peter Mandel vereinigt die Erkenntnisse der Biophysik mit der chinesischen Philosophie und der daraus abzuleitenden Akupunktur. Die im Goetheschen Farbenkreis enthaltenen sechs Farben werden in »kalte« und »warme« Farben unterteilt. Dies entspricht in der Farbpunktur der Yin- bzw. der Yangqualität der Farben. Durch die komplementäre Anwendung der Farbpaare konnte das Polaritätsprinzip auch in der Farbtherapie verwirklicht werden.

Peter Mandel, der Begründer der Farbpunktur, wies während der letzten 20 Jahre durch Therapieerfolge in der Praxis nach, daß die reinen Schwingungsenergien der Farben über spezifische Punkte der Haut aufgenommen und, wie in der Akupunkturlehre beschrieben, über die Meridiane ins Körperinnere geleitet werden.

Daß Meridiane Licht leiten, konnte bereits in den 80er Jahren am Institut für klinische und experimentelle Medizin in Novosibirsk nach mehrjähriger Forschungsarbeit bewiesen werden. Dr. Sergeji Pankratov, Doktor der Physik in Moskau, bemerkt dazu: »Das gesamte innere System der lichtunterstützenden Kanäle ist vielleicht ein zusätzlicher Faktor im Rahmen der Anpassung an das elektromagnetische Umfeld und folglich eine zusätzliche Überlebenshilfe. Es ist möglich, daß der innere »Lichtverbrauch« dem Organismus hilft, auf die Veränderung von Umweltbedingungen zu reagieren und die Funktionen verschiedener Körperteile entsprechend zu regulieren.«

Schwingung und Resonanz

Die in der Energie enthaltenen Informationen entfalten im Körperinnern eine gezielte Wirkung, weil die Eigenschwingung der Zelle in Resonanz zur »eingeschleusten« harmonischen Farbschwingung steht. Die einzelne Zelle »lernt« durch diese harmonisierenden Impulse, Disharmonien auszugleichen und zu der ihr gemäßen Eigenschwingung zurückzufinden. Die neuesten Entwicklungen der Biophotonenforschung – allen voran die Erkenntnisse von Professor Dr.

F. A. Popp vom International Institute of Biophysics in Kaiserslautern – belegen diese Vorgänge in allen Einzelheiten. Krankheit ist nichts anderes als der Verlust der Fähigkeit der einzelnen Zelle, sich selbst in ihrem Schwingungsverhalten zu regulieren. Hier setzt die Farbpunktur an, indem sie für einen energetischen Ausgleich sorgt.

Selbstverständlich erhebt die Farbpunktur nicht den Anspruch, gerade in bezug auf Krebserkrankungen ein »Allheilmittel« zu sein. Doch hat sie – neben anderen Heilverfahren und der Schul- bzw. Apparatemedizin – ihre absolute Berechtigung als ergänzende Therapie. Die Farbpunktur läßt sich hervorragend mit anderen Therapieformen kombinieren. Vor allem dann, wenn die Krankheit Krebs vom ganzheitlichen Therapieansatz her betrachtet wird.

Dieser ganzheitliche Ansatz geht davon aus, daß der Mensch durch drei Einzelaspekte in seiner individuellen Gesamtheit geprägt wird:
1. die Information als höchste Ebene,
2. die Energie,
3. die materielle, körperliche Ebene.

Therapeutische Erfolge können nicht allein am - oft nur vorübergehenden - Abklingen der Symptome gemessen werden. Vielmehr muß die Ursache der Krankheit angegangen werden. Es ist ein äußerst kurzsichtiges, zum Scheitern verurteiltes Unterfangen, die Krebserkrankung lediglich dadurch heilen zu wollen, indem das befallene Gewebe entfernt oder zerstört wird, da die Zellen, Zellverbände und Organe lediglich als Spiegelbild der Informationen, die sie empfangen, zu sehen sind.

Es steht außer Frage, daß unser Fleisch und Blut als belebte Materie zu bezeichnen ist. Eine »Belebung« setzt Information voraus, die – auf den Körper bezogen – die unzähligen Funktionen unserer Zellen auslöst. Die Zelle nimmt diese Information auf, reagiert und gibt wiederum Information ab – ein unvorstellbares Kommunikationsnetz!

Krankheit kein isoliertes Ereignis

Dieses System läßt Krankheit als isoliertes Geschehen gar nicht zu. Sie erfaßt den Menschen immer in seiner Gesamtheit. Geist, Seele und Körper sind also gleichermaßen am Krankheitsbild beteiligt. Krebs stellt somit ein materialisiertes Symptom eines übergeordneten Aspekts dar. Das bedeutet, daß nicht die befallene Zelle, sondern der (meist ins Unterbewußtsein verdrängte) psychische Konflikt krank macht. Natürlich ist kein Mensch in der Lage, ohne Konflikte zu leben. Konflikte und deren Lösungen sind schließlich die Triebfeder jeglicher Entwicklung. Jeder Konflikt bedeutet jedoch Streß, und es ist eine Tatsache, daß Streß das Immunsystem schwächt. Dieser Streß ist solange vorhanden, bis der Konflikt gelöst wird. Je länger also die Streßbelastung dauert bzw. die Konfliktlösung gemieden wird, desto mehr wird die Abwehrkraft geschwächt. Das Resultat ist nicht selten eine extreme Immunschwäche, deren Folgen eine Krebserkrankung sein kann. Wir wissen, wie sehr Konflikte unsere Psyche beeinflussen. Kein Wunder also, daß Krebs in den meisten Fällen die Folge psychischer Belastung ist.

Die esogenetische Medizin

In der Esogetischen Medizin, zu der die Farbpunktur gehört, geht man davon aus, daß ein schwerwiegender Konflikt ein »Wiederholungskonflikt« ist, der in der einen oder anderen »Verpackung« bereits in der Vergangenheit ein- oder mehrmals erlebt wurde. Gerade in der Vorpubertät – insbesondere in den Lebensjahren 3, 6, 9 und 12 – erlebte tiefgreifende Konflikte (zum Beispiel der Bezug zu den Eltern oder mangelnde Liebe) wiederholen sich und führen in späteren Jahren oft zu gravierenden körperlichen Belastungen.

Diese Erkenntnis bildet die Basis für die »Konfliktlösungs-Therapie«, ein neuartiges Therapiensystem, das über die Farbpunktur spezieller Somatotopien auch bei Krebserkrankungen eingesetzt wird. Interferenzmuster, also Wellenphänomene lösen letztendlich in unserem Gehirn alle bekannten Funktionen durch die ihnen innewohnenden Informationen aus. Sie scheinen für die verschiedenen Bewußtseinszustände bis hin zur Bewußtseinserweiterung verantwortlich zu sein. Bauen sich im Gehirn Blockaden innerhalb dieser Interferenzen auf, führt dies zu partiellen Informationsblockaden. Diese können über entsprechende Reflexfelder auf dem Schädeldach mit Hilfe der Farbpunktur gelöst werden.

Soll ein Computersystem eine Arbeit verrichten, so muß die Software mit der vorhandenen Hardware kompatibel sein. Ähnlich verhält es sich mit dem Gehirn. Gehirnstruktur und Interferenzmuster müssen übereinstimmen, um sich in der Gesamtheit als funktionierendes System zu ergänzen. Ist die Kompatibilität gestört, kommt es je nach Schweregrad der Störung (also des Konfliktes) zu vorübergehenden Erscheinungen oder zu stationären Wirbeln, die sich aus eigener Kraft nicht aufzulösen vermögen.

Die Konfliktlösungstherapie

Hier setzt die Konfliktlösungstherapie an. Die durch die Farben der Farbpunktur über die Reflexzonen der Kopfhaut eingeschleuste nonverbale Information bewirkt über das Steuerungsorgan Gehirn eine Resonanz der Zellen. Die Konfliktlösungstherapie sollte ausschließlich von qualifizierten Therapeuten durchgeführt werden. Genauso wichtig ist die Bereitschaft des Patienten, den therapeutischen Anweisungen zu folgen, d.h. er muß mit dem Therapeuten an sich arbeiten – ein wichtiger Aspekt der Krebstherapie!

Natürlich ist es wünschenswert, daß der Mensch einfache Anwendungen bereits durchführt, solange er noch gesund ist. Denn jeder durchlebt Konfliktsituationen, und jeder kann über ungelöste Konflikte an Krebs erkranken. Fest steht, je früher mit der Konfliktbewältigung begonnen wird, desto besser!

Natürlich kann auch die Farbpunktur keine Garantie zur Heilung geben. Aber welche Krebstherapie kann dies schon für sich in Anspruch nehmen? Tatsache ist, daß bereits viele Patienten in den verschiedensten Stadien ihrer Krebserkrankung Hilfe in der Esogetischen Medizin fanden. In Peter Mandels Praxis gehört die Therapie schulmedizinisch austherapierter Patienten zu den täglichen Aufgaben, und die Erfolge sprechen für sich. Bereits nach wenigen Behandlungen geht es den Patienten relativ gut. Sie empfinden die Therapie als wohltuend und fühlen sich physisch und psychisch erholt.

Die Farbpunktur versucht, den Zustand des Patienten zumindest zu stabilisieren. Jeder Kranke erhält genaue Anleitungen, wie er die Therapie zu Hause eventuell mit Hilfe seiner Familie unterstützen kann.

Die Esogetische Medizin will sowohl den gesunden als auch den kranken Menschen helfen, ihren individuellen Weg zu finden und zu verstehen. Denn das ist die Voraussetzung für Gesundung und Gesundheit. Ein besonderes Anliegen ist es jedoch, gerade krebskranken Menschen neuen Lebensmut zu geben, möglicherweise eine veränderte Lebenseinstellung zu bewirken und sie vielleicht einer neuen Zukunft zuzuführen.

Fiebertherapie

Ein Beitrag von Dr. med. Dr. rer. nat. E. Dieter Hager

Therapiekurzinformation:

Bei der Fiebertherapie wird der Patient mit sogenannten pyrogenen (fiebererzeugenden) Bakterienvakzinen »infiziert«. Durch diese Extrakte aus Zellwänden von Bakterien wird das körpereigene Immunsystem des Krebskranken in höchste Alarmbereitschaft versetzt. Das bedeutet die Körpertemperatur des Patienten wird gezielt auf über 39°C erhöht. Dieser Fieberprozeß sorgt dafür, daß der Körper eine entsprechend hohe Abwehr auf das Krebsgeschehen entwickelt.

Grundlagen:

Daß Fieber heilsam sein kann, weiß man schon seit über 2000 Jahren. Die Bedeutung, die dem Fieber in der Heilkunst vom Altertum bis in die Medizin der Neuzeit beigemessen wurde, ist folgendem Zitate von Parmenides, ca. 2500 Jahre v. Chr., zu entnehmen: »Gebt mir die Macht, Fieber zu erzeugen, und ich heile alle Krankheiten.« Der amerikanische Chirurg William B. Coley hatte sich dieses Zitat auf die Fahnen geschrieben, und so konnte er vor ca. 100 Jahren durch künstlich erzeugtes Fieber mit respektablen Heilerfolgen auf sich aufmerksam machen. Seinen therapeutischen Erfolgen und seinen Erkenntnissen ist es zu verdanken, daß die Fiebertherapie bei Krebs heutzutage wieder mit signifikanten Erfolgen zum Einsatz kommt.

Mittlerweile dokumentieren weltweit mehr als 700 ausführliche Berichte Spontanheilungen und Remissionen bösartiger Tumore, die zum größten Teil mit hochfieberhaften Infekten in Verbindung gebracht werden. Diesen Beobachtungen und Erkenntnissen folgend, wurden in den verschiedenen Epochen der Medizin immer wieder neue Varianten der Fiebertherapie erforscht. Dabei kamen interessante Erkenntnisse in Bezug auf die Krebsprophylaxe zum Vorschein. In großangelegten Studien wurden Patienten gefragt, wie oft sie in den vergangenen fünf Jahren Fieber hatten, das 38,5°C überstieg. Dabei stellte sich heraus, daß Krebspatienten in den letzten fünf Jahren vor ihrer Erkrankung wesentlich weniger Fieber hatten als andere. Diese Studie erhärtete die Vermutung, daß ein deutlicher Zusammenhang von Krebsanfälligkeit und »fieberarmen« Leben besteht.

Wie wirkt die Fiebertherapie?

Die Fiebertherapie kann als »systemische Hyperthermie« betrachtet werden. Der wesentliche Unterschied zwischen Fiebertherapie und Hyperthermie besteht darin, daß bei der Hyperthermie eine passive Überwärmung mit physikalischen Mitteln (z. B. heiße Bäder, Bestrahlung) provoziert wird, wohingegen bei der Fiebertherapie dieser Zustand durch fiebererzeugende (pyrogene) Bakterientoxine ausgelöst wird. Bei der Fiebertherapie vermutet man außerdem, daß nicht das Fieber allein für den Heilungsprozeß verantwortlich ist, sondern die damit in Gang gesetzten immunologischen Abwehrprozesse des Körpers. Nach Verabreichung pyrogener Bakterienvakzine wird zunächst die Aktivierung der Freßzellen (Makrophagen) veranlaßt. Dies hat zur Folge, daß das Zytokin Interleukin-1 (IL-1) ausgeschüttet wird, welches u. a. wiederum als »Signalmolekül« auf das Temperaturzentrum im Gehirn wirkt und dort zu einer höheren Solltemperatureinstellung (Fieber) führt. Damit verbunden ist eine gewaltige Eskalation weiterer Zytokine und somit eine wesentlich höhere Abwehrbereitschaft. Mittlerweile hat man das molekularbiologische Instrumentarium, immunologisch wirksame Substanzen zu identifizieren und den Zusammenhang von körperlichen Vorgängen und fieberhaften Zuständen zu sehen. Dies ermöglicht den gezielten Einsatz fiebererzeugender Substanzen.

Für den Therapieerfolg scheinen folgende Faktoren maßgebend zu sein:

1. Die Virulenz und die antitumorale Wirkung der durch das Endotoxin freigesetzten Stoffe.
2. Die Behandlungsdauer: Ein Behandlungszyklus sollte etwa 12-15 Injektionen innerhalb von 3 Wochen umfassen. Die Behandlung sollte 3-6 Zyklen in einem Zeitraum von 6-12 Monaten umfassen.
3. Die Applikationsform als intravenöse, intratumorale oder intramuskuläre Injektion.
4. Frühzeitiger Beginn der Behandlung (möglichst nach Diagnosestellung bzw. Operation).
5. Die Höhe des Fiebers. Es sollte zwischen 39°C und 40°C sein.

Die Wirksamkeit der Fiebertherapie kann durch

- epidemiologische Befunde,
- tierexperimentelle Untersuchung,
- klinische Beobachtungen,
- immunologische Forschung,
- zahlreiche histologisch gesicherte Therapieerfolge
- sowie durch vergleichende klinische Studien belegt werden.

Zusammenfassung:

Die Therapie mit fieberauslösenden Bakterienextrakten bei Krebs ist nicht neu, obwohl diese Methode nicht im schulmedizinischen Lehrplan vertreten ist, wurde sie in der Anfangszeit nicht zu den Außenseitermethoden gerechnet, wie dies zahlreiche klinische Studien belegen. Die Fiebertherapie wurde vor der Chemotherapie sogar als »einzige« systemische Therapie bei Krebs betrachtet. Erst mit dem Aufkommen der Chemotherapie in den 40er Jahren geriet die Krebstherapie mit pyrogenen Bakterienvakzinen immer mehr in Vergessenheit. Dank zunehmender Kenntnis der molekularbiologischen Zusammenhänge beim Zellstoffwechsel wird von der Fiebertherapie künftig noch viel zu erwarten sein. (Siehe auch die Beiträge »Hyperthermie« S. 143ff und »Systemische Ganzkörperhyperthermie« S. 307ff).

Galvanotherapie – oder elektro-chemische Tumortherapie (ECT)

Ein Beitrag von Dr. med. Friedrich R. Douwes

Therapiekurzinformation:

Eine in Deutschland bislang einzigartige Tumorbehandlung wird von Dr. med. F. R. Douwes praktiziert. Bei diesem Therapieverfahren werden Elektroden direkt in tumoröses Gewebe eingebracht und mit Gleichstrom versorgt. Dies führt im Tumorgewebe zur Veränderung des elektrischen Membranpotentials, was eine Schwächung der Tumorzellen zur Folge hat. Das Verfahren wird dadurch verfeinert, indem gezielt positiv geladene Zytostatika gleichmäßig in tumoröses Gewebe eingebracht werden können. Die ECT (elektro-chemische-Therapie) ersetzt in China in weiten Bereichen die operativen- und strahlentherapeutischen Behandlungen. Auf die Therapie sprechen circa 90% aller Krebsformen an.

Grundlagen:
In der Medizin findet die Therapie mit Gleichstrom seit vielen Jahren ein breites Anwendungsspektrum. Besonders in der Orthopädie insbesondere der Sportmedizin sowie der Neurologie wurde die Gleichstromanwendung zur Schmerzbehandlung und zur Regeneration, z.B. zur schnelleren Knochenheilung eingesetzt. In der Onkologie ist die Anwendung des galvanischen Stromes dagegen relativ neu und geht auf Arbeiten von Pekar und Nordenström zurück. Seit 1987 wurden mit diesem Verfahren an der St. Georgs Klinik, Bad Aibling, mehrere hundert Patienten mit diesem Verfahren behandelt. Durch Anlegen von Elektroden an tumoröses Gewebe (beispielsweise bei Haut-, Lymphknoten- oder isolierten Organmetastasen), wird bei der Galvano- oder elektrochemischen Therapie (ECT) Gleichstrom

durch das krebsige Gewebe geleitet. Bei entsprechend hoher Strommenge (in Coulomb gemessen), führt dies zur Devitalisierung der Kresbszellen und im Extremfall fast zur Nekrotisierung.

Wie funktioniert die ECT?

Sobald eine Gleichspannung an Elektroden anliegt, reagieren die Ionen des Wassers. An der Kathode werden Elektronen (e^-) auf Wasserstoff-Ionen (H^+) übertragen, es entsteht Wasserstoffgas (H_2). An der Anode werden den Hydroxyd-Ionen (OH^-) Elektronen entzogen, es bilden sich Wasser (H_2O) und molekularer Sauerstoff (O_2).

In diesem chemischen System treten am negativen Pol (Kathode) reduzierende Vorgänge, am positiven Pol (Anode) oxydierende Prozesse auf. Am Übergang der Elektroden zum Elektrolytleiter findet eine Elektrolyse statt. Einige Reduktionsprodukte sind äußerst aggressiv. An der Kathode wird unter anderem Natronlauge (NaOH) mit sehr hohen pH-Werten (>9) gebildet. An der Anode entsteht ein sehr saures Milieu, weil dort Salz (HCl) gebildet wird. Im Gewebe vollziehen sich aber neben der Elektrolyse und der pH-Verschiebung noch andere bedeutsame Veränderungen, die eine gezielte und rasche Devitalisierung des Tumorgewebes herbeiführen. Dies ist:

1. eine Beeinflussung der Membranpotentiale, z.B. durch Veränderung des Elektrolyt-Milieus und Inaktivierung der Natrium-Kalium-Pumpe.
2. eine totale Polarisierung von makro- und mikromolekularen Gewebsbestandteilen.
3. eine Trennung von malignem und gesundem Gewebe. Desweiteren eine Devitalisierung malignen Gewebes durch Unterbrechung wichtiger Lebensprozesse, die Eliminierung zerstörten malignen Gewebes aus dem Körper durch körpereigene Abbauvorgänge und ein forcierter Ersatz durch Narbengewebe.

Bei welchen Tumoren eignet sich die ECT?

Die ECT eignet sich für oberflächliche und tiefer gelegene Tumore aller Art.

Besondere Wirksamkeit zeigt sie bei:

1. kleinen Mamma-Karzinomen oder isolierten, axillären, supraclaviculären oder thorakalen Knoten.
2. alle Tumoren des HNO-Bereichs, insbesondere Rezidive nach neck dissection, Strahlentherapie und Chemotherapie.

3. isolierten Leber- und Lungenmetastasen unterschiedlicher Primärtumoren.
4. inoperablen Pankreas- und Ösophaguskarzinomen.
5. Haut-Karzinomen wie Basaliome, Spinalome, Melanome etc.
6. gynäkologischen Karzinomen.
7. Weichteiltumoren.

Je nach Größe des Tumors müssen bei der Behandlung ein, zwei oder mehrere Elektroden in das tumoröse Gewebe eingebracht werden. Die Elektroden sollten keinen größeren Abstand als 1,5 cm zueinander haben. Die erforderliche Gesamtstrommenge beträgt mindestens 35 Coulomb/ml Tumorgewebe, im allgemeinen jedoch bis 90 Coulomb/ml.

Die ECT in Kombination mit Zytostatika - Iontophorese.
Die zerstörerische Wirkung des Gleichstroms auf Tumorgewebe kann durch das gleichzeitige intratumorale Einbringen von Zytostatika, wie Mitomycin, Adriblastin, Epirubicin und Cisplatin etc. erhöht werden. Zytostatika sind meist kationische Substanzen. Das bedeutet, daß sie eine positive Ladung besitzen und daher im elektrischen Feld zur Kathode (dem negativen Pol) wandern. Werden diese Substanzen über die Anode (den positiven Pol) in das Tumorgewebe eingebracht, wandern sie im elektrischen Feld durch das Tumorgewebe zur Kathode. So können die Zytostatika gezielt und konzentriert in krebsiges Gewebe eingebracht und gleichmäßiger als bei der systemischen Chemotherapie oder der lokalen Zytostatika-Perfusion verteilt werden. Für die Iontophorese sind besonders Hohlorgane wie Harnblase, Ösophagus, Magen und Rektum geeignet. Der Strom verändert die Membranpotentiale derart, daß sich die Zellen öffnen und mehr Zytostatika aufnehmen als üblich. Zudem entwickeln diese im sauren Milieu der Anode höhere Aktivitäten. So kann manches lokale Rezidiv, das weder durch chirurgische, strahlentherapeutische oder chemotherapeutische Maßnahmen behandelt werden kann, der ECT zugeführt werden.

So wird behandelt:
Die Behandlung wird meist unter lokaler Anästhesie und ambulant vorgenommen. Während der Behandlung wird ein leichter Druckschmerz oder leichtes Kribbeln in dem behandelten Gebiet empfunden. Therapiert wird stets an der Schmerzgrenze. Da der Gleich-

strom durch Hemmung der Aktivität der sensorischen Nervenfasern im durchflossenen Gewebe eine langdauernde Schmerzdämpfung hervorruft, kommt es auch nach der Therapie nicht oder nur selten zu Schmerzempfindungen. Die entstehende Devitalisierung des Krebsgewebes hat eine entzündliche Reaktion zur Folge, die sich jedoch nach wenigen Tagen zurückbildet. Das Krebsgewebe wird auf natürlichem Wege z.B. durch erhöhte Makrophagenaktivität abgebaut, aus dem Körper eliminiert und durch Narbengewebe ersetzt. Eine eventuell auftretende Bionekrose heilt ab und hinterläßt lediglich eine glatte Narbe. Superinfektionen sind sehr selten.

Da dieses Therapieverfahren noch relativ jung ist, gibt es in Deutschland bisher noch keine weite Verbreitung dieses Therapieverfahrens. So wird die Methode hierzulande bisher nur von Douwes et. al. durchgeführt. Für die Behandlung wird der »CTT 2000« der Firma Medicos eingesetzt. Die ECT wird weiterhin in Österreich, Schweden, Italien und vor allem in China eingesetzt, wo in mehr als 400 Krankenhäusern mit dieser Methode gearbeitet wird. Besonders in China ersetzt diese Methode in weiten Bereichen bereits operative und strahlentherapeutische Behandlungen. Nach den bisher äußerst positiven Therapieergebnissen ist abzusehen, daß sich die Galvanotherapie in den nächsten Jahren als feste Größe bei der Behandlung maligner Tumore etablieren wird, zumal es sich um eine ungefährliche und mit sicherer Wirkung ausgestattete, Therapiemethode handelt.

Geistheilung bei Krebs – Tips und Warnungen für Betroffene

Ein Beitrag von Dr. phil. Harald Wiesendanger

Therapiekurzinformation:

»Unheilbar« Kranke greifen oft nach jeder sich bietenden Möglichkeit, ihren gesundheitlichen Zustand zu verbessern. Für viele ist ein Geistheiler der letzte Strohhalm, nach dem sie in ihrer Verzweiflung greifen. Wenn auch tagtäglich immer wieder von Wunderheilungen in den Medien berichtet wird, sollte man sich diesen Schritt dennoch sehr gut überlegen. Harald Wiesendanger hat intensiv in der Geistheilerszene recherchiert. In diesem Beitrag zeigt er, daß es durchaus seriöse Geistheiler gibt. Doch er verschweigt auch nicht, daß sich gerade in dieser Szene viele schwarze Schafe tummeln, die im Leidensdruck Todkranker das Geschäft ihres Lebens wittern. Was im Rahmen dieses Beitrags nur kurz angerissen werden kann, beschreibt Wiesendanger ausführlich im »Großen Buch vom geistigen Heilen – Möglichkeiten, Grenzen, Gefahren«. Dieser Beitrag soll sich als Ratgeber im Umgang mit Geistheilern verstehen. Der Autor gibt Tips und Warnungen, »damit Sie mit »Wunderheilern« kein blaues Wunder erleben«.

Grundlagen:
Mit reißerischen Berichten über angebliche »Wunderheilungen« wecken Massenmedien bei vielen Krebspatienten große Hoffnungen. Voreilige Schlüsse aus medizinisch nicht verifizierten Einzelfällen und einer geringen Zahl von ermutigenden wissenschaftlichen Studien können für Betroffene gefährlich werden – es sei denn, sie beherzigen einige Tips und Warnungen im Umgang mit Geistheilern.

Geistiges Heilen boomt – und mit ihm der Glaube, die bloße Intention, die konzentrierte Absicht zu heilen, reiche bisweilen aus, Leiden entgegen ärztlichen Prognosen zu lindern oder gar zu beseitigen, ohne Zuhilfenahme irgendwelcher therapeutischer Mittel, die nach gegenwärtigem medizinischem Erkenntnisstand wirksam sein könnten. Was heilt, scheint purer »Geist«: ob beim Handauflegen oder Gesundbeten, beim Fern- oder Gruppenheilen, bei Reiki, Qi Gong, Chakratherapie oder anderen »spirituellen« Behandlungsformen. Immerhin 65 % aller Bundesbürger nehmen sie ernst, wie jüngste Umfragen zeigen: Sie würden sich »einem medizinischen Laien mit besonderen Heilfähigkeiten« anvertrauen, falls sie eines Tages schwer erkranken und Ärzte nicht mehr weiterwissen, so das Ergebnis einer Umfrage der Tübinger Wickert-Institute.

Bei Lippenbekenntnissen bleibt es nicht: Allein in Deutschland, so schätzen Experten, suchen jährlich bis zu drei Millionen Menschen einen von rund 7000 Geistheilern auf – zu vermutlich weit über hundert Millionen Behandlungsterminen pro Jahr. Unter ihnen sind überdurchschnittlich viele Krebspatienten. Was können sie von diesem umstrittenen Therapieangebot vernünftigerweise erwarten?

Was kann man von Geistheilern erwarten?

Seit den fünfziger Jahren fand allein in Deutschland, der Schweiz und den Niederlanden ein knappes Dutzend Umfragen unter zusammengerechnet rund 7000 Patienten von Geistheilern statt, die belegen: Im allgemeinen sind rund zwei Drittel der Behandelten mit den Therapieergebnissen zufrieden, und das auch noch ein halbes Jahr nach der letzten Sitzung: sie berichten von einem Nachlassen der Symptome, jeder Zehnte sogar von deren vollständigem Verschwinden.

Darüber hinaus versichern 90 % der Befragten, ihr körperliches und seelisches Allgemeinbefinden habe sich seither erheblich gebessert – eine Erfolgsquote, die jeder schulmedizinischen Maßnahme alle Ehre machen würde. Jene Umfragen differenzieren allerdings nicht zwischen verschiedenen Arten von Krankheitsbildern. Auch wenn geistiges Heilen Kopfschmerzen und Schlafstörungen, psychogenem Asthma und Bettnässen recht zuverlässig beikommen mag – was berechtigt zur Hoffnung, daß auch so bedrohliche Leiden wie Krebs darauf ansprechen? Selbst wenn Geistheiler imstande wären, den

Begleitbeschwerden von Krebs beizukommen – wie Schmerzen, Übelkeit, allgemeine Schwäche, Depression –, was spricht dafür, daß sie auch gegen Tumoren etwas ausrichten können? Zahlreiche Einzelschicksale scheinen darauf hinzudeuten. Bei einer schriftlichen Umfrage, die ich im Sommer 1993 unter rund tausend Geistheilern im deutschsprachigen Raum durchführte, wurden mir zahlreiche Fälle von angeblichen Krebsheilungen berichtet (und teilweise durch eingereichte ärztliche Unterlagen belegt).

Skeptiker wittern hinter derartigen Berichten von vornherein Schönfärberei, Unterschätzungen der Effekte schulmedizinischer Maßnahmen oder gar dreiste Lügen und tun sie deswegen als wissenschaftlich wertlos ab. Hätten solche Fälle nicht zumindest eine unvoreingenommene Prüfung verdient? Im übrigen kam es zu verblüffenden Besserungen von Krebsleiden auch schon unter ärztlicher Kontrolle.

Im Herbst 1994 ließ ich im Rahmen einer Pilotstudie den Frankfurter Heiler Drossinakis knapp zwei Monate lang neun chronisch Schwerkranken, die aus schulmedizinischer Sicht seit Jahren behandlungresistent waren, jeweils rund ein Dutzend mal die Hände auflegen. Die medizinische Kontrolle übernahm der Heidelberger Allgemeinmediziner Dr. med. György Irmey. Zu den Testpersonen gehörte auch eine 42jährige Ärztin aus Rottach-Egern/Tegernsee, die im März 1992 an einem Mammakarzinom operiert und anschließend chemotherapeutisch behandelt wurde.

Im Juli 1993 wies die szintigraphische Untersuchung drei Metastasen im Skelettsystem nach. Erneute Chemotherapien konnten nicht verhindern, daß sich bis Juli 1994 weitere bösartige Tochtergeschwülste bildeten: sechs entlang der Wirbelsäule sowie je eine am Brustbein und am Unterarmknochen, wie dies durch die Kernspintomographie belegt wurde. Eine Strahlentherapie endete unmittelbar vor Beginn des Heilertests.

Bereits während der allerersten Testsitzung verschwanden heftige Metastasenschmerzen, woraufhin die Patientin sofort sämtliche schmerzstillende Medikamente absetzen konnte, auf die sie vorher dringend angewiesen war: unter anderem Morphium. Eine durch die Bestrahlung hervorgerufene Hautverbrennung über dem Brustbein war einen Tag später abgeklungen. Deutlich verbesserten sich die

Blutparameter, unter anderem stiegen die Leukozyten (weiße Blutkörperchen) auf Werte an, die seit fünf Jahren nicht mehr erreicht wurden. Eingehende Nachkontrollen mit Skelettszintigraphie, Computer- und Kernspinresonanztomographie am 27. Februar 1995 ergaben: Sämtliche Metastasen sind inaktiv geworden, sie »schlummern«; Neue haben sich nicht gebildet. Nach wie vor kommt die Patientin ohne jegliche Analgetika aus. Ihre psychische Verfassung ist hervorragend, sie strotzt vor Zuversicht. Die gesamte Pilotstudie wurde von mir unter dem Titel »Geistheilung auf dem Prüfstand« schriftlich dokumentiert.

Der polnische Geistheiler Dr. Jerzy Rejmer – er lebt und praktiziert inzwischen in Zug, Schweiz – durfte in den Jahren 1982 bis 1989 an zwei Warschauer Kliniken unter medizinischer Aufsicht 6148 stationär untergebrachte Patienten per Handauflegen betreuen, darunter zahlreiche Krebskranke. In vielen Fällen wurden ihm ärztlicherseits verblüffende Erfolge attestiert: unter anderem bei einem 53jährigen, in dessen Bronchien 1986 ein besonders bösartiges Plattenepithelkarzinom festgestellt worden war. Es hatte sich bereits derart ausgebreitet und lag zudem so ungünstig, daß es nicht operiert werden konnte. Im Laufe eines Vierteljahres legte Rejmer dem fiebernden, hustenden, stark abgemagerten Mann achtmal die Hände auf. Kontinuierliche Röntgenkontrollen belegten: der Tumor wurde währenddessen immer kleiner.

Der Schilddrüsentumor einer jungen Frau aus Lodz verschwand nach fünf Besuchen von Rejmer: Auf einem Szintigramm war er 1980 erkannt worden und im Frühjahr 1983 nicht mehr nachweisbar. Im Juni 1990 stellte sich die Heilerin Krassimira Dimova, eine studierte Philologin, einem vierwöchigen Experiment im Militärkrankenhaus ihrer bulgarischen Heimatstadt Russe. Unter Aufsicht eines vierköpfigen Ärztegremiums legte sie 40 Patienten mit teilweise schwersten chronischen Erkrankungen fünf- bis zehnmal die Hände auf. Darunter waren auch mehrere Fälle von Krebs. Das medizinische Gutachten vom 2. Juli 1990 bescheinigte ihr, »sämtliche Behandelten positiv beeinflußt« zu haben. Beispielsweise schrumpften bei einem Patienten mit Lymphogranulomatose, krebsigen Schwellungen der Lymphknoten (Morbus Hodgkin), die Geschwülste nach der fünften »Behandlung«.

Nicht alle Kritiker bestreiten derartige Erfolge. Was sie bezweifeln, ist deren angeblich »paranormale« Ursache: eine »höhere«, physikalisch unergründete Form von Energie, die Geistheiler irgendwie aufnehmen, verstärken und gezielt an Kranke weitergeben.

Geistheilen - ein Placebo-Effekt?

Könnte geistiges Heilen nicht durchweg auf geschickter Suggestion und einem Placebo-Effekt beruhen, der heilsamen Wirkung eines starken Glaubens an Heilung? Profitieren folglich nur solche Krebspatienten von geistigem Heilen, die unkritisch genug sind, ihre Hoffnungen auf eine therapeutische Illusion zu setzen? Psychologische Faktoren spielen zweifellos mit – doch tun sie das nicht ebenso in Arztpraxen und Kliniken?

Experten schätzen, daß bis zu zwei Drittel der Wirkungen aller ärztlich verordneten Maßnahmen und Mittel auf Placeboreaktionen zurückgehen. Dadurch verlieren sie keineswegs an Wert: denn der Placeboeffekt ist eine zu Unrecht geringgeschätzte therapeutische Größe, die zeigt, welches Heilpotential in unserem »inneren Heiler« steckt: in Selbstheilungskräften, die nur günstige Bedingungen brauchen, um entfesselt zu werden.

Im übrigen sind geistige Heileffekte nicht vollständig auf Placeboeffekte zurückzuführen. Das belegen mehrere Doppelblindstudien, in denen weder die behandelten Patienten noch die beteiligten Ärzte und Wissenschaftler wußten, auf wen sich ein Geistheiler konzentrierte – trotzdem waren rätselhafte Heilerfolge feststellbar, verglichen mit Kontrollgruppen von unbehandelten Kranken: unter anderem bei Hautwunden, Asthma und Bluthochdruck, das belegt der Geistheiler Dr. Daniel Benor in seinem vierbändigen Werk Healing Research.

Eine »doppelblind« angelegte Untersuchung mit 18 akut leukämiekranken Kindern führte 1969 der amerikanische Arzt Dr. Platon Collip durch, Leiter der Kinderstation am Meadowbrook Hospital in New York. Für zehn der 18 erbaten Gebetsgruppen einer örtlichen Kirchengemeinde täglich fünfzehn Monate lang Gottes Segen. Keines der Kinder wußte davon, ebensowenig wie ihre Eltern. Auch die behandelnden Ärzte wurden im unklaren darüber gelassen, welche Kinder »gesundgebetet« werden sollten und welche bloß der Kontrollgruppe angehörten. Während und nach der Studie ging es, den ärztlichen Gutachten und elterlichen Zeugnissen zufolge, den geistig fernbehandelten Kindern deutlich besser; ihre mittlere Überlebenszeit lag höher.

Auch erfolgreiche Fernbehandlungen ohne Wissen des Patienten sind schon vorgekommen. Ein 70jähriger Chirurg aus Koblenz etwa litt seit drei Jahren an zu spät erkanntem, inoperablem Prostatakrebs. 1988 wandte sich seine Frau an die Luzerner Heilerin Elvi Biedermann mit der Bitte, ihn fernzubehandeln. Der Arzt ahnte nichts davon. Kaum hatte die Fernheilung begonnen, da besserte sich sein Zustand zusehends. Schließlich löste sich der Tumor vollständig auf. Bis heute hält diese Genesung an. »Später wurde der Arzt dann von seiner Frau eingeweiht«, berichtet die Heilerin. »Daraufhin wollte er mich unbedingt sehen. Er kam und war zutiefst dankbar.«

In zahlreichen wissenschaftlichen Tests und Experimenten haben Geistheiler überdies auch meßbare Veränderungen bei Objekten zustandegebracht, denen wir schwerlich zutrauen würden, auf Placebos hereinzufallen: bei Pflanzen, Pilzen und Bakterien, isolierten Zellen und Zellbestandteilen, Enzymen, selbst bei anorganischem Material. Der britische Heiler Matthew Manning veränderte das Wachstum von Gebärmutterkrebszellkulturen um das 200- bis 1200fache – durch 20minütiges »Handauflegen« ebenso wie durch bloße Konzentration von einem anderen, elektromagnetisch abgeschirmten Raum aus.

Am Pekinger Institut für Immunologie gelang es einem Qi-Gong-Meister, in einer einzigen Testsitzung 30,7 % aller Gebärmutterkrebszellen einer Testkultur abzutöten; in einem weiteren Versuch starben 25 % aller malignen Magenkrebszellen ab. Der amerikanische Heiler Dr. Leonard Laskow, übrigens ein praktizierender Gynäkologe, veränderte in mehreren Testreihen die Wachstumsrate von Tumorzellkulturen um 21 bis 39 % – teils durch bloße Konzentration, teils durch das Befeuchten der Kulturen mit Wasser, das Dr. Laskow zuvor »mit Heilenergie aufgeladen« hatte.

Geistheilung auf dem Prüfstand:
In Versuchen am Parapsychologischen Labor der Universität Utrecht gelang es einem Heiler 1980, das Wachstum von bösartigen Tumorzellen im Reagenzglas im Vergleich mit Kontrollproben um

bis zu 39 % zu verändern – aus zwei Metern bis 15 Kilometern Entfernung, anhand von Fotos der zu »behandelnden« Reagenzgläser. Die chilenische Psychologin Gita Elguin berichtet von eigenen psychokinetischen Versuchen mit 30 von 60 tumorkranken Mäusen. Nach 22 Tagen, mit zwanzig Testsitzungen, wurden die Tiere getötet, Gewicht und Volumen ihrer Tumoren vermessen. Die Geschwülste der geistig behandelten Versuchstiere waren im Durchschnitt deutlich kleiner und leichter. Im Sommer 1977 wurde dem israelischen Heiler Rabbi Abraham Weisman die Aufgabe gestellt, das Leben von zehn Labormäusen zu verlängern, denen zuvor eine besonders tödliche Art von Krebszellen injiziert worden war; zur Kontrolle blieben zehn weitere, ebenso infizierte Mäuse unbehandelt. Weismans Mäuse starben im Durchschnitt nach 12,8 Tagen – die Tiere der Kontrollgruppe bereits nach 8,9 Tagen.

Nicht jeder Heiler kann heilen:
Von solchen Einzeldaten auf die Fähigkeiten von Geistheilern insgesamt kurzzuschließen, ist allerdings gefährlich. Wie in jeder anderen Berufsgruppe, so sind auch unter Heilern wenige Hochbegabte, viel Mittelmaß und etliche Versager anzutreffen. Und auch die Fähigsten helfen nicht jedermann in jedem Fall. Denn der Erfolg hängt von zahlreichen Faktoren ab, nicht allein von jener mysteriösen Energie, die ein Heiler zu kontrollieren scheint: zum Beispiel vom Stadium einer Krankheit, von der allgemeinen körperlichen Verfassung des Patienten, von seiner Persönlichkeit, von seinem momentanen psychischen Zustand, von seiner Kooperation. Um mit »Wunderheilern« kein blaues Wunder zu erleben, sollten Patienten im übrigen folgende Ratschläge beherzigen:

Darauf sollte man achten:

1. Gehen Sie zuerst zum Arzt, ehe Sie einen Heiler aufsuchen. Kein medizinischer Laie, weder Sie noch der Heiler, weiß von vornherein, wieviel die Schulmedizin tatsächlich für Sie tun kann – und welche Möglichkeiten zwischen Schulmedizin und Geistheilung, im Bereich der Natur- und Erfahrungsheilkunde, liegen.

2. Mißtrauen Sie jedem Heiler, der Sie davon abhalten will, einen Arzt aufzusuchen. Eine Krakauer Poliklinik befragte alle 433 Krebskranken, die sie zwischen Mai 1987 und Dezember 1988 stationär aufgenommen hatte: 110, jeder Vierte also, hatten sich

zuvor auf einen »Wunderheiler« eingelassen, anstatt einen Arzt aufzusuchen. Dadurch verzögerte sich die medizinische Behandlung im Schnitt um dreizehn Monate – ein oft tödlicher Zeitverlust. Bedenken Sie: Auch die meisten Geistheiler gehen notfalls zum Arzt.

3. Brechen Sie nie, einer Geistheilung wegen, laufende ärztliche Behandlungen ab. Es sei denn, sie sind zur aussichtslosen Quälerei geworden: etwa die x-te Chemotherapie im Endstadium eines Krebsleidens.

4. Lassen Sie jede vermeintlich »übersinnliche« Diagnose ärztlich überprüfen. Die Mehrzahl geistiger Heiler meint, hellsichtig verborgene Krankheiten und deren Ursachen erkennen zu können: sei es über das »Sehen« oder Erfühlen der Aura, mittels eines »Röntgenblicks« oder medial beigezogener »Geistführer«. Aber auch ein »siebter Sinn« ist nicht unfehlbar; allzuoft äußern sich Psi-Diagnostiker ungenau, mehrdeutig, mißverständlich – und täuschen sich. Wer dies verkennt, kann durch eine Psi-Diagnose in Angst und Schrecken versetzt werden: so etwa eine 42jährige Krebspatientin, der ein »hellsichtiger« bulgarischer Heiler auf dem »Weltkongreß für energetisches Heilen« im November 1994 in Basel »enthüllte«: »Ihr Körper ist mit Metastasen übersät – vielleicht noch nicht auf der physischen Ebene, aber bereits im Astralkörper. Der einzige, der Sie noch retten kann, bin ich. Kommen Sie zu mir – und für 9000 Mark mache ich sie vollständig gesund.« Die Frau brauchte Monate, um sich von diesem Schock zu erholen.

5. Glauben Sie keinem, der Ihnen sofortige, vollständige Heilung verspricht. Kein Heiler hilft hundert%ig, keiner hilft jedermann in jedem Fall, kaum einer hilft prompt.

6. Leisten Sie niemals Vorkasse. Und verweigern Sie Honorare, die in keinem Verhältnis zum Zeitaufwand stehen. Forderungen von über hundert Mark für eine viertel- bis halbstündige Behandlung sind eine Frechheit – und strafen die »esoterische« Gesinnung der Anbieter Lügen.

7. Meiden Sie Heiler, die Starkult treiben. Die Fähigsten sind meist auch die Bescheidensten. Wie der legendäre britische Geistheiler Harry Edwards: »Ich persönlich habe niemals jemanden geheilt«, sagte er einmal. »Ich bin nichts weiter als der Kanal, durch den die heilenden Kräfte fließen.«

8. Hören Sie sich um. Suchen Sie Kontakte zu anderen Patienten, die mit Geistheilern bereits Erfahrungen gemacht haben: beispielsweise durch eine Anzeige in Ihrer Tageszeitung oder einer esoterischen Fachzeitschrift. Profitieren Sie von deren Erfahrungen, positiven wie unerfreulichen.

9. Bestehen Sie auf einem kostenlosen Vorgespräch. Vertrauen Sie dabei mehr Ihrer eigenen Intuition als vermeintlichem Vorwissen aus reißerischen Schlagzeilen und vom Hörensagen. Die meisten von uns verfügen über ein feines Gespür dafür, wer es gut mit uns meint und wer nicht. Und ein Heiler, der Sie von Anfang an befremdet oder gar abstößt, wird Ihnen kaum helfen können. Geistiges Heilen setzt Vertrauen und Sympathie voraus – Therapeut und Patient müssen buchstäblich »auf einer Wellenlänge« liegen.

10. Reagieren Sie nicht auf Inserate. Fähige Heiler brauchen keine Anzeigenwerbung – allein durch Mundpropaganda zufriedener Patienten sind sie restlos ausgelastet.

11. Verwechseln Sie geistiges Heilen nicht mit »Energiearbeit«. Die fähigsten Geistheiler sind in der Regel auch hervorragende intuitive Psychotherapeuten: Sie helfen möglicherweise mittels eines physikalisch rätselhaften Kraftstroms, ganz gewiß aber durch ein beispielhaftes Maß an Geduld, Anteilnahme, ungeteilter Aufmerksamkeit und liebevoller Zuwendung, die sie Hilfesuchenden entgegenbringen. Diese psychische Stützung ist ein wesentlicher Bestandteil jeder ganzheitlichen Therapie – wer sie Ihnen nicht geben kann oder will, von dem sollten sie Abstand nehmen.

12. Fernbehandlungen sind immer nur die zweitbeste Lösung. Spektakulärer Einzelerfolge wie der oben erwähnten zum Trotz: Vergleichsstudien zeigen, daß jene Formen geistigen Heilens,

die persönlichen Kontakt einschließen, dem Behandeln auf Distanz zum Beispiel anhand eines eingesandten Fotos, in der Regel deutlich überlegen sind.

13. Bemühen Sie einen Heiler nicht erst dann, wenn es beinahe zu spät ist – als letzten Strohhalm in höchster Not. Vier von fünf Heilerpatienten warten damit mehr als fünf Jahre. Dabei gilt für geistiges Heilen ebenso wie für ärztliche Maßnahmen: Je früher eine Krankheit erkannt und behandelt wird, desto größer sind die Genesungschancen.

14. Werfen Sie nicht voreilig das Handtuch. Auch bei sogenannten »Wunderheilern« stellen sich Erfolge nicht blitzschnell ein. Oft sind Dutzende von Sitzungen nötig. Und oft auch Nachbehandlungen. Häufig kommt es sogar zu kurzzeitigen Verschlechterungen des Krankheitsbildes: Schmerzen, Übelkeit, Fieber und andere heftige Reaktionen können auftreten. Sie beunruhigen viele Behandelte, zeigen aber häufig an, daß die Behandlung anschlägt. Auch die Homöopathie kennt eine »Erstverschlimmerung« nach Einnahme eines Präparats, die der Heilung oft vorausgeht.

15. Übernehmen Sie Verantwortung für Ihre eigene Gesundheit. So mancher Kranker möchte zum ersehnten Ziel, seiner baldigen Genesung, förmlich hingetragen werden. Doch geistiges Heilen trägt ihn nirgendwo hin. Es wirft ihn zurück. Auf sich selbst. Geistheilung ist nichts, was Ihnen widerfährt: eine Art übersinnlicher Strahlentherapie, die Sie passiv-unbeteiligt über sich ergehen lassen wie ein Tumorkranker eine Kobalt-60-Bestrahlung. Heilung ist ein Prozeß, an dem Sie aktiv teilhaben, ja den Sie letztlich überhaupt erst gelingen lassen. Die meisten Geistheiler, wie übrigens auch Ganzheitsmediziner, stellen vorweg klar: Heilung kann immer nur Hilfe zur Selbsthilfe sein. Darüber, ob Sie wieder gesund werden, entscheidet letztlich auch Ihre persönliche Einstellung, Ihre Bereitschaft, mit alten Denkmustern und Lebensgewohnheiten zu brechen, Ihr Engagement, Ihre feste Überzeugung. Sie müssen wollen. Dazu müssen Sie aufhören, im Wortsinn »Patient« zu sein: patiens, ein Erduldender, Ertragender. Wirken Sie mit, statt geschehen zu lassen.

16. Heilen Sie mit. Vertrauen Sie nicht nur fremden Heilkräften – sondern auch Ihren eigenen. Auch Ihr Geist kann zur »Geistheilung« beitragen: durch positive Einstellungen, Zuversicht und Vertrauen, aber auch durch konzentrierten, ausdauernden Einsatz geeigneter Psychotechniken wie Autosuggestion, Selbsthypnose, Meditation, Imaginations- und Visualisierungstechniken (s. dazu auch Seite 285 »Simonton Methode«). Auch dazu machen verblüffende Patientenschicksale Mut.

Bei der Kalifornierin Louise Hay soll ein fortgeschrittenes Vaginalkarzinom innerhalb von sechs Monaten vollständig verschwunden sein, nachdem sie ihre Ernährung umstellte, »den lange genährten Haß aufarbeitete, der davon herrührte, daß sie als Kind mißbraucht worden war, und die nun freigewordene Kraft dazu benutzte, ihren Körper zu heilen.«

Die Karriere zweier anderer berühmter Heiler, des Amerikaners Martin Brofman und der in der Schweiz lebenden Niederländerin Pamela Sommer-Dickson, begann mit der vollständigen Selbstheilung von Kehlkopf- bzw. Lungenkrebs. Vor allem durch Meditation und Visualisierung sollen sich zwei amerikanische Aids-Kranke, William Calderon und Louis Nassaney, 1984 von einem Kaposi-Sarkom (einer besonders aggressiven Form von Hautkrebs) und allen übrigen Erscheinungsformen ihrer HIV-Infektion befreit haben. Allein durch Selbsthypnose, unter Anleitung eines deutschen Hypnotherapeuten, wurde eine 60jährige Rentnerin aus Krefeld ein fortgeschrittenes Plasmozytom, Knochenkrebs, los. In jedem dieser Fälle waren schulmedizinische Therapien bereits abgebrochen worden, sie erschienen Ärzten aussichtslos.

Dabei hängt »Selbstheilung« nicht bloß von irgendwelchen erlernbaren Psychotechniken ab, sondern vermutlich noch in viel höherem Maße von einer psychischen Grundeinstellung zum eigenen Leiden. Das lehren Fälle von »Spontanremissionen« Krebskranker: von vollständigen Genesungen, allem Anschein nach ohne therapeutischen Anstoß von außen. Zusammengerechnet 44 solcher Fälle analysierten vier Untersuchungen aus den Niederlanden, Japan und den Vereinigten Staaten. Alle Genesenen, so zeigte sich, verband eine hervorstechende Gemeinsamkeit: die Weigerung, sich aufzugeben, ein unerschütterlicher Glaube an Heilung, die ungebrochene Zuversicht, den Kampf gegen die Krankheit letztlich zu gewinnen, anstatt zu resignieren oder sein Schicksal in die Hände anderer zu legen.

Die 29jährige, schwer knochenkrebskranke Delicia Cirolli aus Paterno, einer kleinen Arbeiterstadt auf Sizilien, wurde 1982 von einem fünfzehnköpfigen Ärztekomitee für vollständig geheilt erklärt, nachdem sie sechs Jahre zuvor dreimal in die berühmte Grotte von Lourdes getragen worden war. Ob an dieser vorerst letzten offiziell als »Wunder« anerkannten Genesung, der 65., eine geheime Magie des Wallfahrtsorts beteiligt war, sei dahingestellt – in jedem Fall half der Frau ein unerschütterlicher Glaube daran, ausgerechnet dort Heilung zu finden.

17. Informieren Sie sich vorweg. Nutzen Sie dazu die vorhandenen kostenlosen Beratungsangebote, lesen Sie sich in die Fachliteratur ein. Beschaffen Sie sich keinesfalls bloß ein paar Namen und Adressen – machen Sie sich mit der Vielfalt geistiger Heilweisen gründlich vertraut, ehe Sie sich darauf einlassen.

Die Hamer´schen Herde

Ein Beitrag von Karin Schnellbach

Therapiekurzinformation:

Die Hamer´schen Herde sind keine Therapiemethode, sondern eine von Dr. med. Ryke Geerd Hamer entwickelte Theorie über die Krankheit Krebs und seine Entstehung. Aus dieser Sichtweise ergibt sich ein neuer Umgang mit der Krankheit und deren Heilung. Nach dieser Vorstellung wird die Krebserkrankung immer durch einen seelischen Konflikt ausgelöst. Das heißt, Krebs entsteht zuerst im Gehirn (Hamer´scher Herd), und synchron dazu erkrankt das korrespondierende Körperorgan. Dieser Theorie folgend gibt es keine Metastasenbildungen im eigentlichen Sinne, da diese als eigenständiger Krebsausbruch an einer anderen Stelle zu betrachten sind, die von einem zusätzlichen Konflikt verursacht wurden. Wird der Konflikt gelöst, hört das Tumorwachstum auf und der dazugehörige Hamer´sche Herd im Gehirn wird in Form eines Ödems repariert.

Grundlagen:

Über die Entstehung von Krebs gibt es die unterschiedlichsten Theorien. Das Spektrum cancerogener Faktoren reicht von stofflichen Belastungen und Vergiftungen bis hin zu psychischen Störungen. Hamer verfolgt in seiner Theorie der Krebsentstehung den Gedanken, daß Krebs durch ein nichtgelöstes Konflikterlebnis in der Vergangenheit ausgelöst wird. Dieser bewirkt einen »Programmierungsfehler« im Gehirn, der sich wiederum als Krebszelle materialisiert. Nach seinen Ausführungen müssen beim Krebsgeschehen daher folgende Faktoren zusammenkommen:

1. eine reduzierte momentane Disposition und
2. ein schweres Konflikterlebnis, wobei der Patient mit diesem Konflikt alleingelassen ist.

Durch oben genannte Faktoren entsteht ein elektrophysischer Feldeinbruch bestimmter Gehirnareale, der mit dem jeweiligen Konflikt korrespondiert. Jede Zelle unserer Körperorgane ist mit einem dazugehörigen Areal im Gehirn verbunden. Bei einem Feldeinbruch im Gehirn produzieren die zugehörigen Zellen des entsprechenden Organs Fehlercodes und können deshalb zu Krebszellen entarten. Bleibt der Fehlercode über einen längeren Zeitraum bestehen, kann daraus ein Fehlercode-Komplex werden. Das bedeutet, daß im Schaltrelais des Gehirns eine fehlerhafte Codierung auf benachbarte Zentren übergreift. So kann sich der Krebs im Körper ausbreiten.

Die einzig wirksame Therapie besteht laut Hamer in der Lösung des Konflikts. Der elektrophysische Feldeinbruch wird mittels Computertomogramm sichtbar. Während der aktiven Phase zeigt sich dieser als sogenannte »Schießscheibe«, nach der Konfliktlösung als Hamer´scher Herd, bzw. als stoffwechselheiße reparative Zone mit intra- und perifocalem Ödem.

Die Krebserkrankung versetzt den Organismus in einen Dauerstreßtonus. Dr. Hamer erläutert dies folgendermaßen: »Der Organismus hat einen Streit (mit anderen oder mit sich selbst) und versucht nun mit allen Kräften, den Streit zu gewinnen. Der Patient nimmt an Gewicht ab, schläft nicht mehr, hat keinen Appetit mehr, hat einen erhöhten Stoffwechselumsatz, das Immunsystem erleidet schließlich Schaden. Der Organismus ist in einem Teufelskreis gefangen, in dem er sich nach kurzer Zeit verschlissen hat wie ein Motor, der unter Vollgas ständig auf vollen Touren läuft.« Eine durch den psychischen Dauerkonflikt und den Hamer´schen Herden bedingte nervöse Dauerfehlsteuerung des Organismus, kann in schweren Fällen letzten Endes zum Tod durch Auszehrung führen, da der Organismus nicht mehr in der Lage ist, auf Ruhe und Kraftzufuhr umzuschalten.

Wird der Konflikt gelöst, hört das Tumorwachstum auf. Der Organismus schaltet auf Ruheinnervation um. Der Hamer´sche Herd im Gehirn geht in ein reparatives Stadium über und wird dabei von einem Ödemsaum umgeben. Dieses Ödem klingt nach einigen Wochen ab. Damit ist der Krebs am Organ und der Hamer´sche Herd im Gehirn geheilt.

Zweit- und Dritt-Karzinome:
Es gibt zwei Ursachen, warum sich der Krebs ausweiten und andere Organe befallen kann:

1. Der Feldeinbruch im Gehirn greift auf benachbarte Zentren über und löst Krebs in den jeweils korrespondieren Organen aus.
2. Die Diagnose Krebs führt zwangsläufig zu einer Reihe neuer Konflikte. Der Patient hat Angst vor dem Tod, vor Schmerzen, Sorgekonflikte um Angehörige und vieles mehr.

Diese Konflikte können genau wie der erste Konflikt einen Feldeinbruch im Gehirn, damit einen Fehlercode und Krebs in dem entsprechenden Organ auslösen. Die Gefahr ist sogar relativ groß, denn der Patient ist in seiner Disposition sowieso schon geschwächt und bekommt dann noch mitgeteilt, daß er »unheilbar« krank ist. So passiert es häufig, daß Patienten zwar ihren ursprünglichen Konflikt lösen können und der daraus entstandene Krebs sein Wachstum einstellt, doch der aus dem Folgekonflikt resultierende Krebs letztendlich nicht mehr zu stoppen ist.

Verlauf der Krankheit:
Für den Krankheitsverlauf wurde der Begriff die »Eiserne Regel des Krebs« geprägt, die mit drei Punkten zusammengefaßt werden kann:

1. Jeder Krebs entsteht bei einem schweren, dramatischen und isolativen Konflikt-Erlebnis-Schock.
2. Der Konflikt-Erlebnis-Inhalt bestimmt die Lokalisation des Krebses im Körper. Dies ist der sogenannte Organbezug.
3. Der Verlauf des Konfliktes entspricht genau dem Verlauf der Krebserkrankung im Körper.

Die Konfliktlösung ist der entscheidende Punkt in der Therapie der Krebserkrankung. Der Hamer´sche Herd im Gehirn ist während der aktiven Phase im Kontrastmittel-CCT als Schießscheibe sichtbar. Nach der Konfliktlösung quillt der Hamer´sche Herd zunächst auf. Auch das deutlich anwachsende perifocale Ödem wird sichtbar, welches im frischen Stadium nicht scharf markiert ist. So wird der Hamer´sche Herd innerhalb des Ödems repariert. Nach einer gewissen Zeit bildet sich das Ödem wieder zurück und die Kontrastmittelanfärbbarkeit des Hamer´schen Herdes normalisiert sich wieder.

Die reparativen Phasen des Hamer´sche Herdes, je nachdem, an welcher Stelle er gelegen hat, kann in Einzelfällen zu vielfältigen Komplikationen im Gehirn führen. Harmlose Heilsymptome sind Kopfschmerzen, Schwindel, Brechreiz oder Doppelsehen. Doch es gibt schwierigere Hirnsymptome wie etwa Lähmungen der Gesichtsnerven oder Gehirnschlag. Sehr gefährlich sind die Hamer´schen Herde im Mittel- und Stammhirn, weil sie lebenswichtige vegetative Zentren ödematisieren und damit offenbar außer Funktion setzen. Ein Hamer´scher Herd wird oft fälschlicherweise als Gehirntumor deklariert und deshalb operativ entfernt. Eine Operation ist nur dann notwendig, wenn es durch das Aufquellen des Ödems zu gefährlichen Komplikationen im Gehirn kommt.

Nur ein Viertel aller wirklich entstandenen Krebserkrankungen führen zu einer sichtbaren Erkrankung. Die anderen werden nie entdeckt, was sich jedoch durch die immer besseren Diagnoseverfahren in jüngster Zeit drastisch ändert. In vielen Fällen handelt es sich dabei um »eingeschlafene« oder »inaktivierte Krebse«. Bei einem inaktivem Krebs wurde der Konflikt gelöst, bevor der Patient die Krebssymptome bemerken konnte. Er ist im Gewebe nachweisbar, denn die großhirngesteuerten Tumore wachsen erst in der Heilungsphase. Histologisch bleibt er ein Krebs mit äußerst wenigen oder gar keinen Zellteilungen und ist ein Krebs-Narbengewebe ohne besonderen Krankheitswert. Deshalb ist nach Dr. Hamer eine operative Entfernung nur dann notwendig, wenn diese Art von Tumoren eine mechanische Behinderung darstellen oder auf Blutgefäße drücken. Eine Operation kann auch aus psychologischer Sicht sinnvoll sein, wenn die Krebsgeschwulst den Patienten sehr beunruhigt.

Konfliktlösung:
»Krebsauslösend ist ein konfliktives Erlebnis, nicht unbedingt ein Schicksalsschlag oder ein Ereignis, an dem der Patient ohnehin nichts ändern konnte. Selbst der Tod eines geliebten Menschen ist nur dann konfliktiv, wenn man sich dabei irgendwelche Vorwürfe macht oder wenn er ganz unverhofft kam«, erklärt Dr. Hamer und unterteilt drei Konfliktarten:

1. Konflikte mit anderen (Streit)
Hierbei handelt es sich oft um langandauernde, offene oder verdeckte Feindschaften mit Personen aus dem nahen Umfeld. Das können

Kollegen oder der Chef sein, die Schwiegermutter oder die Nachbarn. Hier darf auch die Rolle des sozialen Umfelds nicht unterschätzt werden. Mit genügend Geld können manche Probleme leicht gelöst werden oder entstehen erst gar nicht. Wenn jedoch bei einem Streit mit dem Chef auch die Existenz der ganzen Familie auf dem Spiel steht, wiegt der Konflikt sehr viel schwerer.

2. Sorgekonflikte um einen anderen Menschen, Tier oder sogar eine Sache

Bei diesem Sorgekonflikt identifiziert sich der Patient fast immer mit demjenigen, um den er besorgt ist. Es kann sich um Kinder, Freunde, Verwandte oder auch um Tiere, die man liebt, handeln. Auch hier ist es charakteristisch, daß der Patient im Widerstreit zwischen zwei Überlegungen oder Entscheidungen steht. Auch nach einer gefällten Entscheidung verhält sich der Patient ambivalent und zweifelt, ob die richtige Entscheidung getroffen wurde.

3. Konflikte mit sich selbst

Streit mit sich selbst hat man zum Beispiel durch Grundsätze, moralische Vorstellungen, Ansehen, Gewissensentscheidungen oder religiöse Konflikte. Darunter fallen auch Selbstwerteinbrüche der eigenen Person durch Verletzungs- und Beschämungskonflikte, Verletzung der körperlichen Unversehrtheit und Minderwertigkeitskomplexe. Ebenfalls in diese Gruppe fallen Angst-Konflikte. Die tiefgreifendste Art von Ängsten sind Existenz- und Todesängste. Häufig sind sie nicht mit logisch rationalen Argumenten zu beheben, da diese Ängste tief im Unterbewußten verankert sind und deren Sitz im Stammhirn zu suchen ist.

Dr. Hamer stellte in seinen eigenen Untersuchungen fest, daß die Krebsarten und Lokalisationen zu den Konfliktinhalten passen: Gebärmutterhalskrebs entsteht durch einen sexuellen Konfliktinhalt, Brustkrebs durch Trennung oder Sorge, Streit mit dem Kind oder dem Partner, Lungenrundherde durch einen Todesangst-Konflikt, um nur einige Beispiele zu nennen. Auch hat jede Krebsart eine eigene Manifestationszeit. Diese liegt zum Beispiel bei Brustkrebs bei 2-3 Monaten, bei Eierstockkrebs bei 5-8 Monaten.

In der Veränderung der Krebserkrankungen spiegelt sich die gesellschaftliche Entwicklung. Magenkrebs, der typische Krebs bei Konflikten zwischen Familienangehörigen, wird bei uns seltener, da wir nicht mehr wie früher in Großfamilien zusammenleben. Dagegen steigt die Häufigkeit von Brustkrebs (Trennungskonflikt!) in einer Gesellschaft, in der die Familienstrukturen weitgehend aufgelöst sind, und die Vereinsamung für den einzelnen größer wird.

Die Therapie der Konflikte kann folgendermaßen unterteilt werden:

1. Konflikte, die sich durch Änderung der Situation selbst lösen lassen
2. Konflikte, die durch Gespräche gelöst werden können
3. Konfliktlösung, die nur durch Suggestionshypnose erreicht wird
4. Konflikte, zu deren Lösung man die »Dauersuggestion der umgebenden Mitpatienten oder Familienmitglieder benötigt
5. Konflikte, zu deren Lösung eine gesellschaftlich-familiäre Umstellung oder Umpolung notwendig ist.

Dabei schließen sich die einzelnen Punkte nicht gegenseitig aus. Manchmal kann ein Konflikt nicht gelöst werden, indem das Problem aus der Welt geschafft wird, wie es zum Beispiel eine vollständige Versöhnung mit dem Konfliktgegner wäre. In diesem Fall kann der Patient die Krankheit überleben, wenn die Konfliktivität des Konflikts gelöst wird. Der Patient kann sich dann mit diesem Problem arrangieren und darüber sprechen.

Ausblick:

Die Therapie des Krebsleidens sollte sich also grundlegend ändern. Die Krebsgeschwulst am Organ ist nur ein Symptom, die eigentliche Krankheit ist im Gehirn lokalisiert und wurde durch ein konfliktives Erlebnis ausgelöst. Eine Therapie, bei der nur die Krebsgeschwulst entfernt wird, heilt die Ursache nicht. Der Patient muß zum aktiv mithandelnden, und sich selbst in der Gesellschaft helfenden Mittherapeuten werden. Die Konflikte, die behandelt werden müssen, sind nicht auf den Körper des Patienten und auch nicht auf seine Persönlichkeit beschränkt. Es sind meist komplexe Geschehen, in die seine Angehörigen, seine Nachbarschaft, sein Arbeitsplatz, seine gesamte Umgebung mitverwickelt sind. Folglich muß das gesamte Milieu behandelt werden, denn sonst besteht die Gefahr, daß der Patient erneut mit dem Konflikt konfrontiert wird und einen Rückfall seines Konflikts erleidet.

Heilige Hildegard – Krebs ganzheitlich behandeln

Ein Beitrag von Dr. med. Claus Schulte-Uebbing

Therapiekurzinformation:

Es mag seltsam anmuten, wenn zu Beginn des 21. Jahrhunderts bei der Behandlung von Krebs auf »mittelalterliche Rezepturen« und Weltanschauungen zurückgegriffen wird. Dies liegt weniger daran, daß die schulmedizinisch anerkannten Methoden nicht die gewünschten Therapieerfolge zeitigen, sondern vielmehr an der Weitsichtigkeit einer Frau, die bereits vor 900 Jahren auf Zusammenhänge aufmerksam machte, die erst heute einer wissenschaftlichen Prüfung standhalten. Dr. med. Claus Schulte-Uebbing war im Sinne der schwerkranken Patienten nicht länger dazu bereit, die Machtlosigkeit der Schulmedizin zu akzeptieren. In der Medizin der Heiligen Hildegard fand er therapeutisch wertvolle Ansätze zur Behandlung von Krebserkrankungen. In seinem Buch: »Heilige Hildegard – Krebs ganzheitlich behandeln« aus dem der folgende Beitrag mit freundlicher Genehmigung des Pattloch-Verlags, Augsburg, entnommen wurde, greift Schulte-Uebbing die Gedanken der Heiligen Hildegard auf und transponiert diese in unsere Zeit. In diesem Auszug geht er insbesondere auf seelische und umweltbedingte Krebsfaktoren ein, wie diese von Hildegard von Bingen erkannt wurden. Desweiteren beschreibt er die vier Säulen der Krebstherapie nach Hildegard, die wertvolle Hinweise zur ganzheitlichen Krebsbehandlung geben.

Grundlagen:

Viele Leser dieses Beitrags werden sich fragen, wie ein klassisch-schulmedizinisch ausgebildeter Facharzt dazu kommt, sich nicht nur mit »mittelalterlicher Heilkunde« zu befassen, sondern diese auch noch in ein modernes Krebs-Therapiekonzept miteinzubeziehen. Dies hat mehrere Gründe:

1. Ein Arzt, der tagtäglich versucht, schwerkranken Krebspatienten zu helfen und dabei immer wieder viel zu schnell an die Grenzen der Schulmedizin stößt, sucht zwangsläufig nach neuen (und auch alten) Wegen.
2. Der Autor hat die letzten Jahre zunehmend von Hildegard überlieferte heilkundliche Konzepte und Rezepturen in der Krebstherapie mit gutem Erfolg eingesetzt.
3. Literaturstudien des Autors ergaben, daß sich einige dieser »mittelalterlichen« Rezepturen bereits im Laufe vieler Jahrhunderte bewährt haben, was man von der modernen Medizin nicht immer sagen kann.
4. Wir sollten es uns bewußt machen, daß unsere heutige »moderne Medizin« in ein paar hundert Jahren auch zu »mittelalterlicher Medizin« gemacht werden wird.

Bereits am Anfang dieses ausklingenden Jahrtausends war Hildegard von Bingen die erste Frau im deutschsprachigen Raum, die sich mit der Entstehung, Behandlung und insbesondere auch Vermeidung von Krebserkrankungen intensiv auseinandergesetzt hat. Mit ihrer visionären Betrachtungsweise war sie ihrer Zeit um Jahrhunderte voraus. Indem sie seelische und psychische Dimensionen in die Beschreibung der Krebsentstehung integrierte, und dabei auch stets ökologische Gesichtspunkte berücksichtigte, könnte man sie nicht nur als eigentliche Begründerin der modernen Psychoonkologie, sondern darüber hinaus auch als erste umweltmedizinisch orientierte Onkologin bezeichnen. Somit ist Hildegard von Bingen viel mehr als eine historische Figur. In Anbetracht der vielen psychosomatischen und umweltbedingten Krebserkrankungen stellt Hildegard von Bingen eine wichtige Ergänzung und Bereicherung der modernen Onkologie dar.

Am Ende dieses Jahrtausends ist Hildegard wieder hochaktuell: In einer Zeit, in der sich die Folgen der Umweltzerstörung mehr und mehr bemerkbar machen und in vielen Krebserkrankungen niederschlagen, zeigt sie uns den Weg zurück zur heil- und segensbringenden Einheit: In uns selbst (Körper, Seele und Geist) innerhalb der Schöpfung und mit unserem Schöpfer.

Ursachen aus der Sicht von Hildegard:
Hildegard hat erkannt und genau beschrieben, wie Krebs entsteht: Stark vereinfacht, durch jahre- und jahrzehntelange Kränkung der Seele, durch einen dauernden Verstoß gegen die Wahrheit von Schöpfung und Schöpfer:

„Die Seele der Therapie ist die Therapie der Seele"

(Hildegard von Bingen)

In einer aufgeklärten, liberalen Zeit, beherrscht von Medien, die wiederum Sprachrohre von Statistikern und Computergläubigen sind, sind wir geprägt von Materialismus und Wissenschaftsgläubigkeit: Wir hören immer wieder, daß wir nur ein Produkt des Zufalls sind, eine unbedeutende Komponente innerhalb der Evolution. Die Medien machen uns glauben, daß wir nichts sind als ein biochemisch und physikalisch erfaßbares Etwas, das rein zufällig einige Jahrmilliarden nach dem Urknall entstanden ist, und daß alles vorbei ist nach dem Tod, wenn wir wieder in unsere biochemisch exakt faßbaren Komponenten zerfallen.

Diese Zusammenhänge, die wir als vernünftig denkende, aufgeklärte Menschen des zwanzigsten Jahrhunderts vermeintlich so unbeeindruckt wegstecken, »kränken« nach Hildegard permanent unsere Seele, die mehr ist als Materie und statistisches Zufallsprodukt: Hildegard hat erkannt, wie sensibel und äußerst empfindlich die menschliche Seele auf bösartige Kränkungen reagiert und sie beschreibt exakt, wie unsere Zellen und Zellverbände auf solche Kränkungen bösartig reagieren, bis schließlich Krebs entsteht. Nach Hildegard liegt der Schlüssel zur Krebsheilung darin, zu erkennen und anzuerkennen, daß wir ein unverzichtbarer Teil der Schöpfung Gottes sind. So können wir durch unseren Schöpfer geheilt werden, falls dieser uns die Gnade dazu schenkt: Gott hat uns erschaffen. Er weiß, wie und warum der Krebs in uns entstanden ist. Er weiß, wie wir geheilt werden können. Er kann unseren Krebs heilen. Die Basis der Hildegard-Heilkunde ist das Gebet: Durch Jesus Christus zur Heilung.

Seelische Ursachen:
Mit modernen psychoonkologischen Untersuchungen können Zusammenhänge belegt werden, auf die Hildegard bereits vor über

900 Jahren hingewiesen hat: Krebs hat vor allem seelische Ursachen. Das Wachstum von Primärtumor und Metastasen hat seelische Auslöser. Moderne Psychoonkologen weisen immer wieder darauf hin, daß bei Krebs oft ein besonderes psychologisches Profil feststellbar ist, dessen hervorstechende Züge Passivität, Mangel an Aggressivität und Lebenswillen seien, was zur »Selbstzerstörung in der Zelle« führen würde.

Der amerikanische Radiologe Simonton hat unter anderem sogenannte »psychische Traumen« systematisiert. Die moderne Psychoimmunologie geht heute davon aus, daß jeder psychische oder physische Schock einen Zustand von Streß und einen Adrenalinstoß hervorrufen kann. Dadurch kommt ein kompliziertes System von Hormonausschüttungen in Gang (Nebennieren, Hypothalamus, Hirnanhang), das auf den Angriff reagiert. Falls man nun in einem solchen Moment zu Anregungsmitteln, wie Zigaretten, Alkohol oder Drogen greift, kann das System vollends erschöpfen. Eine bösartige Erkrankung bedroht, stört und zerstört die Einheit von Körper, Seele und Geist. Um diese Einheit wiederzuerlangen, ist es zunächst wichtig, daß man sich bewußt mit der Krankheit auseinandersetzt, um ihr dann ganzheitlich ohne Angst zu begegnen.

Diagnostik im Sinne von Hildegard:
Interessant ist, daß die von Hildegard vor fast tausend Jahren gefundenen Zusammenhänge – daß die meisten Krebserkrankungen vermeidbar seien, weil sie durch äußere, umweltbedingte Faktoren hervorgerufen werden – erst vor kurzem von einer Expertengruppe der WHO (Weltgesundheits-Organisation, Anm. d. Red.) bestätigt wurden. Im Sinne von Hildegard sollten heute bei jeder Krebserkrankung aus umweltmedizinischer Sicht insbesondere folgende Faktoren untersucht werden:
- Umweltschadstoffe
- Lebensgewohnheiten (Rauchen)
- Ernährungsgewohnheiten
- Immunstatus
- Erbliche Belastung
- Biographie (Schicksalsschläge, berufliche Situation)
- Psychische Verhaltensmuster (Aktivität, Depressivität)

Die äußeren Faktoren wurden definiert als die gesamte Umwelt des Menschen einschließlich Ernährung und spezifische Verhaltensweisen. Wichtig ist bei Hildegard die Diagnosestellung, solange der Tumor noch klein und abgekapselt ist. Solange noch keine Metastasierung erfolgt ist, hat man mit Hildegard-Heilmethoden sehr gute Chancen auf absolute Heilung.

Krebs-Frühdiagnostik: Der Aderlaß

Ein wichtiges frühdiagnostisches Kriterium ist die exakte Auswertung des Aderlasses nach Hildegard. Hier kann man Rückschlüsse auf Krebs-Früh- und sogar Frühst-Stadien ziehen.
Kriterien der Präkanzerose können sein:

- Trübe Farbe
- Schwarze Flecken innerhalb der Trübe
- Wachs-Rand, pyramidenförmig
- Schwarzes, trübes Blut ohne Wachsfarbe
- Schwarze Streifen

Die Erfahrung des Autors in der Auswertung von mehreren hundert Aderlässen im Laufe der letzten Jahre hat gezeigt, daß es eine Reihe von Zusatzkriterien gibt, die ganz entscheidende Aussagen möglich machen können. Dazu gehören unter anderem

- Lakunen
- Krypten
- Spiegel
- Schlieren
- Streifen
- Felderung
- Bänderung
- Marmorierung und vieles mehr.

Die vier Säulen der Krebstherapie nach Hildegard:

Die Krebstherapie nach Hildegard steht auf vier Säulen, die nicht nur den Körper stärken und entlasten (Entgiftung, Ausleitung, Abwehrsteigerung), sondern insbesondere auch die Seele (das Gefühl) harmonisieren und den Geist (Verstand, Intellekt, Wissen) mit neuen Impulsen versehen. Basierend auf dem Grundsatz, daß die Seele der Therapie die Therapie der Seele ist, setzt Hildegard die Säulen »Seele« und »Geist« sogar vor die zwei Säulen »Körperentgiftung und -abwehr«. Da jeder Mensch ein einzigartiges Geschöpf mit ganz individuellen Beschwerden und einem charakteristischen Beschwerdebild ist, kann und darf es nach Hildegard keine festen Therapieschemen geben (s. dazu auch »Psychoneuroimmunologie« S. 237).

Wichtig ist die Einheit von Körper und Seele. Genauso individuell und charakteristisch wird, gemeinsam mit dem Patienten, die Therapie festgelegt und durchgeführt. Oberstes Ziel unserer Therapie ist die »Hilfe zur Selbsthilfe«. Es wird besonders darauf geachtet, daß die Maßnahmen zu Hause, allein, ohne Hilfe durchgeführt werden können. Auch wird der Kontakt zu Selbsthilfegruppen hergestellt oder empfohlen.

Die erste Säule: Harmonisierung der Seele

Jede Erkrankung bedroht und stört die Einheit von Körper, Seele und Geist. Besonders dramatisch ist dies bei bösartigen Erkrankungen. Um die bedrohte oder verlorene Einheit wiederzuerlangen, ist es zunächst wichtig, daß man sich bewußt mit der Krankheit auseinandersetzt, um ihr dann ganzheitlich ohne Angst zu begegnen. So kann auch ein bösartiger Tumor besiegt werden. Es gibt genügend Beispiele dafür, daß gerade mittels der ganzheitlichen Hildegard-Heilkunde auch sogenannte »unheilbar Kranke« wieder gesund geworden sind.

Die folgenden Schwerpunkte sind nach Ansicht des Autors besonders wichtig, um seelische Dimensionen zu stabilisieren:

- Sich bewußt Zeit nehmen: Zum Beten, Nachdenken, Meditieren. Für Gespräche mit Freunden und guten Bekannten. Für Begegnungen mit Tiefgang.
- Positiv denken: Sich über jeden Tag freuen, an dem man gesund ist. Dem Schöpfer dafür danken.
- Sich die Seele »reinhalten«: Destruktive und negative Gedanken bewußt meiden. Sich die Zeit zu schade werden lassen für destruktive und negative Menschen und Angelegenheiten. Medien und Fernsehen nicht unkritisch konsumieren.
- Sich trotz vieler Enttäuschungen und Rückschläge dennoch den Glauben an das Gute bewahren.
- Ordnung in die eigenen Gedanken bringen, Affekte zähmen, sich die eigenen Gefühle bewußt machen
- Den Schlaf durch Wachsamkeit am Tag pflegen
- Maßvoll, aber bewußt leben: Auf höchsten Bequemlichkeitsstandard verzichten, Luxus einschränken, dennoch das Leben genießen.
- Sich freuen an den schönen Dingen des Lebens: An der Natur, an der Harmonie der Schöpfung.

- Den Lebensrhythmus ordnen, ohne sich total zu verplanen. Raum lassen für Spontanität.
- Sich gesund ernähren und für eine geregelte Funktion der Ausscheidungs- und Entgiftungsorgane sorgen.

Die folgende Abbildung zeigt die vier Säulen der modernen Krebstherapie nach Hildegard.

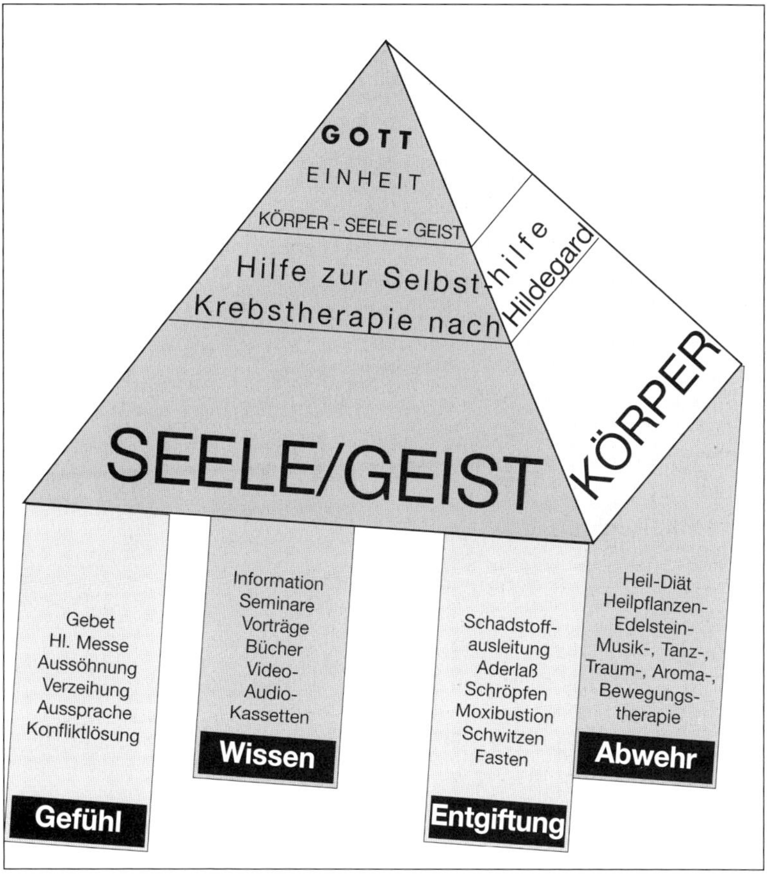

Abbildung: Die vier Säulen der Krebstherapie nach Hildegard (aus: Schulte-Uebbing, C.: Krebstherapie nach Hildegard, Pattloch Verlag, Augsburg, 1995

Die zweite Säule: Neue Impulse für den Geist

Die beste Therapie im Sinne von Hildegard ist die Prophylaxe. Im modernen Sinne gehört dazu eine umfassende Information und Aufklärung über umweltmedizinische Zusammenhänge einschließlich einer guten umweltmedizinischen Beratung.

Die dritte Säule: Entgiftung des Körpers

Komponenten der dritten Säule sind alle wichtigen ganzheitlichen Verfahren, die der Entgiftung und Ausleitung dienen können. Sie werden gemeinsam mit den Patienten individuell zusammengestellt und durchgeführt. Sie sind in der folgenden Tabelle zusammengefaßt:

- Entfernung von Schadstoff- Herden (z.B. Amalgam, Palladium, tote Zähne, Fremdkörper, z.B. Silikon)
- Entgiftung der Umwelt
- Entgiftung von Kleidung und Kosmetika
- Entgiftung der Wohn-, Arbeits-, Freizeitumgebung
- Ganzheitliche hypoallergene Diät (vorwiegend vegetarisch, unbestrahlt, ungespritzt, Vollwertkost, viel Obst und Gemüse)
- Meiden von »Küchengiften« und »Genußgiften«
- Mehrstufige Symbioselenkung, Entsäuerung, Heilfasten
- Physikalische Entgiftung (Sauna, Kneipp- Verfahren, Hyperthermie etc.)
- Chemische Entgiftung (Komplexbildner, Antioxidantien Paraffin- Entgiftung, Ölziehen etc.)
- Entgiftung durch Energieregulation (Klassische Akupunktur, E A V Neuraltherapie-, Farbtherapie, Farbpunktur, Energiezonenmassage, Magnetfeldtherapie)
- Mehrstufige Symbioselenkung (Nach genauer Analyse der Darmflora evtl. Substitution physiologischer Symbionten, bei Systemcandidose Zuckerkarenz)
- Kuren mit Rechtsmilchsäure
- Antioxidative Therapie mit Vitamin C und E, Provitamin A, Selen, Propolis (Bienenkorbextrakt), Glutathion.
- Ölziehen (kaltgepreßtes Sonnenblumen- oder Distelöl) nach Prof.Karach
- Eventuell DMPS- Mobilisation,
- Eventuell Paraffinentgiftung nach Daunderer
- Eventuell partielles Obstfasten
- Physikalische Therapie: Entgiftung über die Haut, Sauna,

Schwitzkuren, Auflage von Heublumenpackungen
- Eventuell Kantharidenpflaster
- Eventuell zusätzlich energieregulierende Verfahren: Klassische Akupunktur, Elektroakupunktur nach Voll, Neuraltherapie, Farbtherapie, -punktur, Energiezonenmassage, Magnetfeldtherapie.

Die vierte Säule: Immunstimulation
Eine starke Abwehr ist kein Zustand, sondern ein Prozeß.
Grundvoraussetzung ist eine kontinuierliche Entgiftung (siehe oben) und die Stabilisierung seelischer und geistiger Prozesse. Dazu gehören unter anderem ein ausreichender Heilschlaf, der regelmäßige Aderlaß, viel Bewegung, regelmäßiges Schröpfen und Setzen von Brennkegeln.

Immunstimulierende Pflanzen:
Eine ganze Reihe immunstimulierender Pflanzen haben sich in der Hildegard- Krebstherapie sehr gut bewährt, unter anderem folgende:
Spezielle Krebs- Therapeutika
- Lymphelixier
- Stärkungselixier
- Stärkungspulver
- Ugeraöl
- Dolosalbe
- Anguillan
- Tannensalbe
- Wermutkur
- Eberwurzpulver
- Benediktenkrautelixier
- Gundelrebenelixier, -Umschläge
- Zypressenelixier
- Gerstenelixier
- Veilchensalbe
- Wasserlinsenelixier
- Gundelrebenelixier

Tumorschmerzen:
Gegen Tumorschmerzen im kleinen Becken, aber auch in Knochen und Gelenken, hat sich die Rautensalbe und die Beinwell-Wermut-Salbe sehr bewährt.

Die Hochfrequenz-Immunsystem-Aktivierungs-Therapie

Ein Beitrag von Dr. med. Claus Schulte-Uebbing
und Dr. rer. nat. Ernst-Eugen Schulte-Uebbing

Therapiekurzinformation:

Die Hochfrequenz-ISA-Therapie setzt mit ihrer Behandlung im mikrobiologischen Bereich bei der Stärkung des eigenen Immunsystems an. Der Grundgedanke dieser Therapieform orientiert sich an dem aus der Physik bekannten Resonanzgesetz. Durch spezielle Meßverfahren wird die Eigenschwingung von möglicherweise am Krebsgeschehen beteiligten Viren oder Bakterien festgestellt. Nachdem die individuelle Schwingung bestimmt wurde, kann diese Frequenz auf geeignete Trägerstoffe (Aluminiumfolie, Flüssigkeit etc.) übertragen werden. Diese Trägerstoffe werden dann zu einem individuellen Präparat zur Krebsbehandlung weiterverarbeitet.

Grundlagen:

Die Hochfrequenz-Immunsystem-Aktivierungs-Therapie (HF-ISA-Therapie) wurde erst durch ein Meßverfahren möglich, mit welchem die Frequenzen von elektromagnetischen Wellen (em-Wellen) im biologischen Bereich erfaßt werden können. Das Prinzip der HF-ISA-Therapie beruht auf dem Resonanzeffekt. Mit einem Hochfrequenzgenerator lassen sich Frequenzen von Organfunktionen, aber auch von Mikroorganismen, wie zum Beispiel von Viren oder Pilzen messen. Hat man die speziellen Frequenzen von Viren gemessen, die im Zusammenhang mit dem Krebsgeschehen auftreten, so können diese Frequenzen dazu benutzt werden, die krankmachenden Viren oder Bakterien mit den entsprechenden em-Wellen zu neutralisieren. Das Immunsystem kann dann aufgrund der Neutralisierung wieder aktiv werden. Die Abtötung der Viren mit ihren eigenen Frequenzen ist die Grundlage der HF-ISA-Therapie. Die Resonanzfrequenzmessung und die Therapie wurden vom Diplomphysiker G. Pioch entwickelt.

Die Behandlung:

Die zur Abtötung der Viren benötigten Frequenzen können direkt vom Hochfrequenzgenerator über entsprechende Flächenelektroden auf die erkrankten Stellen übertragen werden, wie dies vom Erfinder praktiziert wurde. In neuerer Zeit ist man jedoch dazu übergegangen, die Frequenz mit einem Präparat, das die benötigten Frequenzen emittiert (im Körper freisetzt), zu verabreichen. Das Präparat ist in seiner Wirkung mit derjenigen von homöopathischen Medikamenten vergleichbar, die Wirkung ist aber hier viel stärker. Das Verfahren ist hinsichtlich Analyse, Herstellung der Präparate und ihrer Anwendung fertig entwickelt und erprobt. Vorteile des Verfahrens sind die frühe Erkennung der beteiligten Viren und die Tatsache, daß von den schwachen em-Wellen keine Nebenwirkungen zu erwarten sind. Die Präparate können im Inland nur auf Bestellung an Ärzte, Heilpraktiker oder Apotheken geliefert und vorerst nur in beschränkter Zahl hergestellt werden.

Das Präparat:

Um ein solches Präparat herzustellen, werden die vom Körper emittierten em-Wellen zunächst durch Auflegen einer Aluminiumfolie gespeichert. Auf der Folie werden die Flächen, welche die em-Wellen aufgenommen haben, lokalisiert und eingezeichnet. Auf diese Art werden die Stellen ermittelt, die einer Behandlung bedürfen. Die so lokalisierten Körperstellen zeigen den Befall mit Viren, vorhandene Tumore und Metastasen an. Es werden aber auch Befunde im Frühstadium angezeigt, die normalerweise noch nicht erkennbar sind. Man überträgt dann die Frequenzen direkt von der Folie auf ein flüssiges Medium, wobei die em-Wellen in einem Spezialverfahren gleichzeitig invertiert werden. Das so erhaltene flüssige Medium wird in Saugpappe aufgenommen und in eine Polyethylenfolie eingeschweißt. Dies ist das Präparat, welches zur Behandlung verwendet wird.

Die Kontrollfolie:

Nach einer Woche wird eine Kontrollfolie angefertigt, um zu sehen, ob eine Nachbehandlung erforderlich ist. Verläuft die Behandlung normal, so ergibt die Auswertung der Kontrollfolie bereits eine deutliche Zunahme der IA (Immunsystem-Aktivität) und die zu behandelnden Flächen sind kleiner geworden. Bei Abweichungen vom normalen Verlauf, z.B. wenn noch eine Virenaktivität erkennbar ist, muß sofort eine Nachbehandlung mit einem neuen Präparat erfolgen.

Das Immunsystem:

Durch die Behandlung sind die Viren abgetötet und das Immunsystem ist nicht mehr blockiert. Das Immunsystem hat dennoch nicht die volle Aktivität, es ist nach wie vor geschwächt und in dem Zustand, der die Erkrankung ermöglichte. Bei etwa einem Drittel der Patienten erfolgt ein vollständiger Abbau der zu behandelnden Stellen. Bei den übrigen Patienten sind Tumore und Metastasen inaktiv und meist verkleinert, bleiben dann aber auf diesem Stand. Es ist daher eine weitere Behandlung erforderlich. Hierzu werden Tabletten hergestellt, und zwar gleich von der ersten Kontrollfolie. Diese dienen zur Aktivierung des Immunsystems und zur Unterstützung des weiteren Abbaus. Etwa fünf Wochen nach der Behandlung wird eine zweite Kontrollfolie genommen, nach weiteren vier Wochen die dritte, die Abschlußkontrollfolie. Die Behandlung ist dann normalerweise beendet.

Die Ursache der Erkrankung:

Unabhängig von der Behandlung sollte die Ursache der Erkrankung ermittelt werden oder besser gesagt, die Ursachen für die Schwäche des Immunsystems. Oft sind es frühere Erkrankungen, seelische Belastungen oder Umwelteinflüsse, wie ein geopathisch gestörter Schlafplatz oder Belastung durch Gifte, wie Amalgam, sogenannte Wohngifte oder Pflanzenschutzmittel, die durch die Nahrung aufgenommen wurden. Fast immer sind mehrere Faktoren gleichzeitig beteiligt. Diese Ursachen sollten nach Möglichkeit ausgeschaltet werden.

Die weitere Behandlung:

Damit kein Rückfall eintreten kann, ist für eine weitere Stärkung des Immunsystems zu sorgen. Es sollte wieder eine normale Aktivität erreichen. Hierzu sind verschiedene Maßnahmen angezeigt, wobei eine gesunde Lebensführung und Ernährung vorausgesetzt werden. Das ist Sache des behandelnden Arztes. Wird die volle Aktivität nicht erreicht, so sollte alle drei Monate eine Kontrollfolie ausgewertet werden.

Bausteine der HF-ISA-Therapie:

1. Auswertung der Diagnosefolie, Lokalisierung der zu behandelnden Stellen, Bestimmung der Immunsystem-Aktivität (IA),
2. Herstellung des Präparates
3. Auswertung der ersten Kontrollfolie, eventuell Herstellung eines neuen Präparates zur Nachbehandlung,
4. Bestimmung der IA,
5. Herstellung von ISA-Tabletten zur Aktivierung des Immunsystems.
6. Auswertung der zweiten Kontrollfolie,
7. Bestimmung der IA,
8. Herstellung neu angepaßter ISA-Tabletten,
9. Auswertung der dritten, der Abschlußkontrollfolie,
10. Bestimmung der IA, Bericht über das Behandlungsergebnis, Vorschläge zur weiteren Behandlung.

Homöopathie in der Krebstherapie

Ein Beitrag von HP Josef Neumayer

Therapiekurzinformation:

Die Homöopathie ist wohl die am meisten mißverstandene Therapie der Gegenwart. Die homöopathische Behandlung unterscheidet sich in ihrem Ansatz grundlegend von allen anderen Therapiemöglichkeiten. Während man in der heute gängigen (schul)medizinischen Praxis das Symptom der Krankheit als Feind betrachtet, den es zu vernichten gilt, versucht der Homöopath mit diesem »Feind« ins Gespräch zu kommen. Der homöopathische Therapieansatz besteht nämlich darin, die Krankheit dadurch zu heilen, indem das, was dem Menschen zu seinem gesund sein fehlt, in Form eines ähnlich krankmachenden »Mittels« verabreicht wird. Doch bereits bei der Herstellung der Präparate scheiden sich die Geister. Während die einen Homöopathen mitleidig belächeln, wenn diese mit ihren (nachweislich substanzlosen) Hochpotenzen der Krankheit zu Leibe rücken, machen klassische Homöopathen nicht nur mit phänomenalen Heilerfolgen auf sich aufmerksam. Sie betonen auch, daß Homöopathie nicht nur eine Therapie sondern eine Philosophie ist, die es zu verstehen gilt. So sind es auch nicht nur die zu homöopathischen Mitteln potenzierten Stoffe aus Tieren, Pflanzen oder Mineralien, sondern es ist in erster Linie die homöopathische Idee, die heilt.

Grundlagen:

Es ist nicht Ziel dieses Beitrags die Homöopathie als reduziertes Therapieverfahren darzustellen, das dazu dient, die ein oder anderen Symptome zum Verschwinden zu bringen, wie dies in der kausalistisch orientierten Medizin an der Tagesordnung ist. Vielmehr soll die Homöopathie als philosophisches Gedankenmodell vorgestellt werden, das dazu dienen soll, die Polarität von Krankheit und Gesundheit ins richtige Licht zu rücken. So gesehen ist die Homöopathie der Schlüssel zum Verständnis für Krankheit per se.

Homöopathie als Weltbild

Das homöopathische Weltbild wurde von Samuel Hahnemann (1755-1843) geprägt. Um die homöopathische Idee zu verstehen bedarf es einiger grundlegender Gedanken. Der erste wurde bereits in der Gegenüberstellung von Krankheit und Gesundheit erwähnt – es ist der Polaritätsgedanke. Es ist auffallend, daß unsere Vorstellung vom Leben dazu tendiert einen Pol zugunsten des anderen zu opfern. So wollen wir Gesundheit und bekämpfen die Krankheit, wir wollen das Leben und fürchten den Tod, wir streben nach Reichtum und versichern uns gegen Armut... Doch nur über das Annehmen der Polarität können wir die Harmonie finden, die das Leben ausmacht.

Polarität – Triebfeder des Lebens

Das Leben findet also immer innerhalb dieser polaren Zustandsformen statt. Wird ein Pol zu sehr betont, fällt das gesamte System aus dem Gleichgewicht. Bei der Krebserkrankung finden wir auf der zellulären Ebene ein zuviel an »Ich will«. Die Zelle will sich nicht mehr an ihren vorgeschriebenen Bauplan halten, sie entartet. Der Körper reagiert darauf mit entsprechenden Symptomen und sorgt so dafür, daß das Gesamtgefüge Mensch weiterhin in »Harmonie« bleibt. Indem der Mikrokosmos (die Zelle) ihrem Expansionsdrang nachgibt, wird die übergeordnete Einheit (Markokosmos) »Mensch« dazu gezwungen, dieses Wachstum durch Reduktion der eigenen Bedürfnisse auszugleichen.

Je mehr sich das Wachstum auf der unbewußten und somit krankhaften Seite ausbreitet, umso stärker fordert das Gesamtsystem Mensch den Ausgleich der Kräfte. Wird der unbewußte Teil der Persönlichkeit, der nach Wachstum und Expansion strebt ins Bewußtsein geholt, kann die Expansion und das Bedürfnis nach Wachstum auf einer anderen, bewußtseinserweiternden Ebene gelebt werden. Nach dem Polaritätsgesetz wird dementsprechend die »kreative« Energie aus den Zellen abgezogen, was zur Normalisierung der Zellteilung führt. Das physikalische »Übersichhinauswachsen« der Zelle zeigt also genau den Teil des Krankheitsgeschehens, der im Bewußtsein nicht gelebt wird.

So gesehen gibt es keine kranke Materie sondern nur kranke Menschen, denen zum Gesundsein lediglich die Information fehlt, wie sie auf einer anderen Ebene »über sich hinaus wachsen« können. Verfolgt man diesen Gedanken konsequent zu Ende, wird man feststellen, daß jegliche »Krankheit« seinem Träger die Information zur Heilung frei Haus mitliefert.

Dies führt uns unweigerlich zur Idee der Homöopathie. Sie ist eine Therapieform, die den Menschen in seiner Ganzheit erfaßt wie keine andere. Sie arbeitet mit Informationen. Da Informationen aber immaterieller Natur sind, wird auch klar, daß Homöopathie nicht nur in der Verabreichung von potenzierten (also von der Materie befreiten) Substanzen besteht, sondern über die verschiedenartigsten Informationsträger an den Mann (Patienten) gebracht werden können. Dabei kommt es in der Regel auf die Information und weniger auf den Informationsträger an.

Wenn wir heute von Homöopathie sprechen, so denken die meisten an Tropfen und Kügelchen, die sich ab einer gewissen Potenz (D 23 oder C12) wissenschaftlich gesehen nicht mehr voneinander unterscheiden lassen. Der Denkfehler den Kritiker der homöopathischen Idee begehen, besteht darin, daß sie Information und Informationsträger nicht unterscheiden. Das vorliegende Buch beinhaltet Informationen zum Thema Krebs. Würde man dieses Buch unter wissenschaftlichen Bedingungen untersuchen (so wie man dies bei homöopathischen Mitteln versucht) würde sich bei der Analyse nichts von der Information des Buches wiederfinden. Papier und Druckerschwärze stellen eben nicht die Information dar, sondern sie sind Informationsträger.

Heilende Informationen

Das entscheidende bei der Homöopathie ist jedoch die Information. So kann für den einen beispielsweise ein operativer Eingriff zur Beseitigung eines Tumors durchaus auch ein homöopathisches Therapieverfahren sein, durch das er in seiner Gesamtheit wieder Heil werden kann. Wird die Operation und die daraus resultierende Ruhephase dazu genutzt, sich über das Leben, Lebensgewohnheiten und über »Gott und die Welt« Gedanken zu machen, so kann man durchaus von einem therapeutischen Eingriff mit hohem, homöopathischen Informationsgehalt sprechen. Weigert sich der Patient jedoch selbst im Zustand größten Siechtums und Leidens sein Bewußtsein für andere Gedanken zu öffnen, geschweige sein Verhalten und seine Lebensgewohnheiten zu überdenken, kann der chirurgische Eingriff allein keine Heilung bewerkstelligen.

Dieser Gedanke würde auch erklären, warum die therapeutischen Erfolgsquoten der schulmedizinischen Behandlung gerade in den frühen Krebsstadien noch sehr gut sind, während die Prognosen in fortgeschrittenen Stadien rapide schlechter werden. Das liegt daran, daß bei bei »jungen Krebskranken« die geisitg-seelische Struktur noch nicht so stark und so lange eingefahren ist. Hier kann die Diagnose Krebs allein schon als homöopathische Initialzündung zur Heilung Anlaß geben. Man nimmt sich viel vor und will seine Lebensgewohnheiten notwendigerweise auch drastisch ändern. Krebskranke, die ihre Erkrankung erst relativ spät erkennen fallen dagegen (aufgrund der medizinisch schlechten Prognose) zusätzlich in eine Depression. Hier ist dann das entsprechende homöopathische Mittel gefordert, welches in der Arzneimittelprüfung beim Gesunden unter anderem diese depressiven und aussichtslosen Gemütszustände hervorrufen würde.

Homöopathie ist mehr als nur eine Therapieform, Homöopathie ist eine Weltanschauung, die keine speziellen Mittel oder Techniken zur Wiederherstellung der Gesundheit benötigt. Vor nicht allzu langer Zeit stellten die Ärzte den Patienten zu Beginn jeder Behandlung die Frage: »Was fehlt Ihnen?«. Die Antwort des Patienten führte den Therapeuten meist auf die Spur des fehlenden (homöopathischen) Mittels. Heute stellt sich die Situation in den Arztpraxen so dar, daß nicht mehr nach der »fehlenden Information« geahndet wird, sondern der Arzt gleich wissen möchte: »Was haben Sie denn?«.

Der Homöopathie liegt ein Kerngedanke zugrunde, der da lautet: »Similia similibus curantur« und auf deutsch soviel heißt wie: »Das Ähnliche möge durch das Ähnliche geheilt werden«. So begibt man sich bei der homöopathischen Behandlung auf die Suche nach den Faktoren, die maßgeblich an der Verursachung der Krankheit beteiligt waren. So gesehen ist die Frage nach dem, was dem Patienten fehlt, ein wertvoller Aufhänger für den weiteren therapeutischen Verlauf. Die Kunst einer jeden Behandlung besteht einerseits darin, beim Patienten die nötige Bereitschaft zu wecken die angebotenen Informationen aufzunehmen und andererseits darin die passende »Idee« mit dem geeigneten Informationsträger zu präsentieren.

Um die volle Tragweite der homöopathischen Idee anschaulich zum Ausdruck zu bringen, möchte ich zum Abschluß noch einen Gedanken zur Homöopathie von Thorwald Dethlefsen[1] aufgreifen, der da lautet: »Der Arzt macht sich selbst krank und wurde ein Mit-Leidender *(durch die bei der Arzneimittelprüfung erfahrene Vergiftung; Anm. d. Verfassers).* Die eigentliche Bedeutung von Homöopath ist homoion – ähnlich, pathein – leiden. So wie aus dem Gift durch Potenzierung ein Heilmittel wird, so wird aus dem Arzt, der freiwillig in die Krankheit hinabsteigt, der wahrhaft Heilende, weil er im Leid dem Kranken ähnlich wird. Schon an dieser Stelle drängt sich der Gedanke an Christus auf, der als Gott freiwillig ein leidender Mensch wurde, um so homöopathisch – durch ähnliches Leid – den Menschen erlösen zu können«.

[1] Thorwald Dethlefsen, »Schicksal als Chance«

H.O.T.
Hämatogene Oxidations Therapie

Ein Beitrag von HP Norbert Gröss

Therapiekurzinformation:

Die H.O.T. ist eine alternative Licht-Sauerstofftherapie. Ziel der Therapie ist, die Mangelversorgung der Zellen mit Sauerstoff zu beheben. Aus der Armvene wird Blut entnommen und mehrmals mit medizinischem Sauerstoff aufgeschäumt und mit UV-Licht bestrahlt. Danach wird das sauerstoffgesättigte und aktivierte Blut dem Patienten wieder reinjiziert.

Grundlagen:

Die Krebsforschungsabteilung der WHO in Genf kam nach eingehenden Untersuchungen zu dem Ergebnis, daß bei Beseitigung der 600 bekannten krebserzeugenden Umweltgifte (in der Luft, im Wasser und in der Nahrung), fast 90 Prozent aller ernsten Krebserkrankungen vermieden werden könnten. So zeigte diese Untersuchung daß alle Umweltgifte die lebenserhaltenden Fermente und Zellfunktionen zerstören. Doch nicht nur Umweltgifte, auch viele Medikamente enthalten gefährliche Fremdstoffe, die lebenserhaltende Funktionen blockieren. Der Sauerstoffverbrauch ist in diesem toxischen Zustand stark reduziert, und durch die verminderte Permeabilität der Zellgrenzmembrane können die Zellen nicht mehr ausreichend mit Sauerstoff versorgt werden. Die ATP-Synthese fällt drastisch ab und ohne die ATP-Energiequelle, die für den Zellstoffwechsel lebenswichtig und lebenserhaltend ist, kann keine Synthese der oxydativen Aminosäuren erfolgen.

Aus molekularbiologischer Sicht sind alle Stoffe, die in den Organismus eindringen, aber sich dort nicht als Energielieferanten oder Bausteine für Makromoleküle verwerten lassen, potentielle Gifte. Dadurch entsteht eine Stoffwechselsituation, die sich schließlich auf das genetische Material auswirkt. Verschiedene Studien an mikrobiologischen Modellen über bösartige Veränderungen in der Zelle zeigen, daß Störungen der Synthesemechanismen, der Proteine, Fermente, Nukleinsäure und Hormone oft die Ursachen einer defekten Zellatmung sind.

Die Bedeutung der Zellatmung

Prof. Dr. Warburg stellte bereits auf dem Nobelpreisträgertreffen in Lindau 1966 fest: »Eine gesunde funktionsfähige Zellatmung läßt schwierige Stoffwechselerkrankungen nicht aufkommen, und Krebs entsteht, wenn die Sauerstoffatmung in den Zellen durch Gärung ersetzt wird, weil der freie Sauerstoff nicht in genügendem Maße zu den Körperzellen gelangt.« Die Tödtschen elektromechanischen Sauerstoffmessungen, welche von Fischer in den verschiedenen Gewebszellen vorgenommen wurden, zeigen, daß die gemessene Stoffwechselaktivität im peritumoralen Gewebe beim CA-Kranken geringer ist, als im Tumor. Fischer schreibt: »Das Ziel einer erfolgreichen Therapie ist daher, die bioelektrischen Spannungen im peritumoralen Gewebe zu steigern, um so eine Überlegenheit über die Tumorstoffwechselaktivität zu erhalten.« Die peritumorale Stoffwechselaktivität muß der Tumoraktivität überlegen sein.

Man konnte feststellen, daß auch das Zytoplasma der Zelle desoxyribonukleinsäurehaltige (DNS) Organellen birgt, wie sie in den Mitochondrien enthalten sind. Die Zahl und Form der Mitochondrien werden dabei durch die physiologische Beanspruchung des betreffenden Organs bestimmt. Die Kraftwerksfunktion der Mitochondrien findet ihren sinnfälligen Ausdruck darin, daß alle wesentlichen, energieliefernden Reaktionen des Stoffwechsels in den Mitochondrien lokalisiert sind. Der größte Teil des Citronensäurezyklus (Atmungszyklus), der die Endoxydation der Nahrungsstoffe besorgt, läuft in diesen Kraftwerken ab. Die Mitochondrien sind auch der Zellbereich mit dem größten Eneergiebedarf: Hier wird nahezu der gesamte, von der Zelle aufgenommene Sauerstoff verbraucht. Bei der Oxydation von Nährstoffen wird die freiwerdende Energie schließlich als chemische Bindungsenergie nutzbringend umgewandelt. Sind nun im Zuge einer Erkrankung diese Redoxsysteme blockiert, tritt dies zuerst durch ein Absinken der bioelektrischen Potentiale zu Tage. Im Verlauf des pathogenen Prozesses, seien es Aufbrauchkrankheiten, Tuberkulose, Infektionskrankheiten oder Krebs, werden intrazelluläre Membranen durch Schädigung der bildenden Strukturen zerstört, und es kommt zur Absprengung der mitochondrial gebundenen Oxydationsenzyme und damit zur Inhibierung der Zellatmung. Der anaerobe Abbau überwiegt. Evolutionsmäßig erinnert dies an die Urform der Energiegewinnung ohne Sauerstoff, also die anaerobe Gärung, typisch für die Urzelle und die Krebszelle. Bei vergleichenden Messungen der Potentiale zeigen Krebszellen ein Redoxpotential von 3-4 Millivolt (mV), gesunde Gewebszellen weisen dagegen ein Redoxpotential von 65-898 mV auf. Gleichzeitig läßt sich eine Beziehung zwischen Potentialverlust und Mitochondrienzahl zeigen: Je größer der Potentialverlust, desto geringer ist die Mitochondrienzahl. Es werden also im Zuge der Karzinogenese durch eine Zerstörung der Mitochondrienzellmembran die Redoxsysteme der Atmungskette inhibiert, worauf ein Potentialsturz folgt, der charakteristisch für die Initialphase der Karzinomentstehung ist.

Gährung oder Atmung

P. C. Seeger berichtet, daß bei Verkrebsung der Zellen die Zytochromoxidase, als wichtigstes Enzym der Atmungskette mit sauerstoffaktivierender Funktion, geschädigt oder gar gänzlich zerstört ist. Als Folge entsteht eine Hypoxie und 0_2-Utilisationsstörung. Durch diesen Prozeß wird die ADP-ATP-Energiebilanz negativ beeinflußt, der zugehörige Elektronenstrom geschwächt und das Energiepotential der Zellmembran von 70-90 mV auf rund 10 mV herabgesetzt. Unter diesen Umständen ist die Energiegewinnung der Zelle über die Atmungskette gestört, was für die Zelle eine Umstellung von aeroben auf anaeroben bzw. gärungsorientierten Stoffwechsel bedeutet. Mit anderen Worten: Die Verkrebsung von Zellen ist mit der Schädigung und Zerstörung des wichtigsten Ferments der Atmungskette in den Mitochondrien verbunden.

Dieser Vorgang fördert infolge Energiemangels und Anhäufung von Abbaustoffen eine vermehrte Zellschädigung und sogar eine Zellteilung. Außerdem wird die Verbrennung von Nahrungsstoffen und die Entstehung von CO_2 und H_20 gestört, sowie die Energie- und Wärmeproduktion vermindert.

Wir wissen auch, daß zwei Faktoren in die Neoplasmaphasen führen. Die erste beinhaltet die Transformation der Normalzelle in eine Krebszelle. Ausgelöst durch ein innewohnendes oder von außen eingebrachtes Onkogen, erfolgt eine außerplanmäßige Zellteilung. In der zweiten Phase der möglichen Krebsentstehung ist es Aufgabe des Immunsystems, diese entartete Zelle zu erkennen und sie zu eliminieren. Der gesunde Organismus verfügt dabei über ganze Kaskaden von Zelldialogen immunkompetenter Zellen und enzymatischer und nicht enzymatischer Scavenge-Mechanismen. Ist das Immunsystem nicht in der Lage seine Killerfunktionen auszuüben, entsteht der Krebszellklon unaufhaltsam und bläht sich zum zerstörerischen Tumor auf. Der Krebskranke ist, wie wir auch aus den Alarmreaktionen solcher Patienten beobachten können, von einer mehr oder minder ausgeprägten immunologischen Reaktionsstarre gezeichnet. Diese wird durch eventuell durchgeführte Chemotherapien oder Radiationes noch massiver. Die H.O.T. ist ein Induktor und Reaktionsbeschleuniger biologischer Regulationen und Scavenge-Mechanismen, weshalb sie für eine biologische Krebsbehandlung die unentbehrliche Basis darstellt.

H.O.T. – Manipulation der Zellatmung

Die Blut-Licht-Sauerstoffbehandlung (wissenschaftlich unter dem Namen Haematogene Oxydations Therapie, kurz H.O.T., bekannt) wurde von dem Schweizer Arzt und Forscher Prof. Dr. F. Wehrli in den 40er Jahren dieses Jahrhunderts entwickelt. Der therapeutische Ansatz der H.O.T. besteht darin, inhibierte Oxydationsvorgänge in Krebszellen zu aktivieren. Durch die verstärkte Oxydation werden die blockierten Atmungsfermente aktiviert, was eine Erhöhung des Redoxpotentials zur Folge hat. Dadurch wird die Stoffwechselaktivität in den kranken Zellen des peritumoralen Gewebes – meßbar als bioelektrische Spannung – angeregt, so daß sie die des Tumors übersteigt.

Krebs ist ein multifaktorielles Geschehen und sollte daher auch mit multifaktoriellen Methoden angegangen werden. Wenn wir einen Krebs diagnostizieren, dann hat das Immunsystem bereits keine Chance mehr, mit dem Tumorgeschehen alleine fertigzuwerden. Ist der Tumor da, ist der Chirurg gefragt.

Das H.O.T.-Verfahren läßt sich je nach Art der Erkrankung mit anderen Therapien kombinieren und insbesonders auch durch Naturheilverfahren ergänzen. Die therapeutische Wirkungsweise der H.O.T. liegt u.a. darin (Prof.Alberts), daß physiologische Vorgänge ausgelöst werden, durch die Abbaustoffe, die sich an der Zellgrenzmembran und im Mesenchym anlagern (Katabolita), oxydativ zersetzt und abgebaut werden und dadurch die Permeabilität wiederherstellen. Durch die verminderte Nährstoff- und Sauerstoffzufuhr quellen auch die Mitochondrien in den Zellen derart auf, daß ihre Aktivität stark eingeschränkt ist. Die durch den H.O.T.-Prozeß entstehenden Peroxyde und aktivierenden Enzyme sind in der Lage, die Mitochondrien zu entquellen, so daß diese wieder voll funktionsfähig werden.

Das Ziel der H.O.T.-Therapie ist die Aktivierung des hormonellen und zellulären Immunsystems und die vegetative Stärkung des Krebskranken.

Bei dem prä- oder postoperativen und strahlungstherapeutisch behandelten Krebspatienten bewirkt die H.O.T. eine bessere Verträglichkeit von Chemotherapeutika und Röntgenstrahlen. Die negativen Begleitsymptome wie Übelkeit, Erbrechen, Diarrhoe und Haarausfall werden verringert. Die strahlenbedingten Hautschäden sind deutlich reduziert, das Blutbild bleibt fast immer normal.

... und das sagen Fachleute zur H.O.T.

Dr. med. Hans Stadtlaender, Wolfsburg: »Bei der unterstützende Maßnahme der H.O.T. in der Begleittherapie bei Karzinomkranken wird die wesentliche Wirkung der H.O.T. funktionell auf die Mobilisation und auf die Restaurierung des geschwächten Immunsystems, sowie auf die Verbesserung der Entgiftungsfunktion des Gesamtorganismus ausgerichtet sein.«

Dr. med. Ivan Engler, Salzburg: »An dieser Stelle möchte ich nur kurz erwähnen, daß alle Formen der Sauerstoff-Therapie, besonders die Hämatogene (Fotobiologische) Oxydations-Therapie (H.O.T), einen festen Platz bei der Behandlung der chronisch kranken Patienten und beim Krebs haben sollten. Ich habe schon 1980 auf die Vorteile dieser Kombinationstherapie hingewiesen.«

Prof. Dr. E. F. Scheller, wohl einer der bedeutendsten Wissenschaftler auf dem Gebiet der biologischen Krebstherapie, bezeichnet die H.O.T. als eine der wirkungsvollsten unterstützenden Therapien beim Krebsgeschehen.

Dr. Hans-Heinrich Reckeweg, der wohl jedem Naturheilkundigen bekannt ist, benennt die H.O.T. als wirkungsvollste Methode zur Aktivierung und Reaktivierung blockierter sauerstoffumsetzender Fermente.

Dr. med. Ohlenschläger sieht in der H.O.T. nach Wehrli eine gefahrlose Stimulations- und Anregungstherapie, die physiologische Reaktionskaskaden und biologische Regelmechanismen ausnutzt, um die biologische Homöostase vieler biochemischer Regelkreise wieder in Gang zu setzen.

Gefahrlose und schmerzfreie Behandlung

Die H.O.T. ist für den Patienten risiko- und schmerzfrei, etwa vergleichbar mit einer Infusion. Aus der Armvene werden 60 bis 90 ml Blut entnommen. Dieses Blut wird etwa 8-10 Minuten mehrmals mit reinem medizinischen Sauerstoff aufgeschäumt und zusätzlich mit UV-Licht bestrahlt. Die so beschriebene Aufbereitung des Bluts wird in sterilen Einweggefäßen und in einem neutralen Milieu vorgenommen, um jegliche Schädigung der Blutzellen zu vermeiden. Anschließend wird das sauerstoffgesättigte und aktivierte Blut wieder durch dieselbe Kanüle, mit der es entnommen wurde, zurückinjiziert.

Hyperthermie

Ein Beitrag von Dr., med. Dr. rer. nat. E. Dieter Hager

Therapiekurzinformation:

Bei der Überwärmungstherapie werden entweder der ganze Körper oder lokale Körperstellen überhitzt. Da Tumorgewebe schlechter als gesundes Gewebe durchblutet ist, kommt es schneller zu dessen Überwärmung und zum Absterben der Zellen.

Grundlagen

Seit Anbeginn der Geschichte der Medizin spielt das Fieber eine große Rolle. Bereits Hippokrates bezeichnete Fieber als das »reinigende Feuer« So hat das heilende Fieber nicht nur in der Krebstherapie seine Bedeutung, sondern auch bei vielen anderen Krankheitsgeschehen, wo es zu Spontanheilungen gekommen ist. Bereits seit Ende des 19. Jahrhunderts ist die Behandlung bösartiger Tumore durch Überwärmung bekannt. Der berühmteste Vertreter der Hyperthermie im amerikanischen Sprachraum war W. Coley. Er erzielte eine teilweise Tumorrückbildung selbst in fortgeschrittenen Fällen und zum Teil auch spektakuläre Heilerfolge durch die Gabe von pyrogenen Bakterientoxinen (Coley's Toxin).

Mittlerweile hat die Hyperthermie ihren Platz in der klinischen Onkologie als Behandlungsform maligner Tumore gefunden. Die Kombination konventioneller Methoden wie Strahlen- und Chemotherapie mit Hyperthermie scheint hierbei besonders vielversprechend zu sein. Da ab 43°C Gehirnzellen absterben und Eiweiße zerstört werden, darf diese Hitzemarke bei der Ganzkörperhyperthermie nicht überschritten werden.

Die Hyperthermie unterteilt sich grundsätzlich in vier Gebiete:

1. Lokale Überwärmung von Tumoren
2. Regionale Perfusions-Hyperthermie
3. Ganzkörperüberwärmung.
4. (Aktive) Fiebertherapie (s. Seite 81)

Eine unspezifische Immunstimulation kann durch eine Erwärmung des Körpers mit Infrarot-Licht erreicht werden. Ferner gibt es die Möglichkeit, den Körper des Patienten in einem Wärmebad oder mit einem Anzug, in dem warmes Wasser zirkuliert, passiv aufzuwärmen (Ganzkörperhyperthermie). Eine weitere Form der Überwärmung ist durch eine Wärmeübertragung in einem Wärmeaustauscher möglich, durch den das Blut fließt (extrakorporale Hyperthermie). Bei der lokalen Überwärmung von Tumoren (lokoregionale Hyperthermie-/Tiefenhyperthermie) wird die Wärme durch elektromagnetische Strahlung ins Körperinnere gebracht. Hier wird mittels eines Tiefenhyperthermiegerätes durch ein angeordnetes Antennensystem ein homogenes elektromagnetisches Feld erzeugt. Mit diesen elektromagnetischen Radio- oder Mikrowellen versucht man, gezielt den Tumor auf eine Temperatur zwischen 42 und 43 Grad zu erhitzen. Auch Ultraschallwellen eignen sich dafür. Eine »regionale« Hyperthermie ist zum Beispiel durch die Perfusion einer warmen Lösung durch Körperhöhlen wie zum Beispiel den Bauchraum, die Blase oder das Rippenfell, meist in Kombination mit Zytostatika, möglich (Perfusions-Hyperthermie).

Wirkungsweise:

Im Labor hat sich gezeigt, daß Tumorzellen Wärme schlechter vertragen als normale Zellen. Der Körper absorbiert die elektromagnetischen Wellen und die aufgenommene elektromagnetische Leistung wird durch Wechselwirkung mit Molekülen und Elektronen im Tumorgewebe in Wärme umgewandelt. Dies führt zu einer Denaturierung von Proteinen und kann die Zelle damit zerstören. Da Tumorgewebe schlechter durchblutet ist als gesundes Gewebe, wird die Aufwärmung eines Tumors begünstigt. Wechselwirkungen zwischen den elektromagnetischen Wellen oder Ultraschallwellen und der Zellmembran bzw. Zellbestandteilen können zu einer weiteren Zerstörung von Krebszellen führen, da diese Strukturen in Krebszellen empfindlicher sind als im normalen, gesunden Gewebe. Die Hyperthermie hat desweiteren einen strahlen- und chemotherapie-sensibilisierenden Effekt. Deshalb ist die Kombination mit Chemo- und Strahlentherapie begünstigt. Durch Hyperthermie kann die Reparatur der durch Strahlen verursachten Schäden in den Zellen verzögert werden. Außerdem kann die Resistenz von Krebszellen gegenüber Chemotherapeutika aufgehoben oder verringert werden. Dr. med. N. Schwegler, Chefarzt der Klinik für Strahlentherapie in Aarau, kommentiert den Einsatz der Hyperthermie folgendermaßen: »Der Nachweis der Wirksamkeit der Hyperthermie ist experimentell und klinisch erbracht. Das Spektrum der möglichen Indikationen ist zwar begrenzt, läßt aber bei einschlägigen Tumoren eine Verbesserung erhoffen, die dem historischen Fortschritt anläßlich der Einführung der Radiotherapie und Chemotherapie in die Krebsbehandlung vergleichbar ist.« (Siehe auch die Beiträge »Fiebertherapie« S. 81ff und »Systemische Ganzkörperhyperthermie« S. 307ff.)

Immunologie – ein System, das überleben hilft

Ein Beitrag von Dr. med. Peter Schleicher

Therapiekurzinformation:

Das Auftreten von Krankheit kann immer mit einem geschwächten Immunsystem in Verbindung gebracht werden. Welche wesentliche Rolle das Immunsystem bei der Erhaltung der Gesundheit und bei der Bekämpfung von Krebs spielt, schildert Dr. med. Peter Schleicher in folgendem Beitrag, den wir mit freundlicher Genehmigung des Econ Verlags, Düsseldorf, aus dem Buch »Krankheiten verhindern. Stärken Sie die Abwehrkräfte Ihres Körpers« entnahmen.

Grundlagen:

Schon die ersten Lebewesen auf unserem Globus waren zu ihrem eigenen Schutz auf eine gute Abgrenzung zur Umwelt angewiesen. Beim Säugetier wird der Körper durch die äußere Hülle der Haut vor den umgebenden Lebewesen (Bakterien, Viren) geschützt. Die einzige Zutrittspforte zum Körper waren und sind der Hals-Nasen-Ohren-Trakt und der Enddarm. Diese Ein- oder Austrittspforten sind jedoch mit Schleimhäuten ausgekleidet, die viele Abwehrstoffe und Zellen enthalten. Deswegen sind wir in der Lage, Eindringlinge abzuwehren. Die gefährlichsten Eindringlinge für den Menschen sind neben Fremdkörpern Bakterien und Viren.

Blut ein besonderer Saft

Im menschlichen Körper schwimmen im Blut und in der Lymphe eine Unzahl von Zellen. Uns allen sind die roten Blutkörperchen (Erythrozyten) bekannt, deren Aufgabe es ist, Sauerstoff zur Energieherstellung in jedes Körpergewebe zu transportieren. Im Rahmen einer entzündlichen Erkrankung wurden bei fast jedem schon einmal die Leukozyten gezählt. Sie vermehren sich, steigen bei Infektionskrankheiten an und sind somit in der Lage, eine Krankheit auszuheilen. Von größter Wichtigkeit für die körpereigene Abwehr sind jedoch die Lymphozyten mit ihren Untergruppen, Spezialabwehrzellen im weißen Blutbild. Weitere wichtige Zellen sind die eosinophilen Leukozyten, die bei allergischen Erkrankungen eine hohe Bedeutung haben, und die Makrophagen (Spezialabwehrzellen), angriffsfreudige Zellen, die sogar Viren und Tumorzellen zerstören können. In unserer Betrachtung wollen wir uns speziell den Zellen zuwenden, die die körpereigene Abwehr ausmachen und so Krankheiten verhindern können. Bis vor kurzem wurde im Rahmen der Immunologie nur den Immunglobulinen (Abwehreiweißkörperchen) Aufmerksamkeit geschenkt. Das sind Eiweißkörperchen, die Arme haben, mit denen sie Eindringlinge umfassen, sie angreifen und zerstören können. Diese Zellen werden von B-Lymphozyten produziert und sind in hoher Konzentration in den Eintrittspforten vorhanden, speziell auf und in der Schleimhaut.

Vor einiger Zeit fand man Zellen, die in der Lage sind, Fremdkörper, Krankheitserreger wie Bakterien und Viren und sogar Tumorzellen anzugreifen, zu zerstören und zu entfernen. Seit man auch noch weiß, daß man defekte Immunsysteme reparieren kann, konzentriert sich das gesamte Interesse auf diese Spezialzellen, die Untergruppen der Lymphozyten.

Auch in der frühen Geschichte der Medizin waren Immuntherapien schon immer Kernpunkt vieler Behandlungen. Es zeigte sich in der Erfahrungsheilkunde, daß gewisse Therapieformen mit eigenabwehrstärkendem Schwerpunkt einen besonders guten Heileffekt hatten. Erst in neuerer Zeit wurde auch an der Hochschule das Interesse für Immundiagnostik und Immuntherapien wach. Es wurde offenkundig, daß bei vielen oder fast allen chronischen und auch bei Tumorkrankheiten die Immunologie, also die Eigenabwehr des Körpers, geschwächt war. Zusätzlich fiel nach umfangreichen immunologischen Messungen auf, daß gewisse Therapieformen gerade in der Tumorlehre einen eigenabwehrunterdrückenden, schwächenden, also immunsuppressiven Charakter haben.

In diesem Zusammenhang wurden Methoden entwickelt, die die körpereigene Abwehr meßbar machen. Dazu dient die Bestimmung der Abwehrzellen, der Untergruppen der Lymphozyten. Dies sind B-Zellen (produzieren Abwehreiweißkörper), T-Zellen (Thymozyten, Gesamtabwehrzellen), suppressorzytotoxische Zellen (Unterdrücker-, zellgiftige Zellen, Kontrolleure), Helperzellen (Helferzellen, Abwehrzellen), NK-Zellen (natürliche Killerzellen, Spezialabwehrzellen), Makrophagen (gegen Viren und kranke Körperzellen) und Granulozyten (Abwehrzellen bei Entzündungen). Grundsätzlich kann man das Immunsystem zweiteilen in B-Lymphozyten oder Plasmazellen, die Antikörper produzieren können, und in die T-Lymphozyten mit ihren Untergruppen, den Spezialabwehrzellen. Die zwei Systeme sind jedoch voneinander abhängig und funktionieren nur optimal, wenn beide Gruppen intakt sind.

Die B-Lymphozyten

Die B-Lymphozyten (Zellen, die Abwehrkörper produzieren und ein Gedächtnis haben) sind Plasmazellen, die nach Kontakt Antikörper produzieren. Diese Antikörper dienen als Schutz vor bakteriellen und auch einigen Virusinfektionen. Ein Teil dieser B-Zellen, die Kontakt mit dem Eindringling aufgenommen haben, merken sich diesen und stehen bei erneutem Kontakt sofort zur Abwehr bereit. Es sind die Gedächtnis- oder Erinnerungszellen, die im Körper zurückbleiben. Kommt es zu irgendeinem späteren Zeitpunkt, auch vielleicht erst nach 20 Jahren, zu einem erneuten Kontakt mit demselben Eindringling, erinnern sich diese Gedächtniszellen, teilen sich und greifen gezielt an. So entsteht im Laufe des Lebens eine immer größer werdende Armee von Abwehrzellen, die ganz speziell gegen bestimmte Eindringlinge ausgerüstet und geschult ist. Diese Spezialeinheit macht im Körper etwa 10-20% der im Blut schwimmenden Lymphozyten aus (siehe Bild unten).

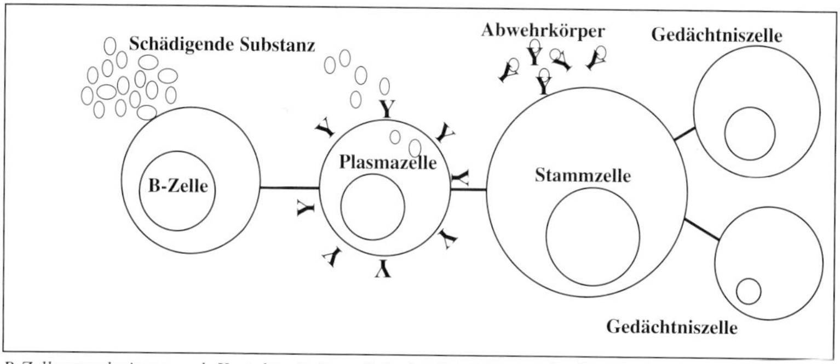

B-Zellen produzieren nach Kontakt mit einem Schadstoff Antikörper, die die schädigende Substanz eliminierten B-Zellen merken sich aber auch den Schadstoff und können viele Jahre nach Erstkontakt sofort spezielle Antikörper nach erneutem Kontakt produzieren.

Die T-Lymphozyten und ihre Untergruppen

Diese Zellen bilden den wichtigsten Anteil der zellgesteuerten Eigenabwehr und wirken gegen Fremdeindringlinge (Pilze, Viren), kontrollieren jedoch auch die zelluläre Abwehr über Botenstoffe. Die spezifischen Untergruppen der T-Lymphozyten sind die Helper- und Suppressorzellen, die wir später noch besprechen werden. Sie sind in der Wirkung eng mit den B-Zellen verbunden und auch von ihnen abhängig. Die zellgiftigen Zellen (zytotoxische Zellen) zerstören z. B. Zellen, die von Viren befallen sind. Ungefähr 65% der T-Zellen im Blut sind solche Helperzellen. Sie regen zusätzlich die vorher beschriebenen B-Zellen zur Antikörperproduktion an *(Bild 2: T-Zellen).* Ein gesundes Verhältnis zwischen Helfer- und Suppressorzellen ist Garantie für eine ausgeglichene Gesundheit. Eine Änderung dieses Verhältnisses führt auch zu einer körpereigenen Abwehrschwäche und zur Krankheit. Die natürlichen Killerzellen (NK-Zellen), die Helperzellen und die Makrophagen sind sogar in der Lage, Tumorzellen zu zerstören.

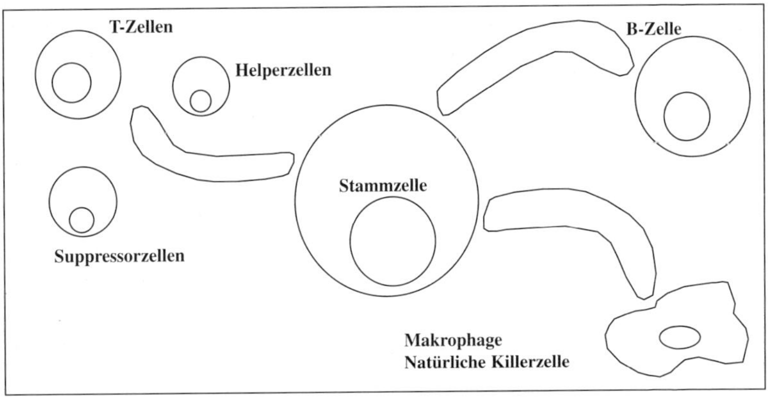

Bild 2: Die wichtigsten Zellen im Abwehrkampf gegen Krankheiten sind T-Zellen, Helperzellen, Suppressorzellen, B-Zellen, Makrophagen und Killerzellen. Bei ausgeglichenem System der zellurären Abwehr kann nahezu jede Krankheit abgewehrt werden.

Die zelluläre Abwehr ist einer Armee aus angreifenden Soldaten und einer kontrollierenden Friedenstruppe vergleichbar. Nähert sich ein Fremdstoff oder Eindringling dem Körper, so setzen sich nach speziellen Erkennungsmechanismen die Soldaten (Helperzellen) in Bewegung und greifen den Feind mit überschießendem Eifer in Euphorie an. Sie zerstören auf schnellstem Wege den Fremdling, um Schäden vom Körper abzuwenden. In ihrem Übereifer kennen sie jedoch keine Grenzen und beginnen, nach Räumung des Kampffeldes, weiter zu agieren, und können sich so auch gegen körpereigene Substanzen richten. Damit dies verhindert wird, greifen im richtigen Moment die Unterdrückerzellen (Suppressorzellen) ein und regulieren und überwachen als Friedenstruppe das Ende der Schlacht.

Kommt es im Verhältnis von Helfer- und Unterdrückerzellen zu einem Überhandnehmen der Friedenstruppe (Unterdrücker- oder Suppressorzellen), so wird der Körper angriffsarm, schutzlos und kann von Eindringlingen überwältigt werden, da die Helferzellen nicht mehr angreifen dürfen (Kontrollgruppe!).

Werden die Unterdrückerzellen zu wenig, besteht die Gefahr der Selbstzerstörung (Autoaggression) durch Helferzellen und andere, da sie zügellos angreifen können (fehlende Kontrollgruppe). Ist die Zahl der Angriffszellen zu niedrig, können Eindringlinge, wie z. B. Viren oder Bakterien, nicht in genügendem Maße vernichtet werden, und im Körper sind Tür und Tor für chronische und ernste Krankheiten geöffnet. Bei der AIDS-Erkrankung sind die Helferzellen durch Viren zerstört, und daher können sonst nicht gefährliche Infektionen den Patienten töten.

Nur 5-15 % der beschriebenen Abwehrzellen kreisen dauernd im Blut und können durch eine Blutuntersuchung erfaßt werden. Die anderen ruhen in Bereitschaftsreservaten, den sogenannten Heimorganen. Dies sind Thymus (Bries), Milz, Knochenmark, Lymphknoten, Mandeln, Blinddarm und Darm. Kommt es zum Abwehrkampf, werden diese Reserven mobilisiert und ausgeworfen. Eine Krankheit kann dann bei intaktem Abwehrsystem (Immunsystem) gut bewältigt werden.

Am einfachen Beispiel des jährlich wiederkehrenden grippalen Infekts möchte ich dies darstellen.

Nach Kontakt mit dem grippeauslösenden Virus oder einem Bakterium (normale Erkältungskrankheit) wird das Immunsystem in der Mundschleimhaut alarmiert. Nachdem es den Eindringling registriert und erkannt hat, werden Abwehrzellen zum Eindringort geschickt. Dort werden von den B-Zellen (Plasmazellen) Gegenstoffe (Antikörper) produziert, um den Eindringling sofort anzugreifen. Die Zellen, die zum Angriff aufgerufen sind, gehen in dieser Schlacht meist auch zugrunde. Aus einem Teil der B-Zellen entstehen jedoch Gedächtniszellen, die sich den Eindringling genau merken können. Bei einem neuen Kontakt mit demselben Eindringling stehen sie dann schnell zum Abwehrkampf bereit, können sich vermehren und in einer Blitzaktion zuschlagen.

Mit einiger Verzögerung setzen sich zusätzliche Makrophagen, Helferzellen, Unterdrücker- und zellgiftige Zellen und auch natürliche Killerzellen in Bewegung, nähern sich dem Eindringling wie mit einem Taxi, berühren ihn, scheiden Stoffe aus, die die Durchblutung im Infektionsgebiet erhöhen, erzeugen Fieber und stehen so mitten in der entscheidenden Schlacht gegen den Feind (Chemo-Taxis).

Das erzeugte Fieber selbst reizt das Immunsystem, läßt neue Zellen bilden und sorgt für Zellnachschub während der entscheidenden Auseinandersetzung. Nach gewonnener Schlacht bleibt wie immer Schutt und Abfall zurück. Das Fieber wiederum verbrennt im Feuer dieser Schlacht die Gifte, die dabei entstanden sind, und scheidet sie aus (Ausleitung). Zurück bleibt dann ein intaktes Immunsystem, das nach der Infektion abwehrstärker denn je ist und sich so selbst trainiert hat, um wieder auf dem neuesten Stand zu sein.
Wird nun aber zu Beginn der Erkrankung, in den ersten Stunden nach Auftreten des Fiebers, ein Antibiotikum verabreicht, wird dadurch der Eindringling geschädigt. Das Abwehrsystem selbst muß nicht mehr die große Aktion einleiten und trainiert sich so auch nicht, da das Antibiotikum ihm die Arbeit abnimmt. Durch die antibiotische Wirkung werden die Eindringlinge angeschossen und gehen langsam zugrunde, belasten aber auch den Körper. Viele Antibiotika lähmen auch den entscheidenden Abwehrmechanismus, nämlich die Chemo-Taxis (Hinfahren zum Eindringling und Ausscheiden gewisser Abwehrstoffe). Zusätzlich zerstören sie auch für den Körper wichtige Bakterien, die sich hauptsächlich im Darm, in den Schleimhäuten der Geschlechtsorgane, auf der Haut, den Schleimhäuten der Lunge und des Hals-Nasen-Ohren-Traktes befinden. Dieses natürliche Biotop wird verschoben. Pilzinfektionen und andere können sich durchsetzen.

So entstehen nach dieser Schlacht mit Antibiotika viele Stoffe, die wegen des fehlenden Fiebers nicht ausgeschieden werden können.

Das Immunsystem selbst wird nicht trainiert, da es nicht gefordert wurde, und ist so nicht stärker, sondern schwächer geworden. Nur der Patient ist zum frühesten Zeitpunkt beschwerdefrei und freut sich mit dem Arzt über den schnellen, scheinbaren Erfolg.

So segensreich die Erfindung der Antibiotikatherapie ist, so kritisch muß der bedenkenlose Einsatz bei einfachen Erkrankungen betrachtet werden. Selten ist es nötig, mit diesen schweren Geschützen aufzufahren. Im Laufe von mehreren tausend Therapien mußte ich nur einmal bei einer Chlamydieninfektion Antibiotika einsetzen, in anderen Fällen - auch bei ausgezehrten Tumorkranken - war dies trotz starker Infektionen nicht nötig. In mindestens 65% aller Fälle reichen intensive naturheilkundliche Therapien zur Heilung chronischer und auch akuter Krankheiten aus.

Jomol-Therapie

Ein Beitrag von Dr. med. Peter Hübner

Therapiekurzinformation:

Jomol besteht aus Zellwandbestandteilen des Bakteriums Nocardia Opaca. Das biologische Präparat bindet sich an Krebsgewebe an und macht es für Killerzellen erkennbar. Dabei wird gleichzeitig die körpereigene Abwehr aktiviert. Bei der Jomol »Carrier-Zytostase« werden Zellgifte in geringen Dosen an Jomol angekoppelt und damit auf den Weg zu tumorösem Gewebe gebracht. Jomol kann oral eingenommen oder injiziert werden. Darüberhinaus eignet sich das Präparat zur Diagnose von tumorösen Veränderungen. Da Jomol direkt an tumoröses Gewebe anbindet, kann es somit für Diagnosezwecke (Szintigraphie) mit radioaktivem Material als auch mit zytostatischen Mitteln (zur akuten Tumorbekämpfung im Notfall) gekoppelt werden. Jomol ist nahezu frei von Nebenwirkungen. (Bei entsprechender Begründung besteht die Möglichkeit der Kostenübernahme durch Krankenkassen).

Grundlagen:

Bereits im Jahre 1890 entdeckte William B. Coley, der in New York als Chirurg am Memorial-Hospital in den Jahren von 1892 bis 1931 tätig war, daß sich bei einer Reihe von Krebspatienten nach einer akuten bakteriellen Infektion Krebsgeschwülste zurückbildeten. Da die Bakterien nicht für die direkte Zersetzung von bösartigem Gewebe verantwortlich waren, lag die Vermutung nahe, daß die Infektion die körpereigenen Abwehrkräfte anregte, und daß durch diese Mobilisierung des Immunsystems das Krebsleiden vermindert wurde. So begannen Coley und andere Ärzte damit, Tumorpatienten künstlich mit Bakterien zu infizieren. Damit diese Infektion aber nicht außer Kontrolle geriet, nahm er statt lebender Erreger später abgetötete Bakterien.

Bis zu Beginn der Entwicklung der Strahlen- und Chemotherapie in den dreißiger Jahren war die Gabe von Bakterienextrakten (zum Beispiel der Impfstoff Coley´s Toxin) die einzige schulmedizinisch akzeptierte systemische Krebstherapie. Auch nachdem sich die operative Entfernung von Tumoren, sowie die Strahlen- und Chemotherapie bereits etabliert hatten, suchte man immer wieder nach zusätzlichen Möglichkeiten, die körpereigene Abwehr zu stimulieren. Basierend auf den Arbeiten Coleys entdeckte L.J. Old ein körpereigenes, kleines Protein (Tumor-Nekrose-Faktor), den sogenannten TNF, der das Absterben von Tumoren begünstigt (nach griech. nekrosis, Absterben). Er spielt eine regulative Rolle im komplexen Geschehen der körpereigenen Abwehrfunktion, die dafür zuständig ist, Infektionen zu bekämpfen und Schäden zu beheben. Der Tumor-Nekrose-Faktor, der eines von vielen Cytokinen ist (Botenstoffe der Immunabwehr), hat sich in der Krebstherapie jedoch noch nicht etablieren können, da er in erforderlich hoher Blutkonzentration zu Schocks und Tod führen kann.

Lloyd J. Old, der den William-E.-Snee-Lehrstuhl für Krebsimmunologie am Memorial-Sloan-Kettering-Institut für Krebsforschung in New York inne hat, beschäftigte sich in den letzten 20 Jahren mit den Forschungen auf der Suche nach krebsspezifischen Antigenen. Zu dieser Therapierichtung bemerkt er Folgendes: »Damit hat sich mittlerweile bestätigt, daß William Coleys Entscheidung, Krebspatienten mit Bakterien zu behandeln, sinnvoll war. Immer wenn seine Toxine erfolgreich waren, haben sie so gut wie sicher menschliche Makrophagen (wandernde Zellen, die am Abwehrkampf beteiligt sind) zur Bildung des Tumor-Nekrose-Faktors und anderen Faktoren angeregt, die dann im Zusammenspiel Anti-Krebs-Wirkung entfalteten. Warum wurde dann aber Coleys Ansatz so viele Jahre lang von den meisten Klinikern ignoriert?«

In neuerer Zeit findet die Anwendung von bakteriellen Immunstimulatoren zur Therapie wieder mehr Beachtung. In dem 1989 unter anderem von De Vita, International Cancer Institute, USA, herausgegebenen onkologischen Standardwerk »Cancer« wird die Rückbildung von großen Tumoren beschrieben. Bei Harnblasenkrebs und dem rezidivierten malignen Melanom wird die Applikation von Bakterien (abgeschwächte Tuberkelbakterien) inzwischen auch als »schulmedizinisch etabliert« betrachtet.

Bei der Immunstimulation mit Bakterien werden abgetötete Erreger oder Teile dieser Bakterien wie zum Beispiel Bakterienwandbestandteile verwendet. Besonders in Frankreich und Japan werden die Forschungen über diese Immunstimulatoren vorangetrieben. In Japan wurde diese Methode sogar präventiv (vorbeugend) eingesetzt, indem Arbeitern, die in hohem Maße krebserzeugenden Chemikalien ausgesetzt waren, Bakterienbestandteile verabreicht wurden. Neben anderen trat in Deutschland Dr. med. Udo Ehrenfeld mit seinen Forschungen »Coleys Erbe« an. Als erster Wissenschaftler erfüllte er die Forderung des Chemikers Paul Ehrlich (1854 – 1915 Begründer der Chemotherapie) nach einem Medikament in der Krebstherapie, welches gezielt an malignes Gewebe anbindet und dieses vernichtet, ohne daß das »Gesamtsystem Mensch« durch die sich verbreitenden Zellgifte der Chemotherapie in Mitleidenschaft gezogen wird. Trotzdem gilt die Immuntherapie verschiedener Krebsarten mit Hilfe von Stimulatorsubstanzen in Deutschland als »Außenseitermethode«. Die Jomol-Therapie basiert auf diesem Wirkungsprinzip:

Das Präparat Jomol ist ein wäßriger Extrakt aus der Zellwand des Bakteriums Nocardia opaca (Rhodococcus rhodochrous) aus der Gattung der Strahlenpilze. Der Extrakt beinhaltet hauptsächlich Oligopeptide und geringe Mengen Polysaccharide. Die exakten chemischen Strukturen wurden noch nicht bestimmt. An dieses Substanzgemisch wird zum Beispiel ein Fluoreszenzfarbstoff oder ein Radionuklid angebunden, so daß man mit Hilfe einer Gammakamera sehen kann, wo er sich im Körper befindet. Jomol hat die Eigenschaft, sich bevorzugt an Tumorgewebe anzubinden, und das gilt für die verschiedensten Arten von Tumoren. Deshalb dient Jomol auch als zuverlässiges Diagnosemittel. Unter dem UV-Mikroskop findet man auf den Krebszellen den Fluoreszenzfarbstoff.

Gleichzeitig wird durch Jomol die Konstellation im Immunsystem zugunsten einer Abwehrreaktion positiv beeinflußt, meßbar durch die relative Zunahme der T- und T-Helfer-Lymphozyten und anderer Abwehrzellen und durch den Konzentrationsanstieg der abwehranregenden Botenstoffe. Diesen körpereigenen Abwehrreaktionen fallen schließlich die durch den Immunstimulator gekennzeichneten Krebszellen zum Opfer. Jomol führt hierbei zu vermehrter Bildung von Abwehrzellen im Knochenmark und zu höherer Konzentration von Abwehrzellen im Blut. Die stimulierten Abwehrzellen reagieren besser und aggressiver.

Jomol ist kein Wundermittel, sondern das Ergebnis jahrelanger, intensiver wissenschaftlicher Forschung in Zusammenarbeit mit Universitäten und anderen Forschungseinrichtungen sowie verschiedenen Max-Planck-Instituten. Jomol hat den Vorteil weitgehend nebenwirkungsfrei zu sein. Es ist atoxisch (ungiftig) und profiliert sich somit als humane und schmerzfreie Krebstherapie.

Die Rezeptur Jomol ist kein Fertigarzneimittel und kann deshalb nicht in der Apotheke erworben werden. Um als Fertigarzneimittel zugelassen zu werden, muß eine sehr lange und teure Prozedur an klinischen Studien und Tests durchlaufen werden. Bis dahin ist Jomol nur für Patienten von Dr. Ehrenfeld erhältlich, da er die Arznei für jeden seiner Patienten individuell herstellt. Je nach Krankheitsbild kann sie noch mit anderen Stoffen, wie zum Beispiel körpereigenen Enkephalinen (den wirkenden Teilen der Endorphine), angereichert werden. In finalen Krebsstadien, wo der Faktor »Zeit« meistens die entscheidende Rolle spielt, können im Rahmen einer Notfall-Behandlung Zytostatika auf dem Trägerstoff Jomol ohne Umwege und in kleiner Dosis direkt zum Tumor gebracht werden. Durch diese Niedrigstdosierung treten keine Nebenwirkungen oder etwa andere Organschädigungen wie in der Chemotherapie auf.

Jomol ist kein Allheilmittel und jedes Verfahren hat seine Berechtigung »zur richtigen Zeit und am richtigen Ort« eingesetzt zu werden. Aber was spricht dagegen, das Bio-Präparat bei Patienten einzusetzen, die bereits »austherapiert« sind und denen durch klassische Therapiemethoden nicht weiter lebensverlängernd (nur leidensverlängernd) geholfen werden kann? Oder bei Patienten, die eine Operation oder Chemotherapie wegen der Nebenwirkungen ablehnen? Jomol kann auch mit den klassischen Krebstherapien erfolgreich kombiniert werden. Vor operativen Eingriffen kann ein Einsatz des Therapeutikums sinnvoll sein. Da Jomol an Krebsgewebe anbindet, wird die Streuung von Krebszellen in die Blut- oder Lymphbahnen vermindert, und es kommt somit nicht zu einer Metastasenbildung.

Es gibt viele Patienten, deren Tumore sich durch Verabreichung von Jomol vollständig zurückgebildet haben, und zahlreiche Patienten, bei denen bereits eine teilweise Rückbildung oder ein Wachstumsstop eingetreten ist. Hierbei handelt es sich um Patienten, die sich meistens schon in einem finalen Krankheitszustand befanden und denen mit Standardverfahren nicht mehr geholfen werden konnte. Natürlich gibt es keine Garantie, daß Jomol jedem Krebspatienten helfen kann. Denn beim komplexen Krebsgeschehen spielen eben auch psychische und andere noch unerforschte Faktoren eine große Rolle. Doch die empirischen Erfolge von Jomol sprechen eine deutliche Sprache, und in einem Gutachten über Jomol vom September 1993 stellt Prof. Dr. med. Gerfried Gebert fest: »Da Jomol nach den klinischen Erfahrungen praktisch atoxisch und apyrogen (nicht fiebererzeugend) ist und bei Gesunden nicht zu Abwehrreaktionen oder Überaktivierung des Immunsystems führt, ist sein Einsatz als Tumortherapeutikum trotz des noch fehlenden statistischen Beweises der Wirksamkeit in den Fällen, in denen sicher wirksame und nur zumutbar schädigende Therapiemethoden nicht verfügbar sind oder vom Patienten abgelehnt werden, vertretbar, und insbesondere bei starker Affinität des Immunmodulators für die Zellen des Tumors ärztlich indiziert und wissenschaftlich begründbar.«

Dies bestätigt auch Prof. MUDr. Josef Koutecky in seinem Gutachten über Jomol: »Aufgrund meiner fachlichen Überzeugung ist der Einsatz von Jomol zur Behandlung von Patienten mit malignen Tumoren eine wissenschaftlich methodisch richtige, wertvolle, ärztlich indizierte Therapie.«

»Krebs« auf der sozialen Ebene

Ein Beitrag von Dr. med. Rüdiger Dahlke

Therapiekurzinformation:

Dr. med. Rüdiger Dahlke betrachtet Krankheit als ganzheitliches Phänomen. Ihm geht es nicht nur um die Symptomatik der Krankheit, sondern vor allem um die dahinterliegende Idee. Von der Überlegung ausgehend, daß jegliche Krankheit einen tieferen Sinn für das Individuum beinhaltet, beleuchtet Dahlke das Krebsgeschehen aus einer vielleicht ungewohnten aber absolut tiefsinnigen Perspektive. Für ihn stellt die Symptomatik des Krankheitsbildes den Schattenanteil der Persönlichkeit dar, der im realen Leben keine Ausdrucksmöglichkeit findet und sich in Form von Krankheit manifestiert. In diesem Beitrag beschreibt Dahlke, wie sich das Krankheitsbild Krebs auf der sozialen Ebene widerspiegelt. Diese Darstellung beschreibt lediglich eine Ebene, auf der sich das Krankheitsbild manifestiert. Vom ganzheitlichen Denkansatz ausgehend zeigt sich das Krebsgeschehen zusätzlich auf der körperlichen, der seelischen und der Bewußtseinsebene. Wer mehr über diesen Therapieansatz lesen möchte, dem sei das Buch »Krankheit als Sprache der Seele« empfohlen, aus dem dieser Bericht mit freundlicher Genehmigung des C. Bertelsmann Verlags entnommen wurde.

Anmerkungen:

Zum besseren Verständnis des nachfolgend beschriebenen Krankheitsbildes »Krebs auf der sozialen Ebene« sollen einige Bemerkungen der Redaktion vorangeschickt werden. Dem nachfolgend abgedruckten Beitrag gehen folgende acht Kapitel voraus:

1. Das Krebsbild unserer Zeit
2. Krebs auf der Zellebene
3. Krebsentstehung
4. Be-Deutungsebene des Krebsgeschehens

5. Entwicklungsphasen des Krankheitsbildes
6. Regression und Religion
7. Krebs als Karrikatur unserer Wirklichkeit
8. Krebs und Abwehr

Wir schicken daher folgenden Gedanken des Autors voraus. »Hinter der Diagnose Krebs verbirgt sich ein großes Muster, das sich in einer Vielzahl von Krankheitsbildern ausdrücken kann. Jedes davon betrifft den Menschen in seiner gesamten Existenz, gleichgültig von welchem Organ es ursprünglich ausging. So gesehen ist das Krebsgeschehen viel zu komplex, um es nur auf das befallene Organ zu beziehen. Seine Ausbreitungstendenzen über den ganzen Körper zeigen, daß es um den ganzen Menschen geht.« Dieser Gedanke wird nachfolgend auf das Verhältnis des Menschen, das er zur Erde hat verfolgt.

Krebs auf der sozialen Ebene:

Die Krebszelle will die ganze (Körper-)Welt erobern alles zu ihrer Art machen. Deshalb dringt sie überall ein bzw. sendet ihre aggressiven »Missionare« bis in die entferntesten Bereiche des (Körper-)Landes. Die Medizin nennt sie »Filiale« (lat.: Töchter) oder Metastasen. Letzteres ist griechisch und heißt Umwandlung, Versetzung oder Wanderung. Der Anspruch, überall bis in entfernteste Körperabschnitte »mitmischen« zu können, ist für die embryonale Zelle angemessen, die in ihrer Undifferenziertheit noch alle Möglichkeiten in sich trägt. Entwicklung bedeutet aber u.a. Einschränkung und Spezialisierung. Beides hat die Krebszelle je nach Blickwinkel verloren oder überwunden. Die Unreife solcher Haltung ergibt sich aus dem Vergleich von erwachsenem und kindlichem Verhalten. Das Kind hat noch das Recht, sich in allen Berufen und Lebensarten zu sehen und zu glauben. daß sein Papa, als Vergrößerung des eigenen Ichs, alles kann. Es darf davon träumen, überall auf der Welt hinzureisen, ohne sich um konkrete Versorgungsfragen zu kümmern. Sein Anspruch auf alles Spielzeug des Spielplatzes und darauf, bei allen Spielen mitzumachen, mag den Eltern Ärger einbringen, ist aber in dieser frühen Phase noch kein Problem. Ein Erwachsener mit diesem Anspruch wird für seine Umwelt dagegen schnell zu einer Herausforderung, die nur zwei Alternativen läßt: entweder er oder die Umwelt. Paßt ihn die Umwelt mit Überzeugungskraft oder Gewalt ihren Bedürfnissen an, zwingt sie ihn zu einer Art verspäteter Nachreifung, Resozialisierungsversuchen im Strafvollzug entsprechend, oder sie grenzt ihn definitiv aus. Die zweite Möglichkeit, daß dieser Mensch sich gegen seine Umwelt durchsetzt und ihr seinen Willen aufzwingt, ist seltener. Auf der geistig-seelischen Ebene werden entsprechende Versuche als Größenwahn abgetan, fast immer niedergeschlagen und in psychiatrischen Anstalten »erfolgreich« ausgegrenzt. Nur relativ selten gelingt es einem »Verrückten«, wirklich Macht zu erlangen. Im politischen Bereich werden entsprechende Versuche als Terrorismus bekämpft und meist mit Gewalt, seltener mit Überzeugungskraft, niedergerungen. Terroristen nennen sich selbst Revolutionäre, manchmal auch revolutionäre Zellen, gelten dem betroffenen Staat aber als Schwerverbrecher und haben weder Gnade noch Achtung zu erwarten. Siegen sie allerdings, wird ihre Macht respektiert, sind sie doch die neuen Herren im Lande.

Im wirtschaftlichen Bereich bekommen Vertreter der entsprechenden Haltung von Anfang an Applaus, verdeutlicht der Krebs doch jene Haltung, die unternehmerischen Erfolg ausmacht. Der typische Unternehmer des Frühkapitalismus setzt sich über bestehende Grenzen hinweg und schlägt die Konkurrenz ohne Erbarmen aus dem Feld, indem er sie mit der Macht seiner Ellbogen an die Wand drückt und aus dem Geschäft drängt, ihr das Wasser abgräbt oder wenigstens ihre Märkte infiltriert. Statt Metastasen, Absiedlungen und Filiae werden hier Filialen, Tochtergesellschaften und Dependancen gegründet. Zuerst wächst die Mutterfirma wie die entsprechende Geschwulst über sich selbst hinaus, dann infiltriert sie die Umgebung, schließlich wird sie landesweit aktiv und endlich im Idealfall weltweit. Man will überall präsent sein und alles selbst in den Griff bekommen. Das ist das Credo des Kapitalismus und die angestammte Verhaltensweise großer Konzerne. Ganz selbstverständlich wird dabei aggressiv und rücksichtslos vorgegangen. Die Absiedlungen des Krebses und die Niederlassungen von Konzernen haben analoge Ziele. Sie streben danach, möglichst viel vom eigenen Programm abzusetzen und den einheimischen Kräften keine Chance zu lassen. Die »Vorbildlichkeit« des Krebses verdeutlicht die Weltkarte in einem Unternehmensbüro. In der Mitte markiert ein dicker roter Kreis die Muttergesellschaft, die ihre nähere Umgebung mit kleineren rot markierten Filialen infiltriert. Zur Peripherie hin nehmen diese Metastasen ab. Einige Länder sind noch frei davon, während es in anderen größere Kolonien gibt, die ihrerseits kleinere Filialen um sich scharen. Die so markierte Landkarte ähnelt verblüffend den mit Diagnoseverfahren wie der Szintigraphie gewonnenen Bildern krebsbefallener Körperwelten.

Eine weniger emotionsgeladene, weil weitgehend von der Geschichte überholte Parallele zum Krebsgeschehen ist der Kolonialismus. Die Bildung von Kolonien außerhalb des eigenen Landes war vom einzelnen Imperium aus betrachtet eine Krebsstrategie. Man wollte möglichst die ganze Welt unter den eigenen Einfluß bringen und schreckte keineswegs vor gewaltsamen Grenzverletzungen und brutalen Überfällen auf zumeist intakte, lediglich weniger aggressive Kulturen zurück. Fremde Lebensverhältnisse wurden weder respektiert noch am Leben erhalten, vorgefundene Menschen für minderwertig erklärt und versklavt. Das jeweilige Imperium war von seinem eigenen Größenwahn derart überzeugt, daß es überall auf der Welt kleine oder größere Ausgaben von England, Spanien, Portugal, Frankreich oder Deutschland machen wollte. Lediglich die anderen ebenfalls krebsartig wuchernden Imperien setzten dem invasiven Wachstum Grenzen. Wie ihr anatomisches Pendant bekamen die Kolonialreiche häufig Versorgungsprobleme, ging es doch vor allem um Expansion und wenig um die dafür notwendige Infrastruktur. Ähnlich wie in Tumoren findet man noch heute in den Resten etwa des portugiesischen Kolonialreiches einen auffälligen Mangel an Infrastrukturen. Vieles ging zugrunde bei dieser Art undifferenzierten Wachstums in den metastasierenden Kolonien wie auch im Mutterland der vielen ungeratenen Töchter. An winzigen »Muttergeschwülsten« wie Portugal oder England hingen schlußendlich riesige, immer weiter wuchernde und kräftezehrende Imperien. Besonders England kam mit seinen sich völlig von der »Muttergeschwulst« lossagenden Kolonien (USA, Kanada, Australien, Rhodesien oder Südafrika) dem Krebsbild nahe. Daß es den nationalen Geschwülsten mehr um Ausdehnung und imperiale Machtentfaltung denn um Handel und Austausch ging, macht die Geschichte der Kolonialzeit deutlich. Wasserköpfen nicht unähnlich, schmarotzten aufgeblähte Kolonialverwaltungen in wirtschaftlich darbenden, ihrer Eigenstruktur beraubten Ländern auf dem Rücken von versklavten »Primitiven«, die allerdings in ihrem Charakter kaum je die Primitivität ihrer Kolonialisten erreichten.

Eine ähnlich überlegene Primitivität weisen mit überblähten Kernen die Krebszellen gegenüber ihrer Umwelt auf. Nicht nur in den großen

Zügen bestimmt das Muster des Krebses unsere Welt, bis ins Detail verfolgt es denjenigen, der ein Auge dafür hat. Ein anschauliches Bild krebsartiger Expansionsbestrebungen bietet das Wachstum moderner Großstädte Auf Satellitenphotos zeigt sich, wie sie sich geschwürig in die umgebende Landschaft fressen. Wie die Krebsgeschwulst vertrauen sie dabei auf verdrängendes, infiltrierendes Wachstum, während sie gleichzeitig einzelne Sendboten in Form von Trabantenstädten, Industrie- und Gewerbezonen und anderen metastatischen Aktivitäten vorschieben.

Betrachtet man die Erde im Ganzen, wie sie an allen Ecken und Enden auf krebsige Art und Weise angefressen, ohne Rücksicht ausgebeutet und ihrer Widerstandskraft beraubt wird, entspricht ihr Bild dem des vom Krebs befallenen Körpers. Bei der Einschätzung, ob sie sich noch im Stadium des Abwehrkampfes oder bereits in jenem des Siechtums befindet, sind sich die Öko-, Bio- Theo- und anderen-logen uneins. Kachexie heißt der entsprechende Zustand der Resignation des Körpers vor der jugendlich-vitalen Kraft des Krebses. Er ergibt sich der Auszehrung und demonstriert in seiner Ergebenheit bereits Offenheit für den Übergang in die andere Welt. Da unsere Erde immer noch Regenerationsversuche macht und sich des auf ihr wuchernden Menschengeschlechts nach Kräften erwehrt, besteht wohl noch Hoffnung für sie.

Aber nicht nur die Prinzipien unseres Denkens bezüglich der Erde ähneln denen der Krebszelle, wir teilen auch den entscheidenden Denkfehler bzw. übersehen die Konsequenzen unseres Verhaltens: Der Tod des Gesamtorganismus zieht unweigerlich den Tod all seiner Zellen nach sich, auch den der Krebszellen. Nur der Beginn des ganzen Unternehmens ist vielversprechend für die Krebszelle. Sie sagt sich erfolgreich los von ihrer Umgebung und kommt dem Ideal von Autarkie, Omnipotenz und Allgegenwärtigkeit nahe. Wie der Einzeller, der ganz auf sich gestellt, alle Funktionen in einem Körper vereint, wird sie, mitten in einem Zellverband lebend, zum annähernd unabhängigen Einzelkämpfer. Für ihre hochspezialisierten Fähigkeiten tauscht sie potentielle Unsterblichkeit ein, wie sie auch der Einzeller besitzt. Solange die Nahrung reicht, bleiben Einzeller und Krebszelle am Leben. Alle anderen, in normalen Zellverbänden organisierten Zellen sind an eine natürliche, in ihrem Erbgut festgelegte Lebenserwartung gebunden. Krebszellen haben diese Schranke außer Kraft gesetzt und zeigen keine Alterungstendenzen, wie ein makabres Experiment belegt. Die Zellen eines Tumors, dessen Besitzer in den zwanziger Jahren an eben diesem Tumor gestorben ist, leben und teilen sich bis heute in einer Nährlösung ohne Alters- oder Ermüdungserscheinungen. Daß Krebszellen im Normalfall bald nach ihrem Wirt sterben, liegt am versiegenden Nahrungs- und Energieangebot. Während der Einzeller wirklich unabhängig und unsterblich in seiner vom Überfluß geprägten Wasserwelt lebt, übersieht die Krebszelle, daß sie lediglich potentiell unsterblich und schon gar nicht unabhängig werden kann. Genau wie der Mensch auf die Welt bleibt sie immer auf den Körper angewiesen, in dem sie lebt. Daß unsere Erde bereits die Phase des Krankheitsausbruchs erreicht hat, wird an der Karikatur unserer Ideale durch den Krebs deutlich. Noch ernüchternder aber ist die sich aufdrängende Einsicht, daß wir selbst der Krebs der Erde sind.

Das Wachstum unserer Wirtschaft ist ebenso wahnsinnig wie das des Krebses. Die Zuwachsraten sind enorm, aber das Unternehmen hat kein erreichbares Endziel. Fortschritt zielt auf neuen Fortschritt und damit prinzipiell in die Zukunft und aus unserer Reichweite. Auch der Krebs hat ein unrealistisches Ziel. Es liegt in seinem Schatten und ist der Untergang des Organismus. Wären wir ehrlicher, müßten wir uns eingestehen, daß das letzte Ziel unseres Fortschritts ebenfalls der Untergang des Organismus Erde ist. Wenn auch nur die frommen Wünsche der Politiker in Erfüllung gingen und die Entwicklungsländer ihren technologischen Rückstand aufholten, versetzte dies der bereits bedrohten Ökologie dieses Planeten den Todesstoß. Allerdings darf man wohl beruhigt davon ausgehen, daß solche Wünsche nicht besonders ernst gemeint sind. Jene Wünsche aber, die für unseren Teil der Welt weiteren linearen Fortschritt anpeilen, sind es durchaus, und sie haben etwas Entartetes und Artgefährdendes. Ohne Rückbesinnung auf unsere Herkunft aus der Natur und ohne Vorausschau auf ein Ziel im spirituellen Bereich laufen wir Gefahr, zum nicht mehr beherrschbaren Krebs zu werden Die entsprechenden Kriterien erfüllen wir bereits. Zeigt diese bösartige Krankheit ihr furchtbares Angesicht, erschrecken wir weil wir uns selbst erkennen. So ehrlich wollen wir uns nicht sehen, so einen deutlichen Spiegel lehnen wir ab. Das hat die Menschheit mit jedem einzelnen Patienten gemeinsam.

Misteltherapie

Ein Beitrag von Dr. med. György Irmey

Therapiekurzinformation

Die Mistel ist ein Halbschmarotzer und wächst auf Laub- und Nadelbäumen. Durch aktuelle naturwissenschaftliche Forschungsergebnisse konnten die in der Mistel enthaltenen Lektine, die entscheidend zur Wirkung des Gesamtextraktes beitragen, isoliert werden. Der Mistelextrakt stärkt die unspezifischen Abwehrkräfte und steigert somit die Aktivität der Killerzellen, tumoröses Gewebe anzugreifen. Mistelpräparate werden im allgemeinen s.c. injiziert.

Grundlagen:
Seit Jahrhunderten schreibt man der Mistel eine besondere Heilkraft bei den verschiedensten Krankheiten zu. Als Rudolf Steiner vor mehr als 70 Jahren die Mistel in der Krebstherapie einsetzte, begann das Interesse daran sowohl unter den Ärzten als auch den Patienten zu steigen - auch wenn die Universitätsmedizin Bedenken anmeldete. Gleichwohl treffen klinische Studien heute deutliche Aussagen über die Wirksamkeit dieser Behandlung.

Die Anwendung der Mistel hat eine lange Tradition: Schon um 440 v. Chr. empfahl Hippokrates, auf dessen Vermächtnis sich auch unsere heutige Medizin stützt, die Mistel gegen die »Milzsucht«. Seit alters her wird der Mistel, diesem immergrünen Halbschmarotzer auf Laub- und Nadelbäumen, eine große Heilkraft zugeschrieben. Die Mistel ruft bei den Bäumen, die sie befällt, krebsartige Wucherungen hervor. Im Gegensatz zu allen anderen Pflanzen hat die Mistel keine bevorzugte Wachstumsrichtung. Die Blätter und Stengel orientieren sich nicht nach der Sonne, sondern formen sich zu einem runden Busch. Dieses Verhalten ist dem Krebsgeschwür sehr ähnlich: es richtet sich auch nicht nach anderen Organen. Alle anderen höheren

Pflanzenarten haben unterschiedliche Blattober und -unterseiten. Bei der Mistel sind jedoch beide Blattseiten gleich, so wie bei Krebs meistens alle Zellen gleich sind. Wie die Krebsgeschwulst hat auch die Mistel ein ausgeprägtes Eigenleben. Sie orientiert sich nicht am Wechsel der Jahreszeiten und verhält sich in ihrer Umwelt wie ein Fremdkörper.

Rudolf Steiner, Begründer der Anthroposophie, lehrte nicht nur die therapeutischen Einsatzmöglichkeiten der Mistel, sondern er gab auch Anweisungen, wie man den Mistelextrakt gewinnt. Je nach Wirtsbaum werden verschiedene Präparate der Mistel hergestellt. Diese können mit verschiedenen homöopathisch potenzierten Metallen angereichert werden. Die Misteltherapie erfreut sich einer immer größer werdender Anhängerschaft. Nicht nur die Ärzte verordnen mehr und mehr Mistelpräparate, insbesondere sind es die Patienten, die vielfach selbst mit dem Wunsch, »eine Misteltherapie machen zu wollen«, vorstellig werden.

Die Behandlung von Tumorpatienten mit Mistelpräparaten hat sich heute unter den biologischen Therapiemethoden wohl am weitesten verbreitet. Die Erstattung der Behandlungskosten durch Krankenkassen oder anderen Kostenträgern ist bei fast allen Tumorerkrankungen gewährleistet. Trotz des zunehmenden Bekanntheitsgrades und der Verbreitung dieser Therapie, die ihre Legitimation längst durch die positive Erfahrung bei Ärzten und Patienten erworben hat, wird sie von der herrschenden Lehrmeinung der Universitäten im allgemeinen nicht anerkannt und als wirkungslos dargestellt. Zur Verunsicherung der Betroffenen trägt auch bei, daß unrichtige und unsachliche Informationen über die Misteltherapie in den Medien verbreitet werden. In den medizinischen Datenbanken sind bis heute annähernd 800 Veröffentlichungen über Viscum album, die Mistel, registriert. Zu diesen Veröffentlichungen zählen auch 47 klinische Studien, das heißt, Untersuchungen über die Wirksamkeit der Misteltherapie bei Krebspatienten. Manches in der naturwissenschaftlichen Medizin angewandte Arzneimittel hat nicht eine so umfangreiche Dokumentation aufzuweisen.

In der Krebstherapie laufen zur Zeit an sehr vielen deutschen Universitätskliniken Studien mit gentechnisch hergestellten Lymphokinen (Botenstoffen unseres Immunsystems). Die Therapie mit diesen

Lymphokinen ist häufig von sehr starken Nebenwirkungen begleitet. Durch die Anwendung der Mistel hingegen wird nachgewiesenermaßen die Aktivität der körpereigenen Botenstoffe gefördert.

Was man heute feststellen kann:
Aufgrund der bisher vorliegenden Untersuchungen kann festgestellt werden, daß die Misteltherapie bei der Krebserkrankung

1. das gesunde Gewebe stabilisiert,
2. die unspezifischen Abwehrkräfte steigert, das heißt, ein besseres Zusammenwirken der Botenstoffe des Immunsystems bedingt (das belegen zum Beispiel Untersuchungen mit dem Multitest Merieux, einem Hautstempeltest zur Untersuchung der Abwehrlage des Patienten),
3. die Fähigkeit der Lymphozyten steigert, Tumorzellen anzugreifen bzw. unschädlich zu machen (das bestätigen zum Beispiel Untersuchungen über ein verbessertes Verhältnis der sogenannten natürlichen Killerzellen zu den Zellen, die die Funktion der natürlichen Killerzellen unterdrücken),
4. das Allgemeinbefinden verbessert und eine erhöhte Lebensqualität schafft und
5. das Fortschreiten einer Krebserkrankung verlangsamt. In gut dokumentierten Einzelfällen wurden auch Tumorrückbildungen und eine erhebliche Lebensverlängerung unter der Misteltherapie beobachtet. In vielen Fällen konnten der Verbrauch von synthetischen Schmerz- und Beruhigungsmitteln bei der Krebsbehandlung durch die Mistel deutlich verringert und die Nebenwirkungen einer Strahlen- und Chemotherapie gemildert werden.

In der aktuellen naturwissenschaftlichen Mistelforschung liegt das Augenmerk auf einem wichtigen Inhaltsstoff der Mistel, dem sogenannten beta-galaktosid-spezifischen Lektin, das wohl in erster Linie für die immunsteigernde Wirkung der Mistel verantwortlich ist. Die Funktion der anderen Inhaltsstoffe und ihr Zusammenwirken in der Mistel darf aber trotz der vielversprechenden Forschungsresultate nicht vernachlässigt werden. Daher ist eine Inhaltsstofforschung nicht sinnlos, sondern voll berechtigt, wenn sie ihre Grenzen kennt und eine übergeordnete Sicht der Mistel dabei nicht verloren geht.

Die Selbstheilungskräfte anregen:
Die Behandlung mit der Mistel geht davon aus, daß jeder Organismus von Natur aus die Fähigkeit hat, sich durch Selbstregulation und Regeneration selbst zu heilen. Diese Kräfte müssen angeregt werden. Dabei ist es am wichtigsten, daß der Patient lernt, mit seiner Krankheit umzugehen und mit ihr zu leben. Entscheidend ist, ob der Betroffene die mit der Krebserkrankung immer verbundene existentielle Angst überwinden kann. Dabei hilft ihm die Misteltherapie. Von den insgesamt etwa 1300 Mistelarten und -formen findet nur Viscum album in Europa arzneiliche Verwendung. Bei den an der anthroposophischen Medizin orientierten Mistelpräparaten wird nach der Wirtspflanze unterschieden: Viscum album A von der Tanne (lat. abies), Viscum album M vom Apfel (lat. malum), Viscum album P von der Kiefer (lat. pinus), Viscum album Q von der Eiche (lat. quercus), Viscum album U von der Ulme (lat. ulmus). In der Regel besteht die Droge aus den Zweigen und Blättern ohne größere Beerenanteile.

In Absprache mit dem behandelnden Arzt soll das für das Krebsleiden des Patienten entsprechende Mistelpräparat ausgewählt werden. Mit der Misteltherapie sollte so früh wie möglich begonnen werden. Sie sollte in Kombination mit anderen Maßnahmen der biologischen Krebsabwehr (psychische Wegbegleitung, physische Aktivierung, Stoffwechselanregung durch entsprechende Diät- und Ernährungsberatung und Immunsteigerung durch gezielte Auswahl eventuell notwendiger weiterer Medikamente) durchgeführt werden.

Die Mistel in der Praxis:
Die Mistelpräparate sind jeweils in verschiedenen Stärken bzw. Serien erhältlich. M 1 beginnt mit der niedrigsten Stärke und geht im Verlauf auf höhere Konzentrationen über. Nach jeder Serie ist eine Pause angezeigt. Das Präparat wird im allgemeinen subkutan (unter die Haut) injiziert, was auch vom Betroffenen oder seinen Angehörigen nach Anweisung des Arztes durchgeführt werden kann. Das Vorgehen kann und sollte dem Patienten individuell angepaßt werden, je nach seinem Allgemeinzustand und seiner Reaktion.

Inwieweit die Mistelbehandlung parallel oder nach einer Strahlen- und/oder Chemotherapie angewandt wird, obliegt der Entscheidung des behandelnden Arztes. Bei fortgeschrittenen Tumorerkrankungen wird die Mistel heute häufig mittels hochdosierter Infusionen eingesetzt. Bei fieberhaften Infekten sollten Mistelpräparate nicht angewandt werden, solange die Temperatur auf über 38° C angestiegen ist. Eine lokale Entzündungsreaktion oder eine leichte Temperaturerhöhung hingegen sind unter der Misteltherapie ein Hinweis dafür, daß die Selbstheilungskräfte aktiviert wurden. Mit Sicherheit ist die Mistelbehandlung eine nebenwirkungsarme Therapieform.

Wenn es gelingen sollte, die Kluft der kausalwissenschaftlichen Heilkunde zur rein wissenschaftlichen nicht analysierbaren Heilkunst zu überwinden, wird auch die Misteltherapie ihren verdienten Platz bei der Behandlung von Krebserkrankungen einnehmen.

Operative Therapie
Standards in der Karzinomchirurgie

Ein Beitrag von PD Dr. med. Michael Imhof

Therapiekurzinformation:
Anhand des Colorectal-, des Magen- und des Pancreaskarzinoms werden chirurgische Möglichkeiten der modernen Krebstherapie aufgezeigt. Dabei wird belegt, daß chirurgische Eingriffe besonders im Frühstadium des Krebsgeschehens gute Heilungschancen bieten. Der Einsatz chirurgischer Therapiemaßnahmen bietet sich insbesondere in Kombination mit anderen Therapien an.

Grundlagen:
Der Krebs stellt mittlerweile die zweithäufigste Todesursache dar. Die Lebenserwartung ist abhängig von der Lokalisation und dem Tumorstadium bei Diagnosestellung sowie dem histopathologischen Grading. Den Standard in der Krebstherapie stellt nach wie vor die chirurgische Behandlung dar. Sie bietet dem Krebskranken eine realistische Chance auf Heilung im Frühstadium. In Spätstadium ermöglichen palliative operative Strategien eine erträgliche Lebensqualität. Auch im fortgeschrittenen Krankheitsstadium kann eine Operation Schmerzen lindern und Blutungen des fortgeschrittenen Tumors bzw. Stenosen im Gastrointestinaltrakt beseitigen. Anderweitige Therapiestrategien sollten unter Einbeziehung eines chirurgischen Konsiles erfolgen!

Aus der Vielzahl möglicher Krebserkrankungen im Bereich der Allgemeinchirurgie kann im vorgegebenen Rahmen nur punktuell und stellvertretend auf einzelne Krebsformen und deren Therapien eingegangen werden: Als Beispiel für eine relativ gute bzw- mittlere Prognose wird das Colorectal- bzw. Magenkarzinom, als Beispiel für ein Karzinom mit schlechter Prognose das Pankreaskarzinom behandelt.

Fallbeispiel Magenkarzinom:
Die Inzidenz wird mit jährlich 30 Neuerkrankungen auf 100 000 Einwohner angegeben. Das Standardverfahren der Wahl ist die totale Gastrektomie mit radikaler Lymphadenektomie. Die Ausnahme besteht beim kleinen distal gelegenen Karzinom vom intestinalen Typ nach Lauren, das reseziert wird. Die standardmäßige Splenektomie wird kontrovers diskutiert. Bei fortgeschrittenen (T3/T4) Karzinomen im mittleren und im oberen Drittel ist die Splenektomie meist schon aus Gründen der Organüberschreitung oder auch auf Grund gehäufter Metastasen im Milzhilusbereich notwendig. (Die Zahlenangaben schwanken zwischen 15 und über 60 % Hilusmetastasen.) In den letzten 20 Jahren läßt sich ein deutlicher Trend zu immer mehr proximalen Lokalisationen des Magenkarzinoms verzeichnen, was einerseits hinsichtlich einer Metastasierung in Richtung Milz und Pankreasschwanz prognostisch ungünstig ist und andererseits eine Erweiterung der Resektion auf den distalen Ösophagus hinaus notwendig macht.

Circa 100 Rekonstruktionsverfahren hinsichtlich der Ersatzmagenbildung sind in der Literatur zugänglich, eine Zahl, die auf die grundlegende Problematik jeder Ersatzmagenbildung im allgemeinen und auf die postoperative Verdauungs- und Stoffwechselsituation im besonderen hinweist. In unserem Raum wird die Rekonstruktion mittels einer ausgeschalteten Ileumschlinge mit und ohne Dünndarmpouch bevorzugt: mit dieser Technik wird das postpylorische Duodenum blind verschlossen und die Gallen- und Pankreassäfte in den Fußpunkt einer Y-förmigen Dünndarmschlinge abgeleitet. (Roux-Technik). Aber auch vielzählige Interpositionstechniken kommen zur Anwendung, die den Erhalt der duodenalen Passage zum Ziel haben (z.B. Longmire-Verfahren). Die Letalitätsraten dieses chirurgischen Standardverfahrens sind in spezialisierten Kliniken gering (unter 5%). Unter guter Führung des Patienten und entsprechender Diätberatung ist ein ordentliches Maß an postoperativer Lebensqualität zu erreichen.

Die 5-Jahres-überlebensraten korrelieren eindeutig mit dem Ausmaß des Karzinomwachstums: für das Frühkarzinom (pT1/No) gilt: 80-90% für pT2-Tumoren liegt die 5-Jahresüberlebensrate noch bei 40%. Ab dann fällt die Kurve bei fortgeschrittenen Karzinomen drastisch ab, was die Dringlichkeit einer frühestmöglichen Operation untermauert. Auch bei rein palliativem Ansatz kann eine Operation durch die Entfernung der schmerzhaften Raumforderung und durch Wiederherstellung einer ungestörten Passage einen gewissen Benefit erbringen.

Fallbeispiel Pankreaskarzinom:
Am Beispiel des Pankreaskarzinoms wird das ganze appollinisch-dionysische Spannungsdrama der modernen Krebschirurgie evident. Es gehört mit zu den bösartigsten und heimtückischsten Karzinomen mit entsprechend schlechter Prognose und erfordert höchsten technischen Aufwand und chirurgischen Einsatz.

Seine Inzidenz beträgt 3,5/100 000 Einwohner pro Jahr - Tendenz steigend. 2/3 - 3/4 der Karzinome sind im Kopfbereich lokalisiert. Früh- Spät-Symptom ist der schmerzlose Ikterus. Die Prognose ist generell schlecht, da selbst bis zu 2 cm kleine Karzinome schon in circa 50% Metastasen bei der Operation gesetzt haben. Prognostisch günstiger sind bei gleicher Symptomatik die Papillen bzw. jüxtapapillären Karzinome (periampulläres Duodenum, Papilla vateri, distaler choledochus) die recht »frühzeitig« durch den Ikterus auf sich aufmerksam machen.

Die Standard-OP-Methode stellt die partielle Duodenopancreatektomie nach O. Whipple dar: Dabei wird aus anatomischen Gründen der Pankreaskopf und -körper, das Duodenum, die peripancreanen Lymphknoten, der distale Choledochus mit Gallenblase sowie der distale Magen mit anhängenden Netz entfernt. Entsprechend dem gewaltigen Resektionsausmaß sind die Methoden und Modifikationen der Rekonstruktionen vielfältig.

Die unglaubliche technische Fortentwicklung von Anästhesie, operativem und perioperativem Know-how hat diesen Eingriff in größeren Zentren zu einem Routineeingriff mit einer post operativen Letalität von weit unter 5% werden lassen. Die Prognose ist auf Grund der frühzeitigen lymphogenen Metastasierung schlecht. Die mediane Überlebenszeit ist deutlich unter 20 Monaten angesiedelt. An rein palliativen operativen Verfahren kommen galleableitende bzw. die Magendarmpassage wiederherstellende Verfahren (Gastroenterostomie-Techniken bzw. bilio-digestive Anastomosierungen) zum Zuge.

Colorektales Karzinom:
Inzidenz circa 20/100 000 pro Jahr. Im Bereich der colorektalen Karzinome ist eine Tendenz hin zum Colonkarzinom und dort eine Verlagerung auf das rechtsseitige Hemicolon zu verzeichnen. Die Ergebnisse hinsichtlich der Langzeitprognose colorektaler Karzinome wurden jüngst von der Studiengruppe Colorektales Karzinom (SGKRK) unter Einbeziehung 307 klinischer und 192 pathologischer Items veröffentlicht. Die postoperative 5-Jahres-Heilung liegt bei 45%. Circa 1 100 Patienten gingen in diese Studie ein. 199 (18%) Patienten mußten notfallmäßig wegen akuten Darmverschlusses, schwerer Blutung oder gar Perforation operiert werden. Diese Zahlen untermauern die Wichtigkeit der Früherkennung dieses Karzinoms. Aufgrund der langen Lymphabflußwege, des relativ langsamen Wachstums und der weiter unten aufgeführten anatomischen Besonderheiten im kleinen Becken kann bei der Früherkennung eine relativ gute Prognose gegeben werden. Die 5-Jahres-Überlebensrate für TNM-Stadium I liegt bei über 80%, im Stadium II noch über 70%. Im Stadium IV, dem ausgebrochenen und in die Umgebung infiltrierend und metastasierend wachsenden Karzinom beträgt die Überlebensrate knapp 30%. Unter elektiven Bedingungen liegt die perioperative Letalität unter 3%, obwohl dieses Karzinom ein klassisches Alterskarzinom darstellt.

Für das Colorektale Karzinom gelten folgende operative Standards:
1. Radikale Resektion mit zentraler Gefäßligatur
2. No-touch-isolation. Auf Grund der Gefäßversorgung gilt folgendes Procedere als Standard:
1. Für das Coecum- bzw. Ascendens-Karzinom: Die Hemicolektomie rechts unter radikaler Absetzung der arteria ileocolica und arteria colica dextra. Anschließend Reanastomisierung durch eine Ileotransversostomie.
2. Für das Karzinom des Colon Transversum gilt radikuläres Absetzen der arteria colica media und anschließende Ascendodescendostomie. Bei flexurnahem Sitz kann diese Technik durch eine entsprechende Hemicolektomie erweitert werden, so daß unter Umständen eine Ileorektostomie resultiert.
3. Für das Descendens- und Sigmakarzinom wird die Transversorektostomie durchgeführt.
4. Bei tieferem Sitz im rektumnahen Sigma wird die Sigma-Rek-

tumresektion mit einer Descendorektostomie durchgeführt. Obligatorisch ist also immer die Resektion in Beziehung zu den Gefäßen, wobei sich die Gefäße – vereinfachend – für das rechte Hemicolon aus der arteria mesenterica superior und für das linke Hemicolon aus der arteria mesenterica inferior herleiten. Beide Flußsysteme stehen über die Riolansche Arkade in Verbindung.

5. Beim Rektumkarzinom ist die radikale Resektion unter Absetzen der Paraproktien hart an der Beckenwand Standard. Die Resektion und Entnahme der LK-Stationen entlang der arteria rectalis superior und mesenterica inferior.

In über 80% kann heute durch rasanten Fortschritt auf dem Gebiet der Stapler-Anastomosierung eine Kontinenzerhaltung erzielt werden. Die Grenzlamellen des Beckens, wie die Waldeyersche Faszie werden von den Karzinomen fast immer respektiert und stellen echte Tumorbarrieren dar.

Selbst tiefe, knapp oberhalb des Sphinkters liegende Karzinome können unter Bildung einer sogenannten colo-analen Anastomose gebenenfalls mit Pouchbildung noch kontinenzerhaltend exstirpiert werden. Nur bei ausgedehnten, den Sphinkter erfassenden Karzinomen oder bei vorbestehender Inkontinenz muß auch heute noch eine abdominoperineale Rektumamputation unter Anlage eines Sigma-Stomas durchgeführt werden. Durch eine Vielzahl verschiedener Applikatoren, Pflegemaßnahmen und stomatherapeutischer Führung ist jedoch heute diese extrem sozial stigmatisierende Situation entschärft. Die meisten Patienten kommen damit gut zurecht.

Als Beispiel für die breite chirurgische Palette bei Karzinomen im Bereich der Allgemeinchirurgie wurden Problematik, Standards und differente Ergebnisse dargestellt. Im Bereich anderer bösartiger Erkrankungen ist die Chirurgie in ein multimodales Therapiekonzept eingebettet wie zum Beispiel beim Schilddrüsencarzinom oder der großen Gruppe der malignen Weichteilgeschwülste. Im Bereich der zukünftigen ganzheitlichen Medizin wird die Chirurgie weiterhin einen hohen Stellenwert einnehmen. Der Krebs geht aufs Ganze, und in unserer inneren Haltung müssen auch wir lernen aufs Ganze zu gehen – aber immer in tiefer Demut vor dem Mysterium der Krankheit.

Organisches Germanium

Ein Beitrag von Dr. med. Wolfgang Fischer

Therapiekurzinformation:

Organisches Germanium ist ein Halbleiter. Es stärkt das Immunsystem, fördert die Sauerstoffversorgung und Entgiftung des Körpers und schützt vor den Folgen schädlicher Strahlung. Organisches Germanium kann in Tablettenform oder flüssig als Nahrungszusatz eingenommen werden. In Deutschland ist organisches Germanium jedoch nicht als Fertigarzneimittel erhältlich. In anderen Ländern wird Germanium als adjuvante Maßnahme bei Krebs verabreicht.

Grundlagen:

Organisches Germanium ist ein Halbmetall, das überall im Boden vorkommt. 1886 wurde es von dem deutschen Chemiker Clemens Winkler entdeckt, und bis in die dreißiger Jahre befaßten sich Forscher mit den mikrobiellen, medizinischen und botanischen Auswirkungen von Germanium. Erst Anfang der fünfziger Jahre gewann Germanium an Bedeutung, als seine Halbleitereigenschaften für die Elektronikindustrie erkannt wurden. Es wird eingesetzt in Solarzellen, Legierungen in der Zahnmedizin, in der Lasertechnik, der Chips-Produktion und vieles mehr. Der japanische Forscher Dr. Kazuhiko Asai erkannte als Erster den therapeutischen Wert von organischem Germanium. Untersuchungen wiesen auf, daß ein großer Anteil von Germanium in japanischer Kohle vorkam. Asai vermutete, daß der Germaniumanteil auf die Pflanzen und nicht auf die Kohle umgebende Erde zurückzuführen war. Deshalb stellte er eine Versuchsreihe auf, in der er den Germaniumanteil in Pflanzen untersuchen ließ. Germanium fand sich in allen Pflanzen jedoch zu besonders hohen Anteilen in allen Heilpflanzen, wie zum Beispiel den traditionellen chinesischen Heilpflanzen wie Ginseng, Aloe, Schwarzwurz und Knoblauch. Deshalb folgerte er, daß Germanium bei der Photosynthese, der Pflanzen eine maßgebliche Rolle spielt. Die Asaigruppe machte es sich daher zur Aufgabe, die bisher anorganische Germaniumverbindung aus Kohle in eine organische Form zu bringen. 1987 gelang Asai die synthetische Herstellung einer wasserlöslichen organischen Germaniumverbindung. In Tokio gründete Dr. Asai die Germanium-Klinik, wo ausschließlich organisches Germanium als Therapeutikum verabreicht wird. Seitdem gibt es eine große Bandbreite von therapeutischen Einsatzmöglichkeiten von Germanium. Über die Grenzen Japans hinaus wurde organisches Germanium Gegenstand wissenschaftlicher Forschungen. Das Hauptgewicht liegt heute im onkologischen Bereich. Laut Forschungsergebnissen ist organisches Germanium ungiftig und frei von Nebenwirkungen. In seiner festen Form ist es ein Kristall. Aufgrund seines Aufbaus, der kristallinen Struktur und der Halbleitereigenschaft, die bewirkt, daß Elektronen aufgenommen und wieder abgegeben werden können, erfüllt organisches Germanium eine Vielzahl von Eigenschaften. Es steigert die Sauerstoffversorgung im Körper, es bindet säuernde Wasserstoffionen, die die Tendenz haben, Zellen zu zerstören. Es bindet freie Radikale und entgiftet das Blut und den Gesamtorganismus. So werden selbst Umweltgifte wie die Schwermetalle Quecksilber und Cadmium durch Germanium gebunden und ausgeschieden. Da organisches Germanium ein Halbleiter und kein Metall ist, kann es sich im Körper nicht ansammeln. Nach circa 20 Stunden wird es restlos aus dem Körper ausgeschieden und mit ihm die giftigen Substanzen. Desweiteren stärkt Germanium das Immunsystem, eine Grundvoraussetzung in der erfolgreichen Krebstherapie.

In dem Buch »Organisches Germanium, Eine Hoffnung für viele Kranke«, Semmelweiß Verlag 1986 Hoya, erklärt Dr. Kazuhiko Asai die Wirkungsweise der organischen Germaniumanwendung bei Krebs mit folgenden Worten: »Ein chinesisches Sprichwort sagt: »Zünde lieber eine Kerze an, als im Dunkel zu jammern,« und Dunkelheit herrscht noch immer in der Welt hinsichtlich Krebs und anderen hartnäckigen Krankheiten. Ich versuche, mit organischem Germanium eine Kerze brennen zu lassen.«

Im weiteren spricht Dr. Kazuhiko Asai über die Quelle allen Lebens, den Sauerstoff. Und er fährt fort: »Wiederum, bedenkt man die Tatsache, daß Sauerstoff die Quelle allen Lebens ist, so wird die schädliche Wirkung von Sauerstoffmangel umso verständlicher. Der international berühmte deutsche Wissenschaftler Dr. Otto Warburg stellt in seiner These über Krebs klar heraus, daß das Wachstum von Krebszellen primär dem Sauerstoff-Defizit der Zellen zuzuschreiben ist. Da die normalen gesunden Zellen aerobisch sind, ändert ungenügende Versorgung mit Sauerstoff die Struktur dieser Zellen, die eine Reihe anormaler Reaktionen entwickeln, um unter den veränderten Bedingungen zu überleben. Die Zellen beginnen zu entarten und werden dann anaerobisch. Die Kerne der so veränderten Zellen sind genaue Repliken der Kerne maligner Krebszellen.«

Ein Artikel aus dem Medical Tribune vom 8. 11. 73 scheint die Warburg-Theorie über die Bildung von Krebsgeschwüren zu stützen. Er fährt dahingehend fort, daß die Theorie von verschiedenen Seiten angegriffen, jedoch von einer Anzahl namhafter Forscher unterstützt wird, die sagen, Krebs könne unter Kontrolle gebracht werden, wenn verhindert wird, daß es wegen fehlenden Sauerstoffs zum Absterben der Zellen kommt. Waltenburg von der Universität Minnesota stimmt der Theorie ebenfalls zu, wenn er sagt, daß Antioxydationsmittel die Bildung von Lungenkrebs hemmen können. Bei der Verwendung von Germanium bei 20 Lungenkrebspatienten erfolgte fast völlige Genesung.

Zur obigen Theorie gehört auch eine kürzliche Entdeckung von Prof. Hans Seyle, der Medizinischen Fakultät der Universität Montreal. Er deckte auf, daß bei leicht reduzierter Blutzufuhr zu einem lebenden Organ durch leichtes Abbinden der Blutgefäße dieses krank wird. Die geringere Blutzufuhr reduziert die Zufuhr von Haemoglobin als Sauerstoffträger und führt so zu Sauerstoffmangel und schließlich zu Morbidität.

Ein weiterer Schlüssel zum Verständnis der Natur des Krebses als besondere Krankheit ist die Vorstellung als bestimmtem Zustand des menschlichen Wesens als nichts anderes denn organische Masse. Das Verständnis der Natur des Menschen ist daher wesentlich für die Behandlung jedweder Krankheit. Bei der Frage »Was ist Materie?« im Bereich des begrenzten menschlichen Wissens hat die moderne Physik bestätigt, der Mensch ein Aggregat winziger elektrisch geladener Partikel ist. In der modernen Quantenphysik wird daher eine Krankheit als »Störung« im Aggregat der elektrisch geladenen Partikel, die den Elektronen nahestehen, interpretiert. Darum ist eine dynamische Wirkung des Elektrons nötig, um die »Störung«

zu korrigieren. Dies hier ist nun der Bereich, wo Germanium als typischer Halbleiter eine lebenswichtige Rolle spielt. Die Elektronen des Germanium-Atoms weisen einzigartige Eigenschaften wie kein anderes Atom auf. Von seinen 32 Elektronen tendiert jedes der vier in der äußeren Wand dahin aus dem Umlauf auszubrechen, wenn es Atomen anderer Substanzen nahekommt; durch dieses Merkmal war die Elektronikindustrie in der Lage, Germanium als Verstärker in Transistoren und als Gleichrichter in Dioden zu verwenden. Der lebende Körper ist eine Masse winziger elektrischer Partikel und jedes Organ der Körperfunktionen hat seine eigene Massekonzentration dieser Partikel. So hat also jedes auch ein eigenes vorbestimmtes elektrisches Potential. Da Krankheit auftritt bei Störung dieses Potentials, dieses Potential eines erkrankten Organs unterscheidet sich von dem eines gesunden), so muß das Potential des betroffenen Organs auf sein normales Niveau gebracht werden, um die Krankheit wirksam zu heilen. Durch seine im Körper ähnliche Wirkung wie seine Halbleiterwirkung in der Elektronik dient Germanium dazu, dieses Potential zu normalisieren und die Krankheit zu heilen. Bei Krebs ist bekannt, daß das Potential der Krebszellen deutlich anders als das gesunder Zellen ist. Das Potential an der Krebszellenwand ist hoch und variiert sehr stark - ein Faktor, der vielleicht der Tatsache zugeschrieben werden kann, daß Krebszellen sich so rasch vermehren.

Wird Germanium oral verabreicht oder injiziert, so entzieht es den Krebszellen Elektronen und reduziert auf diese Weise ihr elektrisches Potential Biochemisch ausgedrückt bewirkt Germanium eine entwässernde Reaktion und hebt schließlich die Aktivität der Krebszellen auf. Durch diesen Mechanismus wird auch die Bildung von Metastasen verhindert. Andere Daten haben ergeben, daß bei Verabreichung von Germanium in ausreichender Menge die Strahlenkrankheit als Folge der Bestrahlungsbehandlung verhindert werden kann. Radioaktive Strahlen sind Gammastrahlen und senden Elektronen aus, die die Krebszellen und -gewebe zerstören. Leider aber zerstören sie gleichzeitig auch Erythrozyten und Leukozyten und haben dadurch den Tod von Patienten verursacht, die ihnen zu lange ausgesetzt waren. Neuere Daten zeigen jedoch, daß sich die Germanium-Atome sicher an die Erythrozyten anhängen und diese vor den ankommenden Elektronen schützen, indem sie sie um das Atom herum ablenken.

Eine weitere seiner Halbleitereigenschaft zuzuschreibende Wirkung zeigt Germanium in Verbindung mit Krebs, nämlich die völlige Beseitigung von Schmerzen, auch bei Zahnweh, Operationen etc. Der Schmerz ist ein Signal an das Gehirn. Elektronen werden über die Nervenzellen vom Ort der Schmerzen freigesetzt und zum Gehirn geschickt, von wo sie als Schmerz empfunden werden Die konventionelle Anästhesie dient zur zeitweisen Hemmung der Elektronenbewegung, sodaß wir den Schmerz nicht spüren, und Germanium, in ausreichender Menge verabfolgt, tut dasselbe, da seine Halbleitereigenschaft die Elektronenbewegung durch die Nervenzellen stoppt. Anders jedoch als bei der Anästhesie kann es fortlaufend über längere Zeit ohne Nebenwirkungen eingenommen werden.

Da ich vom Fehlen der Nebenwirkungen spreche, kann auch gesagt werden, daß dieses Merkmal zu einem weiteren Lob auf die Anwendung von Halbleitern in der medizinischen Behandlung beiträgt. Physiologisch ist es sehr angenehm, daß Germanium ein Halbleiter und kein Metall ist und sich daher im Körper nicht ansammeln kann. Da auch Blut und Zellen ihre eigenen Halbleitereigenschaften besitzen, stoßen sie Germanium wegen der ihnen innewohnenden elektrischen Eigenschaften ab. Dies ist derzeit eines unserer Hauptprobleme, daß die jetzige Germanium-Verbindung vom Körper so schnell wieder ausgeschieden wird, und wir bemühen uns um eine Verbindung, die längere Zeit im Körper verbleibt.

Es ist hier schwierig, alle medizinischen Eigenschaften von Germanium wissenschaftlich zu erklären. Heute sind zehntausende von Medikamenten in Gebrauch, von denen nicht eines Halbleitereigenschaften ausnutzt. Ich glaube, sie werden eines Tages eine Hauptrolle spielen und eine Revolution in der medizinischen Behandlung mit sich bringen.

Verhinderung von Metastasenbildung

Seit langem wird von Krebsforschern die Heilung für möglich gehalten, wenn der Primärherd entfernt wird. Dies ist jedoch nicht so einfach, wie es klingt, da die Krebszellen ins Blut gelangen und überall im Körper Metastasen bilden oder wandern. Ärzte, die mit Germanium arbeiten, haben aber wiederholt bestätigt, daß Patienten, die Germanium erhalten, praktisch keine Metastasen aufweisen. Dies allein ist ungeheuer neu bei der Krebsbehandlung, da Krebs bei Verhinderung der Metastasenbildung durch massive Angriffe auf den Primärherd gestoppt werden kann.

Obwohl bekannt ist, daß die Entwässerungstätigkeit von Germanium eine hemmende Wirkung auf das Wachstum von Krebszellen hat und eine wichtige Rolle bei der Verhinderung der Metastasenbildung spielt, und genaue Einzelheiten eines Mechanismus noch nicht bekannt. Ein wichtiger Schlüssel hierzu wird aber von Dr. Haruo Sato der Universität Tohuku, einer Autorität für Krebsmetastasen, geliefert. In einer Dokumentation, die er in der Japanischen Gesellschaft für Krebsbehandlung vorlegte, weist er darauf hin, daß Krebszellen, die ins Blut gelangen, zunächst noch in Bewegung bleiben. Entwickelt sich eine pathologische Veränderung in den Blutgefäßen, so setzen sie sich an der Gefäßwand fest um schließlich zu infiltrieren und nach außen durchzuwuchern. Sekundäre Tumore können verhindert werden, indem die Zellen keine Möglichkeit finden, sich an der Gefäßwand festzusetzen.

Basierend auf Dr. Sato's Theorie ist eine plausible Erklärung der Funktionen von Germanium möglich, daß nämlich die Bildung von Metaslasen verhindert wird durch einen erhöhten Sauerstoffgehalt im Körper und die damit verbundene Herabsetzung der Viskositat des Blutes mit Erleichterung des Fließens. Hydrodynamisch gesehen fließen die Krebszellen als Fremdkörper weiter im Blut, ohne beiseite geschoben zu werden, bis sie schließlich die Kapillaren erreichen, wo sie oxydiert und durch die entwässernde Tätigkeit von Germanium zerstört werden. Diese Erklärung ist hypothetisch und muß noch untersucht werden, doch ist sie angesichts der Tätigkeit von Germanium nicht so unwahrscheinlich.

Die aus unseren Laborversuchen und den klinischen Beobachtungen zu schließende Erkenntnis untermauerte die Theorie, daß sich Krebs aufgrund von Sauerstoffmangel entwickelt. Das zeigt auch, daß die hohe Wirksamkeit von Germanium bei der Behandlung von Lungen- und Leberkrebs so seiner Aktivität im gesamten Blutstrom, der durch diese Organe fließt, zuzuschreiben ist.

Im ersten Experiment spritzte man einer Gruppe von 5 Mäusen subkutan Krebszellen nach Verabreichung von Germanium in wäßriger

Lösung. Eine Kontrollgruppe erhielt die gleiche Injektion ohne Germanium. Die subkutane Injektion von Krebszellen zum Induzieren von Krebs bei Mäusen ist eine allgemein praktizierte Methode im Krebsforschungsinstitut. Die Mäuse entwickelten alle Krebs außer jenen fünf, die vorher Germanium erhalten hatten. Zwei weitere Versuche verliefen gleich.

Organotherapie mit NeyTumorin

Ein Beitrag von HP Dr. med. vet. Gottfried. Knecht

Therapiekurzinformation:

Beim Krebsgeschehen gerät die erkrankte Zelle aus dem harmonischen Stoffwechselgleichgewicht. Die Kommunikation der malignen Zelle findet lediglich mit dem Zellkern statt. Die gesunde Zelle nimmt dagegen ihre Umwelt zusätzlich in Form von extrazellulären Signalstoffen wahr. Die Organotherapie mit NeyTumorin setzt genau an diesem Punkt an. Hier werden stark von ihrer Antigenität reduzierte zytoplasmatische Substanzen gesunder, heterologer Zellen dazu verwendet, die Tumorzelle für extrazelluläre Signalstoffe und damit für natürliche Regulationsmechanismen zugänglich zu machen. NeyTumorin ist ein aus Thymus, Leber, Plazenta und anderen Organfaktoren gewonnenes Mischpräparat und kann mit anderen Therapiemaßnahmen kombiniert werden, wie zum Beispiel mit der intravenösen-hyperbaren Sauerstoff-Ozon Bluttherapie. (Siehe auch den Beitrag »Ozontherapie«)

Grundlagen:

Die mit den klassischen Therapiemaßnahmen Stahl-, Strahl- und Chemotherapie bei Krebserkrankungen erzielten Erfolge stagnierten in den letzten Jahren trotz erheblicher finanzieller und technischer Aufwendungen in Wissenschaft und Forschung. Diese Feststellung schmälert nicht die Fortschritte, die bei der Behandlung einiger spezieller Tumorarten, wie z.B. der akuten lymphatischen Leukämie bei Kindern erzielt werden konnten. Hingegen sind bei den statistisch gesehen dominierenden Tumorarten, wie dem Bronchial-, Mamma- und Kolonkarzinom die Therapieerfolge eher ernüchternd. Dies hat dazu geführt, daß heutzutage selbst in der konventionellen Medizin auf biologische Krebsmittel zurückgegriffen wird, die an verschiedenen Angriffspunkten das multifaktorielle Krebsgeschehen beeinflussen. So kommen vermehrt Präparate zur Anwendung, welche die

Tumorzellen oder tumorassoziierte Antigene verändern, das körpereigene Immunsystems stärken oder direkt zytotoxisch auf Tumorzellen wirken. Diese vielfältig wirksamen Arzneimittel werden »Biological Response Modifiers« genannt.

NeyTumorin: Mit der Tumorzelle im Gespräch

Ein typischer Vertreter dieser Gruppe ist das Handelspräparat NeyTumorin, dessen therapeutische Einsatzmöglichkeiten hier dargestellt werden sollen. NeyTumorin ist ein ganzheitlich – die wichtigsten Organe und Steuermechanismen des immunologisch verantwortlichen Systems betreffendes – regenerierendes und vitalisierendes Therapeutikum, das auf makromolekularer, zellbiologischer Basis zur Wirkung kommt. Besonders zu nennen ist die Tatsache, daß bei fachgerechter Anwendung Unverträglichkeiten so gut wie auszuschließen sind. Das Präparat setzt sich aus hochgereinigten Peptidfaktoren zusammen, die aus xenogenem Gewebe isoliert wurden.

Diese Wirkstoffmischung weist mehrere antitumorale Prinzipien auf:

1. der Stoffwechsel von Tumorzellen wird selektiv inhibiert,
2. maligne Zellen erhalten einen Differenzierungsstimulus in Richtung Normalzelle und
3. zytotoxische Effektorzellen werden gegen synergene Tumorzellen stimuliert.

Das bedeutet, daß das aus Thymus, Leber, Plazenta und anderen Organfaktoren gewonnene Mischpräparat in der Lage ist, die Tumorzelle in ihrem Wachstum einzuschränken. Die regulativen Signalstoffe der eigenen Körperzellen werden nunmehr durch NeyTumorin ersetzt. Erst diese werden von der Tumorzelle als fremdartig akzeptiert, was dazu führt, daß wieder eine Kommunikation zwischen Zellkern und extrazellulären Signalstoffen von umliegendem Gewebe stattfindet.

Für die Tumorbehandlung werden somit wünschenswerte Prozesse aktiviert. Unter anderem werden die Peyer'schen Plaques stimuliert, das hämopoetische System regeneriert und aktiviert, unreif sich teilende Zellen mit anaerobem Stoffwechsel in ihrem Wachstum gehemmt und die Natürliche Killer- (NK)- und T-Helferzellen-Produktion meßbar verstärkt. Zusätzlich findet eine direkte Beeinflussung der Hypophyse statt, die das zentrale Steuerzentrum hormoneller Regulation ist.

Klinische Studien:
Neben Grundlagenversuchen liegen eine Reihe von klinischen Studien mit NeyTumorin vor. Dort konnte nachgewiesen werden, daß die analgetische und antiemetische Wirkung von NeyTumorin in erster Linie auf die Stimulierung und Revitalisierung mesenchymaler- und zentraler Gewebe zurückgeführt werden kann. So wurde bei Patienten mit Plasmozytom-Stadium III A, bei denen vor Beginn der Therapie die maximale Lebenserwartung 6 Monate betrug, eine Überlebenszeit von bis zu 2 Jahren erzielt. Bei den Patienten handelte es sich um eine Negativauswahl, da der Tumor gegenüber einer chemotherapeutischen Behandlung resistent war, und darüber hinaus die Patienten an einer Knochenmarkinsuffizienz litten.

Auch bei Kolonkarzinom, Stadium Duke-B und Duke-C post operationem wurde NeyTumorin erfolgreich eingesetzt. So konnte in der Therapiegruppe bei lediglich 15% der Patienten ein Rezidiv innerhalb von 36 Monaten festgestellt werden, während dies in der Kontrollgruppe bei 45% der Fall war. Während alle Patienten der Therapiegruppe in dieser Zeit überlebten, verstarben in der Kontrollgruppe 20%.

Beim generalisiert metastasierenden Mammakarzinom wurde durch NeyTumorin in der Mehrzahl der Fälle ein Stillstand des Tumorgeschehens und teilweise auch eine Verbesserung nachgewiesen. Darüber hinaus verbesserte sich das subjektive Befinden bei 67% der Patienten, und bei 84% konnte die Kachexie gestoppt oder gar eine Gewichtszunahme erzielt werden.

Kombinationstherapie:
Der Einsatz von NeyTumorin kann darüber hinaus in Kombination mit anderen therapeutischen Maßnahmen zur Verbesserung der Lebensqualität und zur Verminderung von Nebenwirkungen beitragen. So können die leidlichen Begleiterscheinungen der Zytostatika-Therapie, wie Erbrechen, Appetitlosigkeit, Schwindelgefühl und Haarausfall vermindert werden. Beim Mamma-, Kolon- und nichtkleinzelligem Bronchialkarzinom wurden solch typische Nebenwirkungen deutlich reduziert. Parallel zur Verbesserung der Lebensqualität wurden aufgrund der Kombinationsbehandlung ebenso beachtliche Lebenszeitverlängerungen erreicht.

Hinweis:
Die mit NeyTumorin erzielten Therapieerfolge können nicht auf Präparate ähnlicher Provenienz übertragen werden, da dem patentierten Herstellungsverfahren eine entscheidende Bedeutung für die Isolierung der aktiven Substanzen zukommt.

Organotherapie mit Thymusextrakten

Ein Beitrag von Dr. med. Britta Knoll

Therapiekurzinformation:

Die Therapie mit Thymusextrakten stützt sich auf wissenschaftliche Erkenntnisse, die sich auf die Funktion der Thymusdrüse im menschlichen Körper beziehen. Thymusextrakte können tierischen Ursprungs sein oder auch synthetisch hergestellt werden. In regelmäßigen Abständen wird das Thymusektrakt ambulant injiziert. Die Mindestmenge liegt bei 15 Injektionen. Dadurch wird die körpereigene Abwehr gestärkt und das Tumorwachstum behindert. Die Therapie ist gut verträglich und nahezu nebenwirkungsfrei. Sie eignet sich besonders als ergänzende Maßnahme zu anderen Therapieformen. Die Krankenkassen zahlen diese Therapie nur, wenn sie vom Arzt ausreichend begründet werden kann.

Grundlagen:

Die Thymusdrüse ist ein Organ, über dessen physiologische Bedeutung lange Zeit Unklarheit herrschte. Bekannt war lediglich die anatomische Lage, hinter dem Brustbein, und daß sie bereits ab dem 25sten Lebensjahr zu schrumpfen beginnt und die Funktion als »Schule der immunologischen Abwehr« mehr und mehr verliert. Erst 1938 gelang dem Schweden Sandberg der Durchbruch in der Thymusforschung und ihrer Nutzbarmachung für therapeutische Zwecke. Sein als »THX« bezeichneter Gesamtfrischextrakt aus der Thymusdrüse wird in der Bundesrepublik seit 1975 mit großem Erfolg bei guter Verträglichkeit am Patienten eingesetzt. Sandberg konnte bei 80 000 behandelten Patienten eine signifikante Herabsetzung der Krankheitsanfälligkeit belegen. Er bewies damit, daß die regelmäßige Anwendung von Thymusextrakt vor allem bei chronischen Krankheiten sowie bei bösartigen Geschwulsten ein bewährtes Immuntherapeutikum ist. 1966 entdeckte der Amerikaner Goldstein das Hauptthymushormon »Thymosin«. Inzwischen lassen sich aufgrund der modernen immunwissenschaftlichen Techniken über 20 aktive Thymuspeptide isolieren, von denen wiederum fünf eingehend untersucht wurden.

Die Ergebnisse untermauern, was Krebstherapeuten bei der Anwendung von Thymusextrakten schon lange beobachteten und dokumentierten:

1. **Die Thymusdrüse ist das wichtigste Organ der körpereigenen Abwehr.** Ohne sie ist ein Überleben nicht möglich. Ist ihre Funktion unzureichend, kann dies durch Zufuhr entsprechender Thymuswirkstoffe ausgeglichen werden.
2. **Mit steigendem Alter und zunehmendem Abbau der Thymusdrüse sowie bei Krebskranken kommt es zu einem Immundefizit,** welches sich lebensverkürzend auswirken kann, wenn keine immunrestaurative Behandlung durchgeführt wird. Das ist insbesondere der Fall, wenn durch die Diagnosestellung und aggressive schulmedizinische Vorbehandlungen die Abwehr des Kranken nahezu völlig zum Erliegen kommt.
3. **Die sehr komplexen immunologischen Auswirkungen zugeführter Thymusextrakte beinhalten eine Steigerung der Lymphokin- und Interferonproduktion,** eine Aktivierung ruhender Knochenmarksabwehrzellen sowie eine Verbesserung der Differenzierung und zytotoxischen Wirksamkeit der T-Lymphozyten.

Die Thymusfaktoren sind also nicht nur am Ort der Sekretion, sondern auch in der Peripherie, d.h. in Blut, Knochenmark, Leber, Milz, Haut, Nerven- und Lymphsystem wirksam und für die Reifung und Funktion des T-Zellsystems verantwortlich. Meßbar ist dies beispielsweise in der Haut durch einen Stempeltest oder über das Blut mit der Durchflußzytometrie.

Thymustherapie in der Praxis:
Die Vorgeschichte und das aktuelle Beschwerdebild des Patienten geben bereits wichtige Hinweise auf die Notwendigkeit einer Thymustherapie. Ist es nach Überhandnehmen schädlicher Einflüsse (z.B. genetische Faktoren, Viren, Fehlernährung und Dauereinwirkung von Toxinen) und Versagen körpereigener Reparaturmechanismen zu einer manifesten Tumorerkrankung gekommen, so darf eine massive Immunstörung unterstellt werden. Verstärkt werden die Thymus-

ausfallserscheinungen durch schwere Krebsoperationen, Bestrahlung, Chemotherapie sowie im Falle einer unbeherrschbaren Krebsaktivität. Auch bei primär kurativer Behandlung und erreichter Remission leiden viele Patienten an allgemeiner Körperschwäche und Abgeschlagenheit, Infektanfälligkeit gegenüber Bakterien, Viren und Pilzen und häufig an Depressionen aus Angst vor einem Rückfall. Sie bedürfen alle einer ganzheitlichen, langfristig begleitenden und umfassenden biologischen Nachsorge/Behandlung, deren integraler Bestandteil die Substitution mit Thymusextrakten ist.

Deren kunstgerechte Durchführung ist wiederum entscheidend für den Behandlungserfolg, wobei dieser nicht allein an der rezidivfreien bzw. Gesamtüberlebenszeit zu erkennen ist, sondern vor allem auch an der verbesserten Lebensqualität!

Nach Feststellung des T-Zell-Defizits erfolgt die Auswahl des Thymuspräparates, wobei ich persönlich den Thymusfrischextrakt nach Sandberg bevorzuge. Hätte sich diese Präparation nicht über Jahrzehnte bewährt, wäre das echte THX längst vergessen und durch Fertigpräparate der Pharmaindustrie ersetzt worden. Nur hier ist die direkte Kontrolle der Spendertiere und des Herstellungsprozesses durch den Therapeuten gewährleistet. Bei dem aufwendigen, aber schonenden Herstellungsverfahren wird jegliche Denaturierung durch Trocknung, Tiefgefrieren oder chemische Zusätze vermieden. Die eventuell allergisierenden Zellmembranbestandteile werden entfernt, so daß nur die hochaktiven niedermolekularen Thymuswirkstoffe verbleiben, die in aller Regel hervorragend vertragen werden. Eine Gefährdung durch tierische Erkrankungen ist durch strenge Kriterien bei der Haltung, Auswahl und das sehr jugendliche Alter der Kälber weitestgehend ausgeschlossen. Dafür sorgt auch die tierärztliche und gesundheitsamtliche Aufsicht.

Letzteres gilt für alle auf dem Markt befindlichen Thymusprodukte; inwieweit aber auch alle hochgereinigten, isolierten und z.T. synthetischen Thymuspräparate die volle biologische Wirksamkeit haben, bedarf weiterer Prüfungen.

Therapie

Die Durchführung der Thymustherapie erfolgt ambulant am besten mit täglichen Injektionen in den Gesäßmuskel. Krebspatienten benötigen mindestens 15 Injektionen. Diese Intensivtherapie sollte in Abhängigkeit vom Verlauf der Erkrankung, dem Befinden und Ansprechen des Patienten in regelmäßigen Abständen erfolgen (1/4- oder 1/2-jährlich oder später 1 x jährlich). Der Patient kann in dieser Zeit seinen Tätigkeiten ungehindert nachgehen.

Klinisch lassen sich die Therapieeffekte auf folgenden Nenner bringen:

1. Das subjektive Befinden des Patienten bessert sich.
2. Schmerzen lassen nach oder entstehen erst nicht.
3. Oft wachsen der Tumor und seine Metastasen nicht weiter oder gehen zurück.
4. Folgeschäden aggressiver Therapien werden gemildert oder verhindert.
5. Laborwerte und Tumormarker bessern sich meist.
6. Thymustherapie ist praktisch nebenwirkungsfrei und kombinierbar mit vielen anderen Therapiemethoden.

Gerade wegen der in den letzten Jahren zunehmenden Tumoraggressivität und Progressionsneigung ist eine regelmäßige Ergänzung sinnvoll eingesetzter schulmedizinischer Methoden notwendig. Die bewährten immunbiologischen Aufbau- und Regenerationstherapien, von denen die Thymus-Substitution eine der Wichtigsten ist, bieten sich dafür an.

Ausblick

Angesichts der Tatsache, daß bereits jeder dritte Bundesbürger im Laufe seines Lebens an Krebs erkrankt und laut Statistik jeder Vierte an Krebs verstirbt, müssen wir die enorme gesundheitspolitische Bedeutung hilfreicher adjuvanter Therapien erkennen und würdigen. Natürlich ermöglichen auch sie keine Heilung in 100% der Fälle, doch dürfte der Nutzen durch verminderte Inanspruchnahme von Kur- und Krankenhausaufenthalten, weniger Arbeits- und Erwerbsunfähigkeit, Invalidität und vorzeitige Berentung erheblich sein. Es ist deshalb nicht einzusehen, warum Patienten für derartige Therapien selbst aufkommen sollen. Grundsätzlich ist es so, daß die Krankenkassen fast alle unkonventionellen Heilmittel zur Therapie von Krebs erstatten können. Im Einzelfall und insbesondere bei der Anwendung von THX muß der Arzt schriftlich begründen, daß die vorgesehene Behandlung »notwendig, zweckmäßig und wirtschaftlich« ist. Sollte auch das nicht zum Erfolg führen, kann z.B. die Gesellschaft für Biologische Krebsabwehr e.V. in Heidelberg für rechtlichen Beistand sorgen. Sie verfügt auch bundesweit über Adressen qualifizierter Ärzte in Klinik und Praxis, die eine Thymustherapie bzw. biologische Krebstherapie fachgerecht durchführen können. (Siehe Adresse im Anhang »Wichtige Adressen«)

Orthomolekulare Therapie bei Krebskrankheiten

Ein Beitrag von M.D. Peter Marschner, Arzt

Therapiekurzinformation:

Das Krebsgeschehen geht immer mit einem aus dem Gleichgewicht geratenen Zellstoffwechselmilieu einher. Gerade bei Krebspatienten wird der Mangel respektive der erhöhte Bedarf verschiedenster Nährstoffe diagnostiziert. In der orthomolekularen Medizin macht man sich dieses Wissen zunutze und versucht auf der entsprechenden Ebene, Mangelzustände durch die gezielte Verabreichung von Zusatzstoffen auszugleichen. Die Therapie mit Nahrungsergänzungsstoffen kann somit das Krankheitsgeschehen wirkungsvoll beeinflussen. Das Ziel dieser Therapie besteht in der optimalen Versorgung des Körpers durch entsprechende Nährstoffe. Um bestmögliche Resultate zu erreichen, sollte die Ergänzungsbehandlung immer von einem erfahrenen Therapeuten, unter Berücksichtigung des individuellen Bedarfs und der Krankheit, zusammengestellt und überwacht werden. Nur so lassen sich eventuelle Risiken rechtzeitig erkennen und ungewünschte oder (aus unsachgemäßer Therapie resultierende) schädigende Nebenwirkungen für den weiteren Verlauf der Behandlung vermeiden. Die orthomolekulare Medizin eignet sich als Ergänzung konventioneller und biologischer Therapieformen.

Grundlagen:

Eine wichtige Voraussetzung für die Erhaltung der Gesundheit ist eine ausgewogene, alle benötigten Nährstoffe beinhaltende Versorgung des Körpers. Bis auf die Atemluft entnimmt der Körper alle chemischen Bestandteile, die er für seinen Stoffwechsel benötigt, der zugeführten Nahrung. In der orthomolekularen Medizin beschäftigt man sich intensiv mit den aus der Nahrung gewonnenen chemischen Bestandteilen und deren Zusammenwirken im körperlichen Stoffwechselprozeß. Das Ziel dieser medizinischen Fachrichtung besteht darin, eine optimale Versorgung des Körpers über die gezielte Nahrungsaufnahme zu erreichen. Durch entsprechende Untersuchungen können Mangelzustände oder Überangebote im biochemischen Stoffwechselhaushalt exakt bestimmt werden. Die therapeutischen Maßnahmen bestehen dann in der Umstellung der Ernährungsweise sowie in der zusätzlichen Gabe von Nahrungsergänzungsstoffen wie zum Beispiel Vitaminen, Mineralien, Amino- und Fettsäuren.

Geheilte Krebspatienten

Ernährung und Nahrungsergänzungsstoffe spielen eine wichtige Rolle in der biologischen Krebstherapie. An der Universität von Britisch Columbia, Kanada, untersuchte Professor Foster Spontanheilungen unterschiedlichster Krebserkrankungen. Dabei stellte sich heraus, daß bei 65% der untersuchten Patienten hochdosierte Mengen an Vitaminen und Mineralien verabreicht wurden. Bei 87% der Patienten konnte eine Veränderung der Eßgewohnheiten (zur vegetarischen Seite) beobachtet werden, und 55% unterzogen sich einer Entgiftungskur.

Mehr als Fett – Kohlehydrate und Eiweiß

Unzählige Untersuchungen belegen, daß es nicht ausreicht, nur genügend Eiweiß, Kohlehydrate und Fett im richtigen Verhältnis zu sich zu nehmen. Um sie optimal für den Zellstoffwechsel, den Energiehaushalt, die Steuerung der Körperfunktionen sowie zur Zellregeneration einsetzen zu können, benötigt der Körper Hilfe in Form von Vitaminen und Mineralien. Ist dies nicht der Fall, verkürzt sich die Lebensdauer des Organismus durch zu hohen Verschleiß. Vergleichbar ist dies mit einem Motor, der zwar ausreichend Benzin bekommt, aber selten genügend oder gutes Öl. Hier wie da ermöglicht nur die richtige Mischung eine lange Lebensdauer und eine reibungslose Funktion. Unsere heutige »normale« Ernährung versorgt uns zwar mit viel Energie (Kalorien) aber mit relativ wenig Mineralien und Vitaminen. Selbst »frische« Nahrungsmittel werden lange gelagert, und enthalten meist körperfremde Chemikalien, so daß körperliche Bedürfnisse kaum befriedigt werden können. Um einerseits den Mangel auszugleichen und andererseits körperfremde Substanzen abzubauen, ist der Körper auf entsprechende Zusatzstoffe angewiesen.

Starkes Immunsystem dank ausgewogener Ernährung

Der Bedarf an Vitaminen und Mineralien verstärkt sich bei Krankheit und besonders bei Krebs. Immer mehr Therapeuten sehen die Notwendigkeit, einer »ausgewogenen Ernährung«, die mit der zusätzlichen Verabreichung von Vitaminen und Mineralien bei der Krebsbehandlung einhergehen sollte. Bei Krebspatienten kann immer ein Mißverhältnis der Kalorien- und Nährstoffaufnahme sowie eine beeinträchtigte Darmfunktion diagnostiziert werden. Dies ist mit einer Schwächung des Immunsystems gleichzusetzen. Eine optimale Ernährung und die konzentrierte Aufnahme von Mineralien und Vitaminen trägt so zu einer Aktivierung des Immunsystems bei. Dies erklärt, warum Menschen, deren Immunsystem gut versorgt und intakt ist, nicht an Krebs erkranken, obwohl auch sie während ihres Lebens immer wieder Krebszellen hervorbringen.

Die Dosis und die Mischung macht´s

Kein Stoff für sich allein wird je für die »magische Heilung« einer Krebserkrankung verantwortlich sein. Nur die optimale Kombination der verschiedenartigsten Vitamine, Mineralien usw. kann dazu beitragen sämtliche Körperfunktionen und damit einhergehend die Regenerationsfähigkeit des Körpers zu stärken. Das erklärt, warum sich der therapeutische Nutzen von einzelnen, isoliert untersuchten Vitaminen wissenschaftlich bislang nicht erbringen ließ. Zudem erfordert jedes Krankheitsgeschehen eine individuelle Kombination von Nahrungsstoffen. Der Stoffwechsel einer Person unterscheidet sich von dem einer anderen wie sich ihre Fingerabdrücke unterscheiden: Sie sind für jede Person einzigartig, obwohl sie oberflächlich betrachtet alle gleich aussehen.

Erhöhter Bedarf von Nahrungsstoffen

Nährstoffmangel und seine möglichen Folgen sind:

1. Schlechte Wundheilung bei chirurgischen Eingriffen
2. Behinderung der Eiweiß- und Enzymsynthese,
3. Schwäche,
4. Apathie
5. verkürzte Lebenszeit

Medikamente, die Nahrungsmittelmangel beheben, gibt es nicht, wohl aber optimale Ernährung und die Ergänzungstherapie mit Nährstoffkombinationen.Der Mangel ist schon zur Zeit der Diagnose vorhanden und steigt durch die nachfolgenden Untersuchungen, die Fasten erfordern und den Patienten unter zusätzlichen psychischen Streß setzen. Der Stoffwechsel des Körpers ist durch den Tumor verändert. Er hat bereits einen erhöhten Bedarf an Nahrungsstoffen. Chemo- und Strahlentherapie, Operationen und Narkose bewirken oft verminderte Nahrungsaufnahme, Übelkeit, Erbrechen und mehr Streß. Der Mangel verstärkt sich.

Die Nebenwirkungen dieser Therapien werden größtenteils durch zerstörte Körper- und Krebszellen hervorgerufen. Diese überfluten den Körper. Viele dieser Zellgifte bilden sogenannte freie Radikale. Diese verbrauchen schnell die Reserven schützender Moleküle (Antioxidantien), die der Körper zur Neutralisierung gerade jetzt dringend benötigen würde. Sind ungenügend Antioxidantien vorhanden, wird den freien Radikalen die Möglichkeit zu einer explosionsartigen Ausbreitung im Körper gegeben. Schwäche, Übelkeit, zusätzliche Organschäden und Immunschwäche können die Folge sein, und möglicherweise ist der Grundstein für eine neue Krebserkrankung gelegt.

Antioxidantien und Krebs

Die wichtigsten Antioxidantien sind:
Vitamine A, C, E,
Beta-Karotin,
Selen,
Coenzym Q 10,
Bioflavonoide
Enzyme:
- Glutathionperoxidase,
- Katalase,
- Superoxiddismutase.

Enzyme werden aus den Eiweißbausteinen (Aminosäuren), Vitaminen und Spurenelementen gebildet. Die Antioxidantien wirken in unterschiedlichen Teilen des Körpers und haben teilweise sogar die Fähigkeit sich gegenseitig zu regenerieren. Ein langanhaltender Aminosäuremangel trägt wahrscheinlich zur Krebsentstehung bei. Deshalb spielen Aminosäuren sowohl in der Prävention als auch in der Therapie eine maßgebliche Rolle. Sie können auch einen Mangel an vom Körper selbst gebildeten Antioxidantien zumindest teilweise ersetzen.

Melatonin – ein Superantioxidans?

Eines der stärksten Antioxidantien ist das Melatonin. Es ist ein vom Körper gebildetes Molekül, das problemlos in alle Bereiche des Körpers eindringen kann. Auch bei der Reparatur der Vererbungsstrukturen (DNA) in Körperzellen scheint es beteiligt zu sein. Melatonin wurde in klinischen Untersuchungen in Kombination mit anderen Mitteln erfolgreich eingesetzt. Es führte zur Verbesserung der Überlebens- und Heilungsrate. Melatonin kann in Kapselform eingenommen werden und ist als Handelspräparat z.B. als Melatonel-Plus erhältlich.

Antioxidantien bei Stahl, Strahl und Chemo?

Mancherorts wird befürchtet, daß zusätzliche Gaben von Antioxidantien die Chemo- und Strahlentherapie neutralisieren, bzw. deren Wirkung vermindern. Den Beweis dafür mußte man bislang schuldig bleiben. Gegenteiliges behauptet Patrick Quillin, Vizepräsident für Ernährungsfragen mehrerer großer Krebskliniken in den USA. Er verweist auf Untersuchungen, bei denen die gesunden Zellen die schützenden Moleküle besser aufnehmen und verwerten können als die Krebszellen. Verabreicht man also Antioxidantien vor und während einer Chemotherapie, werden die noch gesunden Zellen sozusagen mit einer »kugelsicheren Jacke« geschützt. Das Immunsystem ist so in der Lage, die Therapie besser zu verkraften, und der Angriff schwächt, wie gewollt, hauptsächlich die Tumorzellen.

Aus meiner Erfahrung lassen sich die unangenehmen Nebenwirkungen der Chemo- und Strahlentherapie durch Verabreichung hoher oraler Dosen von Antioxidantien günstig beeinflussen, insbesondere in Verbindung mit hochdosierten Vitamin-C-Infusionen vor, während oder nach der Therapie.

Studien und Statistiken:

- Vitamin E 1600 IE. täglich eine Woche vor Beginn der Chemotherapie mit Adriamycin erhielten 69 Prozent der Patienten das Haar.
- Die Einnahme von Vitamin B_6, 300mg/Tag, brachte signifikante Erleichterung von Nebenwirkungen der Strahlentherapie.
- Vitamin K, 25 bis 75 mg, plus 10-20 g Vitamin C pro Tag zwei Wochen vor Chemo- oder Strahlentherapie erhöht die tödliche Wirkung auf die Tumorzellen.
- Vitamin B_3 macht strahlentherapieresistente Tumoren bei Tieren behandelbar.
- Entzündliche Veränderungen der Mundschleimhaut lassen das Essen für einige Patienten nach Chemo- und Strahlentherapie zur Qual werden. Mundspülungen mit einer antioxidativen Lösung von Vitamin E, 400 IE. pro ml, mehrmals am Tag, bringen in den meisten Fällen erhebliche Linderung. Bei Bestrahlungsbehandlung von Prostatakrebs können Vitamin E-Zäpfchen zum Schutz des Rektums versucht werden.
- Ergänzende Nährstoffen vor und nach Operationen beschleunigen die Wundheilung, vermindert die Anfälligkeit für Infektionen und verkürzt den Krankenhausaufenthalt.

Beschleunigung des Tumorwachstums durch bestimmte Nährstoffe

Bestimmte Nährstoffe fördern das Tumorwachstum. Folgende Stoffe sollten gemieden werden:

- Raffinierter Zucker zum Beispiel treibt den Blutzucker- und Insulinspiegel kurz nach dem Essen hoch. Hohe Zuckerspiegel führen zur bevorzugten Ernährung der Krebszellen. Hoher Bedarf und Produktion des Hormons Insulin durch Einnahme großer Mengen an Kohlehydraten, insbesondere von raffiniertem Zucker und vielleicht auch Säften, kann zum schnelleren Fortschreiten der Krebserkrankung beitragen.

- Erhöhte Insulinausschüttung, Streß, niedrige Einnahme von Linolsäure und Fischöl (EPA), hohe Einnahme von Linolsäure aus Soja-, Sonnenblumen-, Sesamöl und Fleisch haben ähnliche ungünstige Wirkungen. Sie alle stimulieren bestimmte entzündungsfördernde Hormone (PGE2), die das Immunsystem schwächen und das Tumorwachstum anheizen durch Förderung der Bildung von PAF (Patelet Aggregating Factor). PAF begünstigt die Bildung von Tochtergeschwülsten und beschleunigt das Tumorwachstum über Bildung von Wachstumshormonen.

- Eisenhaltige Vitamin-Mineraltabletten und Nahrung (Fleisch) können sich auch ungünstig auf den Krebspatienten auswirken, wenn er keinen Eisenmangel hat.

Verlangsamung des Tumorwachstums
Die Einnahme von (dreifach ungesättigten) Fettsäuren aus Fisch-, Nachtkerzen- oder Leinsamenöl hat den umgekehrten Effekt der (zweifach ungesättigten) Linolsäure und bremst das Tumorwachstum (durch Begünstigung des PGE 2-Antagonisten PGE 1). Das gilt auch für verminderten Streß und das Essen von Vollkornstärke statt Zucker. Dadurch wird der Blutzucker- und Insulinspiegel niedrig gehalten. Die Gabe des Spurenelements Chrom hilft beim Absenken der Insulinwerte durch Optimierung der Insulinfunktion bei der Zuckerverarbeitung. Quercetin ist wie Vitamin C ein Antioxidans und PAF-Hemmer. All das stimuliert das Immunsystem, vermindert Entzündungen und die Bildung freier Radikale. PAF und Blutplättchenklebrigkeit werden gesenkt und dadurch das Metastasenrisiko vermindert. Ein großes Krebstherapiezentrum in USA verwendet deshalb als Teil der Ernährungstherapie EPA (eikosapentaenoische Fettsäure) aus Fischöl und GLA (Gammalinolensäure) im Verhältnis 4:1.

Ein verlangsamender Effekt auf das Tumorwachstum wurde bei Gabe von Vitamin A, C und D beobachtet.
Vitamin C ist toxisch für Krebszellen. Dieser Effekt wird stark erhöht durch zusätzliche tägliche Einnahme von etwa 1mg Vitamin B 12.

Verlängerung der Lebenszeit durch vorteilhafte Ernährung
Die Überlebenszeit von Patienten mit unterschiedlich bösartigen Krebsarten aller Stadien wurde in einer Studie untersucht. Die erste Gruppe von Patienten erhielt ihre normale Krebsbehandlung, während die zweite Gruppe zusätzlich auf eine spezielle Diät gesetzt wurde und zusätzlich hochdosierte Nahrungsergänzungsstoffe bekam. Die durchschnittliche Überlebenszeit in der ersten Gruppe

lag bei 5,7 Monaten. In der zweiten gab es unterschiedliche Resultate. Etwa 20 Prozent der Patienten sprachen nicht sehr erfolgreich auf die Therapie an, überlebten aber im Durchschnitt trotzdem 75 Prozent länger als die Patienten der ersten Gruppe. Die restlichen 80 Prozent der zweiten Gruppe überlebten aber im Mittel 6 Jahre, zwölfmal länger als Patienten der Gruppe Eins. Insbesondere Patienten mit Krebs an der Gebärmutter, den Ovarien und der Brust blieben im Mittel 10 Jahre am Leben. Es ist anzunehmen, daß es in der zweiten Gruppe auch mehr Patienten gab, die ganz vom Krebs geheilt wurden.

Infiltrationskraft des Tumors

Krebszellen sind bösartig, weil sie Tochtergeschwülste bilden und benachbarte Gewebe infiltrieren können. Zum Infiltrieren produzieren sie sogenannte Proteasen, die eiweißartige Barrieren gesunder Körpergewebe auflösen können. Durch hohe Gaben von Vitamin B_3 (Niacin oder Niacinamid), Vitamin C, und den Bioflavonoiden Quercetin und Catechin kann diese Fähigkeit der Krebszellen vermindert werden.

Blutversorgung des Tumors

Der Tumor muß unentwegt neue Blutgefäße bilden, um wachsen zu können. Bekommt er keine neue Blutversorgung, »hungert« er, bleibt klein und kann von der körperlichen Abwehr leichter überwältigt werden. Die Bildung neuer Tumorblutgefäße kann durch die oben genannten GLA, EPA, Quercetin und zusätzlich durch Rutin, Vitamin E, Zink und auch durch Einnahme von Soya und Knorpel vom Hai oder Rind gehemmt werden. Bei Krebsarten, die keine neuen Blutgefäße zum Wachstum brauchen, wie Leukämien und Lymphome, hat dies wenig Bedeutung.

Verhinderung eines Rückfalls

Auch das Wiederauftreten eines Krebstumors nach konventioneller Reduktionstherapie kann vermindert werden durch erhöhte Gabe von Nährstoffen. Das zeigte zum Beispiel eine Untersuchung von Blasenkrebspatienten. Eine Gruppe dieser Patienten wurde mit den niedrigen »empfohlenen Mengen zur Verhinderung von Mangelerscheinungen an Vitaminen und Mineralstoffen« behandelt. Eine zweite Gruppe bekam hohe Dosen dieser Substanzen. Das Wiederauftreten des Blasentumors nach konventioneller Therapie lag bei der ersten Gruppe bei 90 Prozent, bei den mit hohen Dosen Behandelten nur bei 40 Prozent. Man kann sich vorstellen, daß diese Zahl noch verringert wäre in Kombination mit anderen biologischen Therapien.

Erhöhung der Abwehrfunktion

Auf die Wichtigkeit eines gut funktionierenden Immunsystems und die optimale Versorgung mit allen Nährstoffen für dessen Funktion wurde schon hingewiesen. Hier noch einige zusätzliche Hinweise für die Unterstützung der Abwehrfunktion:

- Die Reifungs- und Erneuerungsrate der Lymphzellen wird durch die zusätzliche Einnahme von Zink, Selen und Folsäure, den Vitaminen A, C, E, B_5 und B_6 unterstützt.
- Die Funktionskraft der Lymphzellen und die Effektivität der Freßzellen werden durch Vitamin E und Coenzym Q 10 erhöht, wobei Coenzym Q 10 auch die Energielage des Immunsystems verbessert.
- Die schwächende Wirkung von Entzündungsherden auf das Immunsystem wird durch Vitamin C und E vermindert. Das Abwehrsystem wird so intakt gehalten und zusammen mit den anderen Antioxidantien Beta-Karotin, Selen und Bioflavonoiden vor den schädigenden freien Radikalen geschützt.
- Den Alkylglycerolen aus Haifischöl wird stark abwehrkräftigende Wirkung nachgesagt.

Verhinderung von Metastasen

Die Schulmedizin ist heute der Meinung, daß Tochtergeschwülste durch Abwanderung von Tumorzellen über das Lymph- oder Blutgefäßsystem entstehen. Sie heften sich an anderen Körperstellen an oder bleiben dort hängen. Um vom Immunsystem des Körpers unerkannt zu bleiben, können sie mit Hilfe von »angeklebten« Blutplättchen und Gerinnungsfaktoren vor den Abwehrzellen getarnt werden. Dort können sie manchmal ungestört wachsen und so eine Tochtergeschwulst bilden.

Viele der schon genannten Maßnahmen können zur Verhinderung der Metastasenbildung beitragen und durch zusätzliche Anwendungen unterstützt werden.

- Durch radioaktive Strahlen, Zellgifte und freie Radikale geschädigte Blutwandgefäße produzieren hormonähnliche Substanzen, die den freien Tumorzellen das Anheften erleichtern.

Gingko biloba in Kombination mit den obengenannten Antioxidantien und den Fettsäuren EPA und GLA können diesen Prozeß erheblich erschweren.
- Enzyme tierischen (siehe Kapitel »Enzymtherapie«) oder pflanzlichen Ursprungs wird nachgesagt, daß sie die Klebrigkeit der Tumorzellen verhindern können .

Gewichts- und Muskelschwund (Kachexie)

Viele Krebstumoren bewirken Veränderungen im Stoffwechsel des Körpers. Sie brauchen für ihre primitive Art der Energiegewinnung ausschließlich Zucker, den sie dabei in Milchsäure umwandeln. Um eine optimale Versorgung sicherzustellen, zwingt der hungrige Tumor den Körper, Eiweiß aus der Nahrung und den Muskeln für seinen Bedarf in Zucker umzubauen. Darum kann es vorteilhaft sein, wenn Krebskranke einen größeren Teil ihres Brennstoffbedarfs aus hochwertigen Fetten und Ölen mit mehrfachungesättigten Fettsäuren wie EPA, GLA, ALA, aber verhältnismäßig wenig Linolsäure, decken. Um Schäden durch Oxidierung auszuschließen, sollten diese Öle möglichst unraffiniert und kalt unter Ausschluß von Sauerstoff gewonnen und vor Licht geschützt werden (schwarze Flaschen), und nicht älter als drei Monate sein. Eine gleichzeitige Einnahme von Vitamin E um 1 000 IE./Tag ist hierbei zum Schutz vor Oxidation dieser Fettsäuren im Körper wichtig.

Krebskranke mit Gewichts- und Muskelverlust sind häufig unterernährt in bezug auf Eiweiß und wichtige Nährstoffe, insbesondere:
- Karnitin, zur Energiegewinnung aus Fetten.
- Glutamin, zur Reparatur der Darmwand und für das dringend benötigte Antioxidans Glutathion.
- Arginin, für das Immunsystem.
- Essentielle Fettsäuren.
- Vitamine B_1, B_2, B_3, K und Folsäure.

Meistens besteht auch ein Mangel an weiteren Vitaminen, Mineralien und Aminosäuren (Eiweißbausteine).

Frühere Versuche, diese Patienten mit Infusionen zu behandeln, scheiterten. Die damals angewendeten, konventionellen Mischungen wurden normalerweise für Patienten auf Intensivstationen benutzt. Sie enthielten viel Zucker, der wahrscheinlich den Krebs begünstigte, und ungenügende Mengen an wichtigen Nährstoffen.

Heute bringen individuell abgestimmte Infusionsmischungen positivere Resultate, für manche Patienten einen »Kickstart« zu verbesserter Lebensqualität und die Möglichkeit, bei Erholung auf orale Behandlung umzustellen.

Bedarf und Risiko der Nährstoffbehandlung

Vergleicht man die Sicherheitsspannen der Nährstoffbehandlung mit denen pharmazeutischer Medikamente, sind die Risiken bei der Nährstoffbehandlung sehr viel geringer. Viele Nahrungsstoffe können in einer über hundertfachen Menge der Normaldosis ohne Risiko eingenommen werden. Das Risiko der Überdosis bei Nährstoffbehandlung ist vergleichbar klein. Wird zu gering dosiert, ist trotzdem ein kleiner fördernder Effekt möglich. Um den optimalen Effekt bei geringstem Risiko zu erreichen, sollte eine Nahrungsergänzungstherapie immer von erfahrenen Therapeuten aufgestellt und überwacht werden.

Um eine weitreichende Mindestversorgung dieser Nährstoffe sicherzustellen, und um die Anzahl der einzunehmenden Pillen pro Tag herabzusetzen, empfiehlt sich oft als Basismittel ein breites multivitamin- und mineralhaltiges Präparat mit dem entzündungshemmenden Boswelia (POLYMINVIT, 1-3 Kapseln pro Tag). Zusätzlich kann ein Basispräparat aus Antioxidantien (z.B. ANTOX-2 Q10, 1-3 Kapseln/Tag oder das glutathionhaltige DELUXE SCAVENGERS, 1-3 Kapseln/Tag) und Aminosäuren (z.B. ES-AM, 1- 3 Kapseln pro Tag) eingesetzt werden.

Die bei Krebserkrankung von Praktikern der Orthomolekularen Therapie oft empfohlenen Nahrungsergänzungsstoffe schwanken in ihrer Tagesdosis etwa wie in der Tabelle angegeben, können aber auch davon abweichen. Es wird meist nur ein Teil dieser Substanzen verschrieben. Diese Tabelle ist nur zur Information und nicht zur Selbstbehandlung gedacht. Da hohe Dosen dieser Substanzen auch ein Risiko tragen, muß die Behandlung unbedingt von einem erfahrenen Therapeuten mit den Mengen der gegebenen Basismittel individuell angepaßt und überwacht werden.

Nährstoff	***Menge/Tag***
Vitamin A	5 000-300 000 IE.
Beta-Karotin	40 000-500 000 IE
Vitamin C	2-10g und mehr, muß bei Durchfall reduziert werden
Vitamin E	400 IE bis zu einer Höhe von 20 IE./kg Körpergewicht als gemischte natürliche Tokopherole plus das tumortoxische Vitamin E-Succinat, 1600-3200 IE, jedoch nicht mehr als 5000 IE Vitamin E gesamt/Tag
Vitamin B_1	50-100 mg
Vitamin B_2	50-100 mg
Nikotinsäure	50-100 mg
Nikotinamid	bis 2000 mg
Vitamin B_5	250 mg
Vitamin B_6	100-250 mg, bis 1000 mg für Melanompatienten
Vitamin B_{12}	bis 3-5 mg zur potenzierenden Wirkung von Vitamin C auf den Tumor
Vitamin D	400-1000 IE.
Vitamin K_1	bis 75 mg
Folsäure	0,4-5 mg
Coenzym Q10	25-200 mg
L-Karnitin	0,5-2 g
Quercetin	250-1000 mg
Chrom	0,1-0,4 mg
Magnesium	400-800 mg
Kalzium	ist auch wichtig aber vieleTumore können den Kalziumspiegel verändern.
Selen	(-methionin) 0,2-3,5 mg oder als (Natriumselenit) 0,1-0,3mg, einige Ärzte verschreiben höhere Dosen
Zink	30-90 mg
L-Lysin	1-2 g
L-Arginin	1-12 g (kann Herpesviren aktivieren)
L-Glutamin	1-5 g
N-Acetylcystein	1-2 g
Glycin	1-2 g
EPA	2 g
GLA	0,5 g

Ozontherapie

Ein Beitrag von Dr. med. vet. (HP) Gottfried Knecht

Therapiekurzinformation:

Die Ozontherapie (intravenös-Hyperbar) eignet sich besonders als ergänzende therapeutische Maßnahme. Bei diesem Verfahren wird das Blut mit dreiatomigen Sauerstoffmolekülen angereichert. Kommt Ozon mit Blut in Kontakt, zerfällt es sofort in zweiatomigen und einatomigen Sauerstoff, was zur Folge hat, daß sich das Zellmilieu verändert. Diese Anreicherung des Blutes mit Sauerstoff setzt eine Reihe biochemischer Prozesse in Gang, welche die Lebensbedingungen von Tumorzellen erheblich verschlechtern. In entsprechender Dosierung verabreicht ist Ozon ungiftig – also auch kein Protoplasmagift, wie dies fälschlicherweise hin und wieder behauptet wird.

Grundlagen:

Viele namhafte Forscher waren in den letzten 20 Jahren der Ursache der Krebserkrankung auf der Spur. Wir müssen auf Grund heutigen Wissens in den meisten Fällen davon ausgehen, daß es sich hierbei um eine multifaktorielle Allgemeinerkrankung handelt, die besonders unser Krebserkennungs- und Abwehrsystem betrifft. Dies erklärt auch einen möglichst breitgestreuten Ansatz einer ganzheitlich orientierten Behandlung solcher Patienten. Nicht zu verwechseln mit dem häufig erhobenen Vorwurf der Polypragmasie (Behandlung mit einer Vielzahl von Mitteln im »Schrotschußverfahren« frei nach dem Motto: »irgendetwas wird schon helfen«).

Im vorliegenden Buch fanden Sie schon eine Reihe von ganzheitlich orientierten Behandlungsansätzen. Der hier dargestellte Beitrag über die Ozontherapie gliedert sich unter diesem Gesichtspunkt sehr gut in ein sinnvolles Therapiekonzept ein. Sie ist ein unerläßliches Instrument im harmonischen Konzert einer effektiven holistisch ausgerichteten Krebs- Vor- Begleit- und Nachbehandlung.

Was ist Ozon?

Ozon ist eine in der Natur vorkommende besondere Form von Sauerstoff, ein dreiatomiges Sauerstoffmolekül, das auf Grund seiner chemischen und biophysikalischen Beschaffenheit eine extrem hohe Sauerstoffbindungsfähigkeit (Oxidationsfähigkeit) z.B. an den roten Blutfarbstoff (Hämoglobin) besitzt. Kommt Ozon im Rahmen der Therapie mit Blut in Berührung, so zerfällt es in O_2 und ein 0, das ist Singulettsauerstoff. Dieser verbindet sich sofort mit dem Hämoglobin und steht somit dem Organismus zur Verfügung. Ab einer bestimmten Konzentration wirkt Ozon sowohl beim Einatmen (Reizung und Schädigung der Lunge) als auch bei der Kontaktnahme mit sauerstoffbindungsfähigen (oxidierbaren) Stoffen giftig! (z.B. Kleinlebewesen, von Bakterien bis hin zu großen Viren). Für die Therapie wird Ozon künstlich gewonnen, indem man in einem medizinischen Gerät reinen Sauerstoff hohen elektrischen Entladungen aussetzt – also die Natur nachahmt, indem man sozusagen ein künstliches Gewitter erzeugt, welchem der Sauerstoff ausgesetzt wird. Dabei entsteht aus 0_2 (Sauerstoff) 0_3 (Ozon). Durch künstliche Erzeugung läßt sich eine ziemlich genaue Konzentration des Gases herstellen. Damit ist ein therapeutischer Einsatz möglich.

Das bewirkt Ozon

Was bewirkt Ozon, wenn es wie bei der palliativen Tumortherapie z.B. mit Patientenblut zusammengebracht wird? Entgegen anders lautender Behauptungen ist Ozon in entsprechender Dosierung ungiftig, also kein Protoplasmagift. Dabei muß klargestellt werden, daß Blut keine Reagenzglaslösung ist, die nur eine sehr beschränkte Reaktionsmöglichkeit im extrakorporalen Zustand hat. Es wird nämlich immer wieder behauptet, daß die »Sauerstoffradikale« (extrem stark oxidativ wirkende Moleküle), welche im Rahmen der Behandlung entstünden, sogar carcinogen sein könnten. Das mag bei Überdosierung im Reagenzglas zutreffen, nicht aber im biologisch funktionellen System! Radikale entstehen auch bei normalen biochemischen Oxidationsprozessen in unserem Körper – in jeder Sekunde! Gerade sie können die Krebszellen schädigen, da diese Zellen besonders empfindlich gegen Sauerstoff sind. Unser Körper ist in der Lage, durch eine Reihe von eigenen Enzymen (sogenannten Katalasen, Peroxidasen) solche freien Radikale abzupuffern und eine Balance zwischen lebensnotwendiger Oxidation und schädlicher Überoxidation herzustellen.

Eine Sauerstoff-Ozon-Eigenblut-Therapie läßt an Hand der dargelegten Fakten eine vielfache Wirkung erwarten. Das Patientenblut wird spürbar und meßbar mit Sauerstoff angereichert. Dieser verbessert unbestritten die Aktivität jeder einzelnen gesunden Zelle. Es kommt zur verbesserten Zellatmung, einem verbesserten Zellstoffwechsel, zur besseren Entgiftung des extrazellulären Raumes und somit zur Erhöhung der zellulären Widerstandskraft.

Die schnell wuchernde Krebszelle bevorzugt einen anaeroben (ohne Sauerstoff ablaufenden) Zellstoffwechsel. Sie wird durch vermehrt anflutenden Sauerstoff in ihrer Teilungs-(Wucherungs-)Willigkeit gehemmt und durch die im Rahmen der Sauerstoff-Ozon-Eigenblut-Therapie temporäre Erhöhung freier Radikale direkt geschädigt.

Als Reaktion auf diesen temporären Radikalenanstieg wird der Organismus zur vermehrten Bildung jener körpereigenen Enzyme veranlaßt, die dann diese Radikale binden. Es entstehen Schutzstoffe, die als »Scavenger-Substanzen« bezeichnet werden. Auch hieraus ist eine anticancerogene Wirkung abzuleiten. Ferner werden durch die Sauerstoff-Ozon-Eigenblut-Therapie die Membranaktivitäten der Makrophagen, Mikrophagen und der Monozyten verbessert. Die weißen Blutkörperchen (Leukozyten) erzeugen an ihren Membranen (Zellhäutchen) erneut ebensolche körpereigene Radikale, die zur Vernichtung und Inaktivierung von Fremdkeimen und Tumorzellen notwendig sind. Außerdem übernehmen sie den Abtransport vernichteter Zellen.

Wichtig ist auch, daß durch die Sauerstoff-Ozon-Eigenblut-Therapie die Fremdstoff-Entgiftungsfunktion der Leberzellen wesentlich verbessert wird (z.B. Zellzerfallsprodukte/Chemotherapeutika). Dies ist gerade beim Tumorpatienten von enormer Bedeutung. Als weitere positive Effekte werden die roten Blutkörperchen (Erythrozyten) nicht nur in ihrer Funktion verbessert (Sauerstoffbindungsfähigkeit), sondern auch auseinander gedrängt. Somit liegen sie wieder als einzelne kleine Zellen im Patientenblut vor. Sehr häufig nämlich hängen sie wie eine auseinanderrutschende Geldrolle zusammen und zu dritt, zu viert, zu sechst übereinander und mindern die sauerstoffaufnehmende Oberfläche. Zudem können sie als zusammenhängende große »Klümpchen« nicht mehr in die kleinen Gefäße vordringen, um dort den Sauerstoff abzugeben. Diese Therapie verbessert also außerdem die periphere Durchblutung und erhöht damit den verfügbaren Sauerstoff.

Ozontherapie

Die Möglichkeiten die uns der dreiatomige Sauerstoff in Form der Ozontherapie bietet, sollten bei der Krebsbehandlung nicht außer Acht gelassen werden. Es ist eine Behandlungsmethode, die bei allen Tumortherapien unterstützend eingesetzt werden sollte. Im Zusammenwirken mit anderen immunmodulativen Verfahren, wie zum Beispiel der Therapie mit »biological response modifiers« (s. a. Seite 189 Organotherapie mit NeyTumorin) und pflanzlichen Lektinen haben wir oft erstaunliche Erfolge bei der Verbesserung der Lebensqualität bis hin zur Remission erzielen können.

Pleomorphismus nach Professor Günther Enderlein: Die Bedeutung der Mikroben in der biologischen Krebstherapie

Ein Beitrag von Helmut Körner

Therapiekurzinformation:

Der in der Krebstherapie angewandte Pleomorphismus (=Vielgestaltigkeit) orientiert sich an den natürlichen Wandlungsprozessen im Leben. Der Begründer dieser Therapieform, Professor Dr. Günther Enderlein, konnte in seinen Forschungen einen Zusammenhang von sich wandelnden Mikroorganismen im Wirtsorganismus und dem Krebsgeschehen aufzeigen. Diese Mikroorganismen können in einer sogenannten Cyclogenie einen Wandlungsprozeß über verschiedene Stadien vom kleinsten Eiweißpartikel über Virus und Bakterium bis hin zum Pilz durchlaufen. Die mikrobiellen Hauptgattungen in diesem Geschehen haben die Bezeichnung Mucor racemosus und Aspergillus niger. Der Mucor ist zumeist dominant am Krebsgeschehen beteiligt, oft aber vergesellschaftet mit dem Aspergillus. Enderlein konnte mit seinen Arbeiten belegen, daß sich die krankheitsfördernden Entwicklungsphasen von Mikroben mit unschädlichen Vorphasen kopulativ verbinden und zu unschädlichen ausscheidbaren Formen abbauen lassen. Auf dieser Erkenntnis beruhen die zum Einsatz kommenden Präparate einer isopathischen Therapie, die von gewaltlos-nichtinvasiver Natur ist.

Grundlagen:

Das Krebsgeschehen ist in Sichtweise der biologisch-ganzheitlich orientierten Medizin kein sich nur in der Geschwulst zeigendes Krankheitsgeschehen. Der Krebsleidende ist vielmehr schon lange vor dem

Auftreten der Geschwulst krank, und zwar in seinem ganzen Organismus bis in seine psychische Verfassung. Das nach Professor Alfred Pischinger im ganzen Interstitium des Körpers wirkende System der Grundregulation befindet sich bei dem Krebskranken seit langem in Dysfunktion. Zum Nachteil vieler Erkrankter werden diese Tatsachen nur zögernd von der konventionell orientierten Medizin akzeptiert. In ihren Methoden war und ist die interne Schulmedizin seit Jahrzehnten vorrangig lokalistisch auf »bösartige« Tumoren und auf entsprechende Behandlungsstrategien der »Abtötung« fixiert, wobei in aller Regel weitere Schäden und Belastungen gesetzt werden, die sich dann in einer zusätzlichen Schwächung der so wichtigen Immunität des Kranken zeigen. Das erklärt mit die geringen Erfolgsquoten in der konventionellen Krebsbehandlung, was wirkliche Heilungen anbetrifft.

Ein bedeutender Faktor zur Entwicklung der Krebserkrankung bis in die letzten Stadien ist das innere »Milieu« des Kranken, wie es der große französische Forscher Antoine Béhamp sinnverwandt auch als »Terrain« bezeichnete. Auch das ist eine entscheidende Gegebenheit, die wie das System der Grundregulation nach Pischinger unlokalistisch den ganzen Organismus durchwirkt. Labormäßig erfaßbare Parameter zu diesem inneren Milieu sind die Säure-Basen-Verhältnisse in den Körpersäften und in den Geweben, wie sie im Blut, aber auch im Speichel und im Urin recht einfach mit den jeweiligen pH-Werten festzustellen sind. Die biologischen Parameter für das innere Milieu nach dem französischen Forscher Louis-Claude Vincent sind mit ihren verschiedenen Meßwerten, wie sie auch labormäßig erfaßbar sind, noch aussagefähiger als allein die pH-Werte. Ganzheitlich vernetzt mit allen diesen Parametern sind wie das System der Grundregulation die wichtigen elektrolytischen und elektronischen Vorgänge im Feinstoffwechsel der Zellen bis in die subtilsten Bereiche der Wirksamkeit von Biophotonen. Der bekannte Biophysiker F. A. Popp sieht die Biophotonen als hochwirksame »Kommunikationsträger« für den gesamten Zellenstaat.

Die Bedeutung des ph-Werts:
Das innere Milieu im menschlichen Organismus weist mit seinen unterschiedlichen pH-Werten einen nicht zu übersehenden Antagonismus zwischen dem Blut und den Geweben auf. Während das native Blut des Gesunden bekanntlich einen pH-Wert zeigt, der sich

gegen 7,4 bewegt und damit leichte Alkalität des Blutes anzeigt, liegt der pH-Wert des Gewebes in aller Regel unter dem Neutralwert 7,0 im schwach sauren Bereich. Der hier angesprochene Antagonismus ist offenkundig auch eine Funktion der Grundregulation nach Pischinger, die stets einen Ausgleich oder eine Balance herzustellen sucht. Viele Krankheitszustände gehen bekanntlich mit einer schon frühen und anhaltenden Gewebeübersäuerung einher oder beruhen letztlich sogar darauf. Im wesentlichen ernährungsbedingt, ist einer der Faktoren hierzu ein anhaltend gestörter Eiweißmetabolismus nach den Erkenntnissen von Professor Lothar Wendt, der hierbei auch auf die gefährlichen Eiweißablagerungen in den Kapillaren hinwies, die sehr zu einer krankhaften Mangeldurchsaftung des Gewebes beitragen. Hinzu kommen als Stör- und Schadfaktoren bei den chronisch Kranken – zu denen immer auch die Krebskranken zählen – Ablagerungen im Zwischenzellgewebe in Gestalt von Stoffwechselschlacken, aber auch in Gestalt von Toxinen.

Bei Krebskranken hat eine Gewebeübersäuerung und Mangeldurchsaftung mit Sauerstoff- und Nährstoffnot für die Zellen schon früh eingesetzt. Aus diesen Übersäuerungen, die – besonders verhängnisvoll für Herz und Hirn – im ganzen Körper in unterschiedlichen Graden auftreten können, resultiert im Sinne der Grundregulation nach Pischinger, daß das Blut dieser Kranken zunehmend alkalischer wird. Dadurch ergibt sich eine breite Spanne für den pH-Wert-Antagonismus in ihrem Körper, die a priori auch als belastend spannungsvoll für die Kranken wie ein untergründiger Dauerkrampf oder -Streß angesehen werden kann. In dieses Bild paßt, daß der Nobelpreisträger Otto Warburg die Krebskrankheit bereits sehr früh mit erloschener oder stark reduzierter Zellatmung in Verbindung gebracht hat. Ergänzend hierzu wies der bekannte Krebsforscher und Arzt P. G. Seeger auch schon früh auf einen Elektronenstau bei der Sauerstoffutilisation in den Gewebezellen des Krebskranken hin. Damit hat diese Betrachtung einen Punkt erreicht, an dem eine Grundtatsache als Hauptfaktor für die Entwicklung der meisten chronischen Krankheiten ins volle Licht zu stellen ist: das sind Stauungen jeglicher Art im Organismus, besonders aber Stauungen im Fluß von Blut und Lymphe. Wesentliche Bedeutung hierzu hat die dauerhaft erhöhte Viskosität im Blut, wie sie bei fast allen chronisch Kranken, einschließlich den Krebskranken, anzutreffen ist. Allein schon durch diese erhöhte Blutviskosität wird die lebenswichtige, ja überlebenswichtige Mikrozirkulation für das Gewebe stark reduziert. Wie es zuvor bereits der verdiente Forscher und Mikrobiologe Professor Günther Enderlein (1872 bis 1968) betonte, so hat später auch der Arzt Professor Wendt auf die hohe Bedeutung eines gut fließfähigen Blutes für den Erhalt der Gesundheit nachdrücklich hingewiesen. Nach Wendt soll diese wichtige Eigenschaft bei erwachsenen Menschen als nicht mehr voll gesichert gelten, wenn der Hämatokritwert des Blutes mehr als 42 % beträgt. Das Krankheitsrisiko erhöht sich empfindlich weiter durch zusätzliche Eiweißablagerungen an den Wänden der Kapillaren mit erheblichen Einbußen für deren Durchgängigkeit, wie dies von Wendt auch als ein Grundzustand für das Entstehen chronischer Krankheiten gesehen wird. Es kommt damit schließlich ein verhängnisvoller Circulus vitiosus in der weiteren Krankheitsentwicklung zustande, bei dem sich durch die chronischen Stauzustände auch bald das energetische Potential der Zellen reduziert. Das drückt sich dann dadurch aus, daß das elektrische Zellmembranpotential nicht mehr 70 bis 90 Millivolt wie bei einem Gesunden beträgt, sondern vielleicht nur noch 10 bis 20 Millivolt, wie das bei Krebskranken der Fall sein kann.

Dieser in jeder Hinsicht reduzierte Zustand im Organismus der Kranken, in welchem entscheidend auch die Fähigkeit ihres lebenswichtigen Immunsystems herabgesetzt ist, hat bedeutende Folgen für das Krankheitsgeschehen. In diesem Zustand entsteht nämlich ein gefährlicher mikrobieller Parasitismus. Diese mikrobielle Phase des Krankheitsgeschehens stellt die eigentliche Herausforderung für die ganzheitliche biologische Krebstherapie dar. Einerseits zeigen sich in dieser Phase bereits deutlich beschleunigt verstärkte destruktive Prozesse in dem Kranken, besonders in seinem Blut, andererseits muß die Krankheit dabei aber noch nicht soweit fortgeschritten sein, daß sie bereits in eine nur wenig Hoffnung gewährende Phase der klar diagnostizierbaren Tumorausbildung getreten ist. Für die Schulmedizin fängt die Krebskrankheit mit dieser Tumorausbildung bekanntlich überhaupt erst an – spät genug, um noch wirkliche Therapiechancen wahrnehmen zu können.

Mikrobielles Krebsgeschehen:

Hochbedeutende Forschungserkenntnisse hinsichtlich der Ursachen und hinsichtlich der therapeutischen Möglichkeiten zu dem mikrobiell aktivierten Krebsgeschehen haben uns in erster Linie zwei Forscher unabhängig voneinander hinterlassen, nämlich der schon genannte Professor Enderlein und der Biologe Dr. Wilhelm von Brehmer. Beide Forscher haben bereits vor vielen Jahren auf die bedeutende Rolle des inneren Milieus für die Krankheitsentwicklung hingewiesen, wie es sich eben vor allem in den Säure-Basen-Verhältnissen von Blut und Geweben darstellt. Sie betonten dabei auch, daß die Art dieses inneren Milieus in erster Linie darüber entscheidet, ob aus den im Körper vorhandenen Mikroorganismen Parasiten mit blutzerstörender Wirkung werden und so die Krebskrankheit in ihre dramatischste Phase überführen. Keinesfalls aber sind die krankheitsfördernden Mikroben im Körper des Krebskranken als »Erreger« der Krankheit im konventionellen Verständnis anzusehen. Sie müssen eher als phasenhaft aktivierte Stimulatoren und als Indikatoren des Krankheitsgeschehens mit Bestand und latentem Vorhandensein im Körper lange vor Ausbruch der voll destruktiven Krankheitsphase angesehen werden. Wichtiges Ergebnis dieser frühen Forschungen ist auch, daß die lange behauptete Sterilität des Blutes nicht zutrifft, daß im Gegenteil mikrobielle Vorphasen mit der potentiellen Möglichkeit zur parasitären Entwicklung bei vielen Menschen im Blut anzutreffen sind.

Wenn hier von mikrobiellen Vorphasen gesprochen wird, so geht das wiederum auf bedeutende Forschungserkenntnisse von Professor Enderlein zurück, die sich thematisch umreißen lassen mit dem Begriff des Pleomorphismus (= Vielgestaltigkeit) von Mikroorganismen im Körper von Warmblütlern seit deren Bestehen. Mit diesen Mikroorganismen ist es damit aber nicht so, wie es viele für das Entstehen einer Grippe sehen, daß sie uns von außen als Krankheitserreger »anwehen« und in einem bis dahin gesunden, nunmehr aber »infizierten« Körper die Krankheit ausbrechen lassen. Vorphasen der hier angesprochenen Mikroben kann in aller Regel schon der neue kleine Mensch diaplazentär von seiner Mutter als Erbteil für seine weitere Entwicklung in Gesundheit oder Krankheit übernehmen. Diese Vorphasen stellen sogar sehr nützliche Symbionten für unseren Organismus dar, die unverzichtbar wichtige Aufgaben im enzymatischen Stoffwechselgeschehen erfüllen. Ohne diese natürliche Ursymbiose mit den Mikroorganismen können wir nicht bestehen.

Pleomorphismus nach Enderlein:

Mit dem Begriff des Enderleinschen Pleomorphismus von Mikroorganismen in unserem Körper verbindet sich der Begriff der Cyclogenie dieser Mikroorganismen, in der sich je nach ihren milieuhaften Lebensbedingungen ein Wandel von Form und von Aktionsverhältnis zu unserem Organismus darstellt. In dieser Cyclogenie kann es zu einem phasenweisen Aufstieg kommen von einem bewegungslosen kleinsten Eiweißpartikel, einem Protit, über ein Virus und ein Bakterium bis zu einem Pilz als Endstadium des cyclogenetischen Aufstiegs ein und derselben mikrobiellen Urform. Wuchsformen bis kurz vor dem Pilzstadium finden sich im Blut von Krebskranken im weit fortgeschrittenen Krankheitsstadium. Die mikrobielle Schädlichkeit steigt an mit dem cyclogenetischen Aufstieg der Mikroben, wie es Enderlein schon vor Jahrzehnten beschrieben hat und seither vieltausendfach belegt ist. Die günstige mikrobielle Symbionteneigenschaft beschränkt sich auf Wuchsformen, die sich noch nicht weit von der mikrobiellen Urform, dem Protit, entfernt haben. Andererseits bilden sich pilzartige Mikroorganismen bei schwer Krebskranken wie in freier Natur dann aus, wenn die Wirtskörper – dem Tod entgegengehend – Auflösungs- und Verfallsprozesse antreten.

Die mikrobiellen Hauptgattungen, die nach Enderlein den menschlichen Organismus seit Bestehen des Menschengeschlechtes begleiten, haben die Bezeichnung Mucor racemosus und Aspergillus niger, beide werden oft zusammen im Blut angetroffen. Daneben gibt es noch manche weitere Arten, wie sie im Körper chronisch kranker Menschen ihr auflösendes Werk tun, das für uns Krankheit bedeutet, so z.B. den Candida albicans oder den Candida parapsilosis. Der Mucor ist aber wie zumeist auch der Aspergillus am Krebsgeschehen dominant beteiligt, und zwar schon in frühen Stadien dieses Geschehens mit ihrem schädlichen cyclogenetischen Aufstieg in Richtung Pilzform. Dieser Entwicklung liegt die Enderleinsche »Stausucht«, die Endobiose, zugrunde, zu der außer dauerhaften Ernährungsfehlern, toxischen Blut- und Gewebebelastungen und manchen Schadeinflüssen aus der Umwelt auch der verbreitete Bewegungsmangel der Menschen sehr beiträgt. Die genannte Stausucht trägt dann wiederum zu erheblichen Regulationsblockaden im Organismus bei.

Die Zustandsformen der Mikroorganismen in unserem Körper und damit der Grad ihrer Schädlichkeit lassen sich aufschlußreich und ausreichend sicher im Blut mit dem speziellen mikroskopischen Verfahren, der sogenannten Dunkelfeldmikroskopie feststellen. Damit sind recht treffsicher Diagnosen zu den chronischen Erkrankungen einschließlich Krebs möglich. Auch Therapieverläufe sind gut damit zu kontrollieren und darstellbar. Die Dunkelfeldmikroskopie erlaubt dem erfahrenen Untersucher eine wirkliche Krebsfrühanzeige schon in einem Stadium, in welchem ein Tumor noch nicht feststellbar ist. Dem entsprechen die Chancen der biologischen Krebstherapie nach dem hier darzustellenden Konzept. Eine weitere erprobte Methode der Krebsfrühanzeige im Blut Betroffener stellt das Mikroskopier- und Färbeverfahren nach Professor Arno Linke dar, das bei den Kranken einen von Stör- und Fremdproteinen besetzten Plasmaproteinfilm der Erythrozyten sichtbar macht. Die Tatsache dieser schädlichen Besetzung weist auch auf die zunehmende Gewebebelastung der Kranken hin, da sich die Erythrozyten mit dieser Fracht leicht in den vorgeschädigten und verengten Haargefäßen des Gewebes festsetzen können. Bei seinen Untersuchungen hat Professor Linke zudem beobachtet, daß sich die schädlichen Fremdproteine in einem sauren Milieu vermehrt an die Erythrozyten haften.

Wenn mikroskopische Blutuntersuchungen der beschriebenen Art und weitere Diagnosemethoden klare Hinweise auf das Bestehen von malignen Prozessen im Körper des Patienten ergeben, so empfiehlt sich eine biologische Therapie, wie sie in den Grundzügen mit Arzneimitteln auch bereits von Professor Enderlein, teilweise auch von dem Biologen Dr. von Brehmer entwickelt wurde. Die Gesamttherapie bei Krebskranken kann mit Erfolg nur »multifaktoriell« sein, wobei ein wesentlicher Faktor hierbei allerdings eine Mehrfach-Arzneimitteltherapie ist. Darin werden biologische Präparate nach dem Konzept der genannten Forscher verabreicht, wie sie heute als »Sanum«-Präparate dem Arzt und dem Heilpraktiker als zugelassene und vielfach erprobte Arzneimittel zu einer wirkungsvollen Therapie zur Verfügung stehen.

Wie wirken diese Präparate?

Zu unterstreichen ist, daß es sich hierbei um keine chemischen Mittel mit brachial-invasivem »Anti«-Charakter wie Antibiotika oder Zytostatika handelt, bei deren Anwendung neue bzw. zusätzliche Probleme geschaffen werden können. Dafür steht eine gefährliche weitere Schwächung der Immunität der Kranken durch diese »»Anti«-Mittel im Vordergrund, auf deren Stärkung es gerade bei Krebserkrankungen ankommt. Die Natur lehrt uns schon, daß im wesentlichen alles einer gewaltlosen Wandlung unterliegt. Das ist das Prinzip des mikrobiellen Pleomorphismus, wie ihn Enderlein in der Welt der Mikroben gesehen hat, und das ist auch das Prinzip des Therapiekonzeptes nach Enderlein.

Die vielleicht bedeutungsvollste Forschungserkenntnis von Enderlein ist, daß krankheitsfördernde Entwicklungsphasen von Mikroben – wie insbesondere von dem Mucor und dem Aspergillus – sich mit unschädlichen Vorphasen kopulativ verbinden und dabei zu unschädlichen und ausscheidbaren Formen abgebaut werden. Auf dieser Erkenntnis beruhen großenteils die zum Einsatz kommenden Präparate zu einer gewaltlos-isopathischen Therapie. Es sind dies streng nach pharmakologischen Regeln hergestellte Zubereitungen, welche als die kopulativ wirkenden Vorphasen sogenannte Chondrite enthalten. Diese seit Jahrzehnten vieltausendfach bewährten Präparate gibt es in allen möglichen Verabreichungsformen, auch als Injektionspräparate. Aus dieser Präparategattung kommen viel zur Anwendung das »Mucokehl« und das »Nigersan«; ergänzend kommen noch weitere Präparate je nach Fall und Entscheidung des Behandlers zur Anwendung, wie nachrangig etwa auch das »Latensin« oder das »Recarcin«. Gute Erfolge in der Krebstherapie sind zudem mit Präparaten erzielt worden, die auf die Forschungen des Biologen von Brehmer zurückgehen. Diese biologischen Bakterienpräparate führen heute die Bezeichnung »Arthrokehlan U« und »Arthrokehlan A«. Immunologisch hat das letztere seinen Haupteinsatzbereich allerdings bei Krankheiten des rheumatischen Formenkreises, speziell auch bei Arthritis und Arthrose und bei Myalgien.

Zur Neutralisierung der Schadwirkungen des Mucor und des Aspergillus im Blut der Kranken stützt sich die medikamentöse Therapie vorrangig auf isopathische Präparate wie das Mucokehl, das Nigersan und weitere. Von gleicher Wichtigkeit sind die immunbiologischen Sanum-Präparate, die sich ebenfalls seit Jahrzehnten vieltausendfach bewährt haben. Auch der Einsatz dieser Präparate wird nicht von irgendwelchen Vernichtungsstrategien diktiert, nach denen sie als »Anti«-Mittel gezielt gegen »Erreger« zu wirken haben. Diese Präparate wirken unspezifisch zur Stimulierung und Aktivierung der Immunkräfte des Kranken, die dadurch befähigt werden, ihrerseits die notwendigen biologischen Wandlungen in seinem Körper herbeizuführen. Eines der wichtigsten Präparate aus dieser Gattung zu einer natürlichen Immuntherapie ist das »Utilin S«, ein Mycobakterienpräparat, über das in der Literatur schon vor Jahren wiederholt berichtet wurde, daß dieses biologische Arzneimittel mit guten Erfolgen zur Therapie und Prophylaxe bei malignen Erkrankungen eingesetzt wird (hierzu auch »Immuntherapie mit »Utilin S« (Mycobakterien), Semmelweis-Institut, Hoya). Besonderen Stellenwert hat dieses Präparat in der immunbiologischen Therapie der tuberkulösen Erkrankungen.

Der gegebene Rahmen zum Thema zieht Grenzen, hier alle erprobten Präparate zu einer wirkungsvollen biologischen Krebstherapie zu benennen, wie sie auf der Linie der Vorstellungen und Forschungseinblicke von Professor Enderlein liegen. Es gibt noch mehr solcher Arzneimittel von demselben Hersteller, auch solche beispielsweise, die für den Krebskranken wirkungsvoll milieubeeinflussend sind, wie durch »Alkala N«, »Citrokehl« oder »Sanuvis«. Die parallel mit dem Verlust der Immungesundheit dramatisch zunehmende Verpilzung der Kranken – so vor allem in der Scheide der Frauen und im Darm – ist mit nachhaltigem Erfolg einer wirkungsvollen biologischen Therapie zugänglich mit den Präparaten »Albicansan«, »Exmykehl« und »Pefrakehl«, die sich auch schon für frühe Krankheitsstadien anbieten, bei denen noch nicht an Krebs gedacht wird.

Der volle Wert der biologischen Krebstherapie der hier umrissenen Art zeigt sich darin, daß sie mit ihren Mitteln in allen möglichen Verabreichungsformen frei von Nebenwirkungen ist. Bekanntlich kommen allein durch diese »Neben«-Wirkungen von anderen Medikamenten in Deutschland jährlich mehrere Tausend Menschen zu Tode. Die Entscheidung zur optimalen Auswahl und Zusammenstellung der hier genannten unschädlichen Arzneimittel, auch zu ihrer richtigen Dosierung und Verabreichung, kann in Abstimmung auf die Verfassung des einzelnen Kranken nur der Behandler treffen.

Gerade bei Krebskranken gehört zu einer wirkungsvollen Therapie, daß alle vermeidbaren Schadfaktoren aus dem Wege geräumt werden, gleichgültig, ob hierbei belastende Lebensgewohnheiten, auch immunkraftschädigende Suchtgewohnheiten, oder sonstige Lebensführungs- und Ernährungsfehler abzustellen sind. Der Art der

Ernährung des Krebskranken ist besonderes Augenmerk zu widmen. Je nach seinem Krankheitsstadium ist die Ernährung anzupassen. Eine möglichst vitalstoffreiche Ernährung sollte aber immer geboten sein, mit wenig tierischem Eiweiß.

In dieser Hinsicht verdienen die Enderleinschen Forschungsergebnisse ebenfalls großes Interesse, denn sie befassen sich auch mit der Auswirkung der Ernährung auf das mikrobielle Leben im Blut. Enderlein spricht von uranfänglich im Blut der Menschen enthaltenen Endobionten aus der Mucor-Reihe mit dem potentiellen Vermögen, sich in cyclogenetischer Wandlung als gefährliche Parasiten zu präsentieren. Seine eingehenden Untersuchungen lieferten das Ergebnis, daß sich schon bei einem geringen dauerhaften Übermaß im Verzehr von tierischen Nahrungseiweißen die genannten Endobionten daran geradezu mästen. Dadurch werden sie angeregt, ihre schädigende cyclogenetische Aufwärtsentwicklung anzutreten, was den Krankheitszustand der Endobiose einleitet.

Zu dem belastenden Umstand – wie vorstehend beschrieben – kommt hinzu, daß jedes Übermaß an tierischen Nahrungseiweißen bei ihrer Verstoffwechselung im Körper das Säure-Basen-Verhältnis weiter in Richtung »sauer« verschiebt. Außerdem entstehen durch dieses Übermaß über längere Dauer die schon angesprochenen gefährlichen Eiweißablagerungen, so besonders störend an den Wänden der feinen Haargefäße im Gewebe, mit der Folge der zunehmend gestörten Mikrozirkulation. Ein weiterer Schadfaktor in diesem Geschehen ergibt sich daraus, daß mit der in Gang gesetzten Endobiose eine vermehrte Fibrinbildung im Blut einsetzt, offenkundig zunächst ein Schutzbemühen des Körpers zur Neutralisierung störender Proteine, wodurch sich die Viskosität des Blutes schädlich erhöht und damit die wichtige Mikrozirkulation weiter herabgesetzt wird.

Einen Schutz für die Noch-Gesunden und die Kranken im frühen Stadium gegen schlimmere Erkrankungen stellt eine naturbelassene vitalstoffreiche Vollwertkost mit viel basenfördernden Früchten und Gemüsen in jedem Falle dar. Dabei sollte auch auf eine mengenausreichende Flüssigkeitszufuhr mit Getränken ohne »Brennwerte« geachtet werden. Das beste und reichlich zu genießende Getränk ist frisches Quellwasser. Säurebildner, wozu z. B. auch der Kaffee gehört, sollten Krebskranke in allen Krankheitsstadien vermeiden. Auf die gängigen »Genuß«-Mittel – Alkohol, Rauchen, Süßigkeiten etc. – sollte ebenfalls verzichtet werden, wenn wirkliche Heilung das Ziel ist. Zu unterschätzen sind dabei nicht die Schadwirkungen aus Produkten von und mit dem Industriezucker. Dieser Industriezucker in der Ernährung fördert auch sehr die Entwicklung und Ausbreitung der als Mykosen oder Candidosen bekannten Pilzerkrankungen, wie sie oft auch Teil des Krebsgeschehens sind.

Eine Therapie, die einem nachhaltigen Heilerfolg dient, ist immer eine Komplett-Therapie mit Wirkung nicht nur in allen Organbereichen, sondern auch in allen Seinsbereichen des Kranken. Dabei hat diese umfassende Therapie stets nur einen regulativ-biologischen Charakter. Die dabei gebotene Ausschaltung aller inneren und äußeren Störfaktoren schließt auch die Ausschaltung der lokalen Störfaktoren im Organismus ein, wie sie als streuende Herde (z.B. an den Zähnen) und andere Störfelder bekannt sind. Die Wiederherstellung eines ausgeglichenen Säure-Basen-Haushaltes ist natürlich ebenfalls ein wichtiger Teil dieser Therapie, desgleichen eine gründliche Ausleitung aller Stoffwechselschlacken und Toxine aus dem Körper auf allen möglichen Wegen.

Obenan in dieser biologischen Therapie steht ebenso die Sanierung des Darmes, vorrangig die Sanierung der Darmschleimhaut, wonach auf die wichtige bakterielle Besiedelung des Darmes mit physiologisch einwandfreien Keimen zu achten ist. Es sollte dabei nicht übersehen werden, daß unsere Immungesundheit sich im wesentlichen auf den intakten Zustand dieser Bereiche stützt. Medikamentös kann auch hier guter Einfluß genommen werden, so z.B. mit »Fortakehl« zur Förderung der richtigen Darmflora und mit »Rebas« zur Regeneration der Peyersche Plaques im Dünndarm als wichtige Teilorgane des Immunsystems. Daß die bei jedem Krebskranken geschädigte Leber auch volle therapeutische Zuwendung erfordert, ist selbstverständlich. Oft zeigen sich zudem Pankreas, Niere und Milz stark belastet und sind damit therapiebedürftig. Für den Haushalt der Mineralstoffe und Spurenelemente bei den Krebskranken gilt das ebenso, wobei hier häufig Selen, Zink und Magnesium eine besondere Rolle spielen.

Manche Ärzte und Naturheiler wußten das zwar schon lange vorher, jetzt aber weiß man es auch durch die neueren Forschungserkenntnisse der Neuroimmunologie, daß ein bedeutender Faktor im Krebsgeschehen im Gedanken- und Empfindungsleben der Menschen liegt. Wer z.B. im Leben auf alle möglichen Umstände »sauer reagiert«, vergiftet auf Dauer nicht nur sein äußeres, sondern auch sein inneres Milieu. Dieser dauerhaft »sauren Reaktion« muß schließlich eine Übersäuerung des ganzen Menschen folgen. Somit gehört zu einer ganzheitlichen Krebstherapie auch eine Klärung im Bereich der Psyche des Kranken mit einer Hinführung zu Gelassenheit und Vertrauen. Das Enderleinsche Bild von der »Stausucht« im Krankheitszustand der Endobiose ist ohne weiteres auch auf die Psyche übertragbar, die wie das Blut den Verlust des heilsamen »Fließens« zeigen kann, sogar bis zu einer emotionalen Erstarrung. Angst (= Enge) oder unlösbarer Kummer kann das bewirken. Daraus können sich dann auch vegetativ-organische Regulationsstarren und Blockaden ergeben.

Nach allem Gesagten kann die Krebserkrankung nicht als »blindes Schicksal« bezeichnet werden, dem man sich nach ihrem Erkennen fatalistisch weiterhin zu ergeben hat. Jeder Mensch hat in echter Eigenverantwortung viel in der Hand, sein Leben in Gesundheit zu leben oder diese Gesundheit wieder zu erlangen. Bedeutende Hilfen hierzu bieten solche natürlichen Therapien, wie sie Enderlein und andere auf der Basis ihrer reichen Forschungserkenntnisse geschaffen haben. Hohen Stellenwert haben hierbei die Erkenntnisse zu dem mikrobiologischen Pleomorphismus mit der cyclogenetischen Wandelbarkeit von Mikroben in unserem Körper, welche die Entwicklung des Krebses in ihrem gefährlichsten Abschnitt fördern. Die im Hauptteil dieses Beitrages behandelte Therapieform ist mit dieser natürlichen Wandelbarkeit angewandter Pleomorphismus nach Enderlein mit vielfacher Bewährung seit langen Jahren.

Es steht außer Frage, daß der hier in Umrissen dargestellte Therapieweg kombiniert werden kann mit geeigneten anderen Therapien, Mitteln und Methoden mit gleicher lebensgesetzlicher Ganzheitlichkeit. Es kann z. B. vorkommen, daß die therapeutische Hauptsorge bei einem Krebskranken zunächst seiner Befreiung von starken Schadwirkungen eines unmittelbar lebensbedrohende Tumors zu gelten hat, der sogar bereits Metastasen gebildet haben kann. Ob ein solcher Zustand operativ angegangen wird oder ob ein anderer Weg zu dieser Problemlösung beschritten wird, in solchen Fällen kann immer ein zusätzliches ärztliches Eingreifen gefordert sein, das aber möglichst fern von unbiologisch-immunkraftschädigenden Einwirkungen sein sollte. Die hier angesprochenen Therapiemaßnahmen betreffen dann die unerläßliche Sanierung des »Ackers«, in den dieser bedrohliche Tumor seine Wurzeln senken konnte.

Damit ist aber keineswegs gesagt, daß es sich hierbei lediglich um quasi beiläufige Therapiemaßnahmen handelt, die bei einem klinisch festgestellten fortgeschrittenen Krebs nur wenig ausrichten. Allein bereits das Präparat »Utilin S«, das in pharmakologischer Zubereitung Keime des Mycobacterium phlei enthält, hat sich auch in solchen Fällen als bedeutender Therapiefaktor erwiesen, wobei noch seine untoxische und reaktionsarme Verträglichkeit hervorzuheben ist. Die hohe Wirksamkeit hat man schon vor über 20 Jahren bestätigt gefunden. So wurden laut »Journal of The National Cancer Institute«, Vol. 55, No. 3, vom September 1975 schon damals eingehend Zellwandbestandteile vom Mycobacterium phlei auf Wirksamkeit für eine biologische Krebstherapie untersucht, und zwar durch Injektionen entsprechender Zubereitungen in den Tumor. Herauszufinden war hierbei die Hemmung eines Tumortransplantates in der Haut, zu dem Tumorzellen und Vaccine appliziert waren. Außerdem war hierbei eine Regression von 7 Tage alten intradermalen Tumortransplantaten und Lymphknotenmetastasen herauszufinden. Das waren die Ergebnisse:

Dosen von 37,5 µg hinderten das Tumorwachstum in nahezu allen Tieren. Dosen von 300 µg heilten bereits bis zu 60 % der Tiere gemäß Regressionstest. Die Zugabe von 300 µg eines Trehalose-Mycolats aus Mycobacterium tuberculosis zu 300 µg Mycobacterium phlei-Zellwandextrakt steigerte dessen tumorregressive Wirksamkeit bis auf Heilungsraten von 90 %. Zubereitungen aus Mycobacterium–phlei wurden als Mittel der Wahl zur Behandlung von Tumorerkrankungen bezeichnet (Quelle: »Immuntherapie mit UTILIN »S« (Mycobakterien), Semmelweis-Institut, D-27316 Hoya). Dies wurde also schon vor 20 Jahren festgestellt. Rechnet man dem noch die hier angesprochenen übrigen biologischen Arzneimittel hinzu, wie vorrangig das Mucokehl (der bewährte Blutverflüssiger), das Nigersan, auch das Kombinationspräparat Sankombil u.a., so verfügt der Behandler damit über ein gutes Arsenal von Arzneimitteln, um medikamentös echte Therapiechancen auch bei fortgeschrittenen Krankheitsstadien erkennen zu lassen. Werden zudem die hier angesprochenen übrigen Maßnahmen zu einer ganzheitlichen Therapie beachtet, so darf sich die Erwartung wirklicher Behandlungserfolge auf viel mehr als auf vage Hoffnungen stützen, ohne daß die Kranken dabei Qualen von Therapie-Nebenwirkungen leiden müssen.

Wie schon ausgeführt, können in diese Therapie bedarfsweise noch geeignete andere Therapien eingebaut werden, zumal sich für eine wirkungsvolle biologische Krebstherapie auch andere Arzneimittel als die aus der Enderleinschen Forschung schon empfohlen haben.

Psychoneuroimmunologie eine neue Wissenschaftsdisziplin oder Fighting spirit – Der kämpfende Geist

Ein Beitrag von HP Ingo Wunderlich

Therapiekurzinformation:

Die Wissenschaft der Psychoneuroimmunologie (PNI) ist keine neue Wissenschaft, sondern die Vernetzung altbekannter und etablierter medizinischer Fachrichtungen: Psychologie, Immunologie, Neurologie und Endokrinologie. Deshalb können keine neuen Therapieformen daraus resultieren. Durch die Zusammenschau von Medizin und Psychologie ergeben sich jedoch neue Ansätze und Ideen, die in der Krebstherapie sehr wertvoll sein können.

»Zeigen Sie mir, was im Kopf eines Patienten vor sich geht, und ich sage Ihnen, wie der Verlauf seiner Tuberkulose sein wird.«

Mit diesen Worten brachte der kanadische Mediziner Sir William Osler (1849-1919) vor fast hundert Jahren eine Erkenntnis auf den Punkt, die erst in jüngster Zeit zu wissenschaftlicher und damit allgemeiner Anerkennung gelangte: Seelische Probleme können die körperlichen Funktionen des Menschen beeinflussen.

Das ist im Grunde eine uralte Erkenntnis. Schon Hippokrates beschreibt den Zusammenhang zwischen Leib und Seele. Aber auch er hat dieses Wissen nicht selbst gefunden, sondern nur zusammengefaßt und weitergegeben. Die Realität dieser Verbindungen wurde von den meisten praktisch arbeitenden Ärzten nicht geleugnet, doch wissenschaftlich existiert ein Phänomen erst wirklich, wenn es nach den Definitionen der Wissenschaft erklärt werden kann.

Damit bleiben natürlich viele Fragen unbeantwortet. Zwei Fragen, die wohl jeder Patient stellt, der eine Diagnose wie AIDS oder Krebs vorgelegt bekommt, lauten »Wieviel Zeit bleibt mir noch, und welche Therapie gibt es?« Spätestens jetzt wird diesem Menschen die Unmenschlichkeit der Wissenschaft bewußt, denn als Antwort bekommt er nur statistische Werte: »Zwischen drei und zehn Monaten, aber es gibt natürlich auch Ausnahmen...«

Zwischen Statistik und Ausnahme: der Patient

Nun klammert sich der Patient an die Ausnahmen. Was zeichnet diese »Ausnahmepatienten« vor allen anderen aus, die der Statistik entsprechend und »pünktlich« starben? Was war das »Besondere« an der Ausnahme, dem Individuum?

Jetzt beschäftigt er sich mit der Krankheit und den Therapiemöglichkeiten. Irgendwann interessiert er sich auch für die Ursache. Dabei stößt er auf eine in der wissenschaftlichen Medizin oft umstrittene Verbindung: die Psyche. Aber was hat beispielsweise die Psyche mit einem Lungenkrebs zu tun? Das würde ja bedeuten, daß nicht nur das Rauchen, sondern auch der Mensch selbst zu dieser Krankheit beigetragen hat.

Die Psyche ist doch etwas absolut Individuelles – das würde ja heißen, daß sich sein Lungenkrebs von dem Lungenkrebs anderer Menschen unterscheidet. Wenn das stimmt, dann ist auch die Frage nach der Therapie nicht mehr pauschal zu beantworten. Dann haben auch alle statistischen Aussagen zu Krankheit, Ursache, Therapie und Prognose für diesen individuellen Menschen keine Bedeutung und auch die Therapie muß ebenso individuell sein, wie seine Krankheit.

Bei all diesen, für den Patienten meist ebenso bedrohlichen wie revolutionären »Wechselbädern« der Erkenntnis zeigt sich irgendwann auch ein Lichtblick am wissenschaftlichen Horizont:

Die Psychoneuroimmunologie

Wissenschaft ist losgelöst von jeder Einzelfallbetrachtung. Sie arbeitet nach statistischen Methoden und kann deshalb nur die Dinge verwerten, die in irgendeiner Form meßbar sind. Deshalb dauerte es über zweitausend Jahre, bis die Kluft zwischen Psyche und Körper sich langsam zu schließen beginnt.

Bis vor wenigen Jahren wußte man nicht, über welche stofflich faßbaren Wege (Nerven, Hormone etc.) Informationen zwischen Seele und Körper ausgetauscht werden. Das Problem der wissenschaftlichen Anerkennung lag also im fehlenden Nachweis der stofflichen Verbindung. Deshalb wurde ein Zusammenhang zwischen Psyche und Immunsystem von der wissenschaftlichen Medizin als einsame Verirrung eines zu phantasiereichen Geistes angesehen. Inzwischen hat sich hier jedoch viel getan. Aus der Verirrung wurde ein »neuer« Wissenschaftszweig, auf den man sogar sehr stolz ist, die »Psychoneuroimmunologie«.

»Pawlowsche Leukozyten«

So neu, wie man manchmal meint, ist dieser Zweig aber gar nicht. 1961 zitiert Luk'yanenko eine Doktorarbeit aus St. Petersburg. Maukahin hat demnach schon 1911 (vielleicht erstmalig) gezeigt, daß Abwehrzellen wie ein Hund dressierbar sind, er hat eine »konditionierte leukozytäre Reaktion« nachgewiesen. Etwa 20 Jahre später machte Metalnikow am Pasteur-Institut in Paris ein ähnliches Tierexperiment. Auch er wollte wissen, ob sich Abwehrzellen »dressieren« also konditionieren lassen. Dazu spritzte er den Tieren Bakterien ein. Erwartungsgemäß stieg dadurch die Zahl der Leukozyten an – die Abwehr reagierte. Jetzt kam die Dressur: Gleichzeitig zur Injektion berührte er die Haut der Versuchstiere mit warmen Metallplatten. Nachdem er diesen Versuch einige Male wiederholt hatte, reichte allein der Wärmereiz auf der Haut aus, um die Zahl der Abwehrzellen drastisch zu erhöhen. Sie ließen sich also konditionieren.

Damit war der Nachweis erbracht, daß die Immunzellen nicht nur auf Antigene (z.B. Bakterien) reagieren, sondern sich durch völlig fremde Reize (z.B. Wärme) in ihrem Verhalten beeinflussen lassen. Es ließ sich die gleiche Abhängigkeit erzeugen, wie Pawlow es mit Glocke und Futter bei seinen Hunden machte.

Psyche - das unbekannte Wesen

Die Medizin konnte mit dieser Beobachtung zunächst nichts anfangen, weil eine Verbindung zwischen Zellen oder Biochemie und der Psyche einfach nicht vorstellbar war. Organe, Zellen, Biochemie etc. sind stofflich faßbar, die Psyche, die es zwar irgendwo gibt, entzieht sich jedoch weitgehend einer klaren Meßbarkeit.

Lediglich die Psychologie interessierte sich für das Phänomen, das unter dem Namen »Konditionierung« von Pawlow beschrieben wurde. Inzwischen ist der »Pawlow-Effekt« auch in der Medizin allgemein bekannt. Aber daß dieses Psycho-somatische Prinzip sich bis zu den Einzellern (hier die Leukozyten), vielleicht sogar bis in die Biochemie der einzelnen Zelle hinein verfolgen läßt, hielt man wissenschaftlich für unwahrscheinlich. So dauerte es fast vierzig Jahre, bis sich wieder jemand an dieses Thema heranwagte.

Mitte der siebziger Jahre kehrte Robert Ader, ein Psychologe von der Universität Rochester, den Versuch von Metalnikow um, und probierte, ob sich die Abwehrzellen durch Konditionierung auch schwächen lassen. Auch dieses Experiment gelang. Die Abwehr ließ sich durch einen fremden Reiz stark abschwächen.

Steuermechanismen der Abwehr

Daß Zusammenhänge zwischen Psyche und Abwehr bestehen, war damit schon einmal nachgewiesen. Unbekannt blieb jedoch, wie sich diese beiden Bereiche verständigen. Zwei Entdeckungen kamen nun zu Hilfe und beantworteten viele Fragen.

Nervensystem und Immunologie

Die erste wichtige Entdeckung war, daß die T-Lymphozyten eine Verbindung zum unbewußten Nervensystem haben, das unsere inneren Organe wie Herz, Magen, Leber etc. steuert und seinerseits wieder von psychischen Faktoren beeinflußt wird.

Diese Lymphozyten tragen an ihrer Oberfläche Rezeptoren (Signalempfänger), die auf die Botenstoffe (Transmitter) des vegetativen Nervensystems ansprechen (Acetylcholin, Alpha- und Betaadrenalin). Inzwischen kennt man viele weitere Transmitter, die auf Immunzellen einwirken. Eindeutig nachgewiesene Wirkungen finden wir bei adrenergen und gonadalen Steroiden, Prolactin, Wachstumshormon, Melatonin, Katecholaminen, Serotonin, vielen Neurotransmittern, neuroaktiven Polypeptiden etc. Zum Teil wirken sie direkt auf Leukozyten ein. Zum Teil werden sie dort als neuroaktive Peptide (also Stoffe, die auf Nerven einwirken) zwischengespeichert und ergeben zusammen mit anderen Neurotransmittern einen synergistischen Effekt. Das bedeutet, daß Leukozyten auch die Wirkung der Transmitter auf die entsprechenden Nerven beeinflussen können.

Damit ist endgültig klar, daß die Abwehr kein isoliertes eigenständiges System ist, sondern auch vom vegetativen Befinden des Menschen abhängig ist. Dieser Einfluß ist recht weitreichend. Einerseits wird die Aktivität der einzelnen Immunzellen direkt gesteuert. Andererseits wird auch die Produktion beeinflußt, so daß sogar die Zahl der neu gebildeten Zellen verändert werden kann. Acetylcholin und alphaadrenerge Reize steigern die Vermehrung, betaadrenerge hemmen oder blockieren sie. Über die genannten Rezeptoren ist das Immunsystem vom Nervensystem abhängig. Ob es auch die umgekehrte Einwirkung gibt, daß das Nervensystem von den Immunzellen beeinflußt wird, ist bislang nicht ganz geklärt. Man vermutet im Histamin, das ja immunmediatorische Funktion besitzt, einen möglichen Weg.

Hormonhaushalt und Immunologie

Die zweite wichtige Entdeckung zeigte, daß das Immunsystem von Hormonen beeinflußt wird. Das war zunächst nichts Besonderes, denn Gewebshormone wie Histamin kannte man schon lange als Informationssubstanzen (Entzündungsmediatoren). Interessant war jedoch, daß sogar die Hormone, die man absolut nicht mit der Abwehr in Verbindung brachte, wie z.B. die Wachstums- oder Geschlechtshormone, einen Einfluß auf Immunzellen hatten. Inzwischen geht man sogar davon aus, daß es wohl kein Hormon gibt, daß nicht in irgendeiner Weise in die Abwehrfunktionen eingreift.

Die Geburt einer Wissenschaft

Damit waren zwei wichtige Verbindungen entdeckt: Die Immunzellen sind sowohl vom Nerven- wie auch vom Hormonsystem abhängig. Zwei weitere Brücken waren bereits bekannt:

1. Die Psyche beeinflußt u.a. über das limbische System das vegetative Nervensystem.
2. Hormone werden von Drüsen produziert, die entweder direkt im Hirnbereich liegen oder von dort gesteuert werden. Die Schlüsselstellung haben Hypophyse und Hypothalamus inne. Diese wiederum stehen mit der Psyche in Verbindung.

Jetzt müssen diese verschiedenen Erkenntnisse nur noch miteinander verknüpft werden und wir erleben die Geburtsstunde einer neuen Wissenschaft: der »Psychoneuroimmunologie«.

Es handelt sich bei dieser Wissenschaft also keineswegs um eine Neuheit, sondern lediglich um eine sinnvolle Zusammenfassung bereits bekannter und etablierter Bereiche: Psychologie und Immunologie trafen sich auf der Brücke der Neurologie. Wie bereits erwähnt, muß eigentlich ein weiterer Zweig dazugenommen werden: Hormone, also die Endokrinologie. Damit wird der Name dieses Fachgebietes noch ein wenig länger: Die »Psycho-neuro-endokrino-immunologie« Aber auch hier bediente man sich bald einer Abkürzung: »PNI«

PNI und Krebs

Aus diesem neuen Fachgebiet entstanden zahlreiche Untersuchungen, die sich der Interaktion von Psyche und Abwehr widmeten. Dabei standen natürlich gerade Tumorerkrankungen im Mittelpunkt des Interesses. Zwar wurde von verschiedenen Institutionen und Universitäten immer wieder betont, daß es keine »Krebspersönlichkeit« gibt, also ein Zusammenhang zwischen Psyche und Tumor nicht besteht, dennoch gab es ständig Versuche, einen solchen Zusammenhang nachzuweisen. Man erhoffte sich dadurch neue Impulse für die Therapie.

Steven J. Schleife (Universität New Jersey, USA) und R.W. Bartop (New South Wales, Australien) stellten sich die Frage, ob es irgendwelche psychischen Bedingungen gibt, welche die Lebenserwartung von Krebspatienten beeinflussen. Sie kamen 1977 zu dem Ergebnis, daß die Überlebenszeit der Patienten, die ihre »negativen Emotionen« ausdrücken konnten, höher waren, als in der Vergleichsgruppe. Das hieß natürlich für die Therapie, daß die Patienten lernen müssen, zu sagen, was ihnen nicht paßt. Wenn sie sich nicht wohl fühlen, wenn sie etwas tun sollen, was sie nicht wollen, müssen sie »Nein!« sagen, statt in stiller Duldsamkeit alles zu akzeptieren.

Fighting spirit - der kämpfende Geist

In Amerika entstand dafür ein besonderer Begriff: »Fighting spirit« (kämpfender Geist). Man fand heraus, daß besonders bei Frauen mit Brustkrebs die Prognose erheblich besser war, wenn sie einen »Fighting spirit« entwickeln konnten. So dauerte es auch nicht lange, bis sich dort erste Patientengruppen zusammenfanden, die mit entsprechenden Lern- und Trainingsprogrammen das fehlende »Ich will!« bearbeiteten und damit recht gute Erfolge erzielten.

Wie sind diese Erfolge nun auf der stofflichen Ebene zu erklären? An der Zahl oder den Mengenverhältnissen der einzelnen Immunzellen änderte sich seltsamerweise meist nicht viel, zumindest nicht so viel, daß man hier einen Zusammenhang ableiten konnte. Dazu müssen wir einen kurzen Ausflug in die normalen Abwehrstrategien des Körpers machen.

Alle Zellen und Gewebe unterliegen einem Alterungsprozeß. Deshalb werden im Körper ständig verbrauchte Zellen absterben und erneuert. Bei dieser Regeneration kommt es immer wieder vor, daß einige dieser neu gebildeten Zellen fehlerhaft sind. Es können durchaus auch krebsartige Zellen entstehen, Zellen, die in ihrem Teilungsverhalten einen Programmfehler haben. Normalerweise macht das nicht viel aus, weil unser Immunsystem das Problem kennt. Eine spezielle Gruppe von Lymphozyten, die »natürlichen Killerzellen« (NK-Zellen), beseitigen diese Fehlprodukte, bevor sie sich vermehren und somit Schaden anrichten können.

Das setzt jedoch voraus, daß:
1. genügend NK-Zellen vorhanden sind,
2. diese die Krebszellen erkennen, und
3. nicht daran gehindert werden, sie zu vernichten.

Die vielleicht interessanteste Frage beinhaltet der zweite Punkt: Woher weiß die NK-Zelle, wie sie einen Fremdkörper – und das ist auch eine Krebszelle – erkennt? Die Antwort darauf ist ebenso einfach wie überraschend: Sie lernt das in einer »Schule«.

Lymphozyten gehen in die Schule

In den großen Lymphorganen werden die Immunzellen für ihre Funktionen geprägt und ausgerüstet. Sie werden regelrecht in einen »Lernprozeß« verwickelt. Deshalb spricht man hier sogar von der »Erziehung der Lymphozyten« Diese »Lymphozytenschule« befindet sich offenbar nur in den großen Lymphorganen Milz, Thymus und Lymphknoten. In anderen Geweben oder dem Blut ließen sich diese Lernprozesse bislang nicht nachweisen.

Das vegetative Nervensystem innerviert (steuert) u.a. auch die großen Lymphorgane wie Milz, Thymus und Lymphknoten. Dadurch wird natürlich auch die »Ausbildung« der Lymphozyten beeinflußt. Nachdem aber das vegetative Nervensystem seinerseits wieder von psychischen Faktoren abhängt, ist es durchaus verständlich, daß Lymphozyten bei verschiedenen Gemütszuständen unterschiedliche Informationen bekommen und sich damit auch unterschiedlich verhalten können.

Ob bei diesem Lernprozeß auch die bereits genannten Hormone eine Rolle spielen, ist bislang nicht geklärt.

Qualität statt Quantität

Diese Betrachtungen führen uns zu dem Schluß, daß es bei Abwehrprozessen nicht nur auf die absolute Zahl oder die Mengenverhältnisse der einzelnen Immunzellen ankommt, sondern auch auf deren Informationsstand. Hierbei spielen wiederum Aspekte eine Rolle, die im Labor zum Teil nur schwer zu erfassen sind. Damit kommen wir zu einer Beobachtung, die Kurt S. Zänker an der Universität Witten/Herdecke machte.

Er wies nach, daß die Krankheit bei Tumorpatienten erheblich schneller fortschritt, wenn diese den Verlust eines nahen Angehörigen nicht verarbeiten konnten und in Depression verfielen. Dabei fiel ihm auf, daß sich die Zahl der Lymphozyten bei den Patienten nicht veränderte.

Bei der genauen Untersuchung der Abwehrzellen stellte sich jedoch heraus, daß die Zahl der Interleukin-2-Rezeptoren auf den Lymphozyten wesentlich geringer war, als normal. Damit war zwar vordergründig die Anzahl der aktiven Zellen gleich geblieben, die Aktivität der einzelnen Zellen jedoch stark dezimiert. Die Psyche verändert also direkt das Abwehrverhalten von Immunzellen.

Interessant ist hier aber noch ein zweiter Punkt. Zänker beschreibt seine Beobachtung an Patienten, die einen Trennungskonflikt nicht verarbeiten konnten. Das Thema Trennung scheint wohl eine bedeutende Rolle beim Krebs zu spielen. So wies z.B. Bartop 1977 einen Zusammenhang zwischen dem Verlust einer Bezugsperson und einer verminderten Mitogenstimulierbarkeit der Lymphocyten nach. Hamer ging in seinen Forschungen gerade auf diesen Zusammenhang sehr genau ein und wurde dafür zunächst angegriffen. Inzwischen nimmt man seine Ausführungen schon wesentlich ernster. Hamer geht sogar so weit, daß er nicht verarbeitete Trennungskonflikte als direkte Ursache einer Krebserkrankung ansieht.(Siehe auch Beitrag «Hamer´sche Herde») Dabei ordnet er bestimmten Erlebnisinhalten konkrete Krebslokalisationen zu. So unterscheidet sich z.B. ein Leber- von einem Lungenkrebs vor allem durch die Interpretation des auslösenden Erlebnisses. Damit kommen wir zu der vielleicht wichtigsten Frage: Welche inhaltlichen Zusammenhänge bestehen zwischen Psyche und Krebslokalisation? Wenn wir diese Frage beantworten können, eröffnet sich ein völlig neuer und äußerst individueller Ansatz für die Therapie.

Immunologie Ich-Findung

Betrachtet man die Aufgabe des Immunsystemes einmal ganz einfach, so geht es schlicht um die Entscheidung, ob etwas zum eigenen Körper gehört oder nicht. Ist die Zelle, der Stoff etc. den ein Lymphozyt gerade vor sich hat, nun Teil des eigenen Organismus, oder ist er als Fremdkörper zu betrachten und damit zu eliminieren?

Ob etwas nun zu einem Menschen gehört oder nicht, setzt (Selbst-) Bewußtsein voraus. Der Mensch muß sich seiner selbst bewußt sein. Er muß seine Grenzen kennen und anerkennen. Je weniger er das tut, um so weniger wird er sich gegen Fremdeinflüsse wehren. Um so weniger werden die Abwehrzellen darauf trainiert, Fremdkörper (und zu denen zählen auch Krebszellen!) zu erkennen. Es ist die Frage nach der Individualität, der Grenze zwischen »ich« und »nicht-ich«.

Ein Gartenzaun hat nicht nur den Sinn, Eindringlinge von außen nach innen fern zu halten, sondern auch den eigenen Besitz von innen nach außen zu dokumentieren und im Zweifel zu verteidigen. Je weniger ein Mensch seinen persönlichen »Gartenzaun« kennt, um so eher wird er auch von einem Verlust betroffen. Damit sind alle Immunitätsprobleme erst einmal mit Störungen im Selbst-Bewußtsein behaftet.

Jede Persönlichkeit beinhaltet viele Aspekte. Es gibt die persönlichen Grundbedürfnisse wie Nahrung und Wohnung. Dann kommen persönliche Bindungen dazu, wie Partner, Kinder, Familie, Freunde etc. Auch das berufliche Umfeld, Hobby, Freizeitgestaltung und ähnliche Faktoren prägen die Individualität eines Menschen. In dem

Moment, in dem sich in einem dieser Bereiche etwas verändert, reagiert auch das Immunsystem. Je nach Qualität dieser Veränderung kann sich die Immunität verbessern oder verschlechtern. So sind Menschen nach einer Trennung besonders anfällig für Infektionen.

Aus der psychosomatischen Forschung kennen wir zahlreiche Verbindungen zwischen Konfliktthema und Krankheitsort. Die Niere spiegelt beispielsweise bestimmte Aspekte der Kommunikation mit anderen Menschen wieder. Die Lunge hat zwar auch etwas mit Kommunikation zu tun, zeigt jedoch einen ganz anderen Ausschnitt. Die Leber dagegen wird vor allem bei Fragen nach Gut und Böse sowie der Sinnhaftigkeit betroffen. So können wir alle Organe des Körpers betrachten und werden immer neue Verbindungen entdecken, die eine konkrete Zuordnung von Problemthemen zu Krankheitslokalisationen erlauben.

Konfliktthema und Krebslokalisation

Aus diesem Blickwinkel heraus erklärt sich auch die Treffsicherheit, mit der Hamer bestimmten Erlebnisinhalten bestimmte Krebslokalisationen zuordnet. Dabei muß der Konflikt schon sehr genau betrachtet werden. Wenn beispielsweise eine Frau ihren Mann mit ihrer besten Freundin im eigenen Schlafzimmer überrascht, kommt es darauf an, was die Frau wirklich betroffen hat. War es die Tatsache, daß sie ausgerechnet mit ihrer besten Freundin betrogen wurde, oder hat sie es nicht verwunden, daß das im eigenen Schlafzimmer geschah, oder war es mehr das Problem, daß der Mann ihr Dinge vorenthielt, die er mit einer anderen Frau teilte, oder oder oder... Wenn die Frau das Ereignis nicht verarbeitet, wird sie im ungünstigsten Fall Krebs bekommen. Die Krebslokalisation hängt jedoch davon ab, welchen Konflikt sie in dem Geschehen erlebt hat. Erst wenn dieser Zusammenhang genau geklärt ist, läßt sich eine therapeutische Konsequenz ziehen.

Psychoneuroimmunologie und Therapie

Da die PNI »nur« die Verbindung altbekannter medizinischer Fachrichtungen darstellt, ist von ihr keine neue Therapieform zu erwarten. Man muß aus dem Fundus der vorhanden Fächer schöpfen. Durch die Zusammenschau von Medizin und Psychologie ergeben sich jedoch einige neue Ansätze und Ideen, die in der Praxis äußerst wertvoll sein können.

Psychotherapie

Zunächst können wir die zuletzt besprochenen Zuordnungen von Krankheitsort und psychischem Thema aufgreifen. Damit läßt sich in der Psychotherapie eine ganze Menge anfangen. Mit Hilfe dieses Wissens kommt man als Therapeut mit dem Patienten schnell und konkret zum wesentlichen Thema. Es bedarf nun keiner großen Umwege mehr, um die wirklich wichtigen von den nur oberflächlichen Randthemen zu trennen.

Medikamente

Wenn man sich nicht für den psychotherapeutischen Weg entscheidet, kann die Themenzuordnung trotzdem hilfreich sein. Auch Bachblüten, die homöopathischen, phytotherapeutischen oder anthroposophischen Heilmittel et cetera lassen sich mit diesem Wissen oft leichter zuordnen.

Imaginationen

Ein ganz anderer Ansatz besteht darin, die neurologisch-hormonale Verbindung Psyche-Immunsystem zu nutzen. Durch Affirmationen und Imaginationen kann man direkt auf die Immunzellen einwirken. Ein Verfahren besteht darin, daß man, wie in einem Halbtraum, vor dem inneren Auge einen Film ablaufen läßt, in dem man sich vorstellt, wie der Tumor von den eigenen Abwehrzellen vernichtet wird. Es ist also fast ein kleiner »Kriegsfilm« vor dem inneren Auge. (Siehe auch Beitrag »Simonton-Methode«.)

Nur ganz so einfach, wie sich das hier liest, ist das Verfahren nicht. Gerade bei Imaginationen können kleine Fehler alles zunichte machen oder gar ins Gegenteil verkehren. Bei Affirmationen entscheidet oft ein einzelnes Wort über Erfolg oder Mißerfolg. Deshalb sollte niemand mit solchen Methoden ohne gute therapeutische Anleitung arbeiten. Es steht zu viel auf dem Spiel.

Selbsthilfegruppen

Ein anderes Verfahren benutzt die Mithilfe anderer Menschen, um sowohl das (Selbst-) Bewußtsein, wie auch die emotionale Ausdrucksfähigkeit zu stärken und zu trainieren. So wie wir hier z.B. die anonymen Alkoholiker als Selbsthilfegruppe kennen, so haben sich in Amerika Krebsgruppen gebildet. Dort werden intensiv die für die Krebspatienten wichtigen Themen bearbeitet.

Der erste Schritt

So wie bei den anonymen Alkoholikern am Anfang das absolute Bekenntnis zum Problem steht, Alkoholiker zu sein, so notwendig ist auch für den Krebspatienten das Anerkennen der Krankheit. Erst wenn die Krankheit wirklich anerkannt ist, kann der zweite Schritt folgen, die Frage: »Welche Bedeutung hat die Krankheit für mich?« Hier geht es wirklich um die Bedeutung, nicht um die Folge der Krankheit! Erst wenn die Bedeutung geklärt ist, können wir uns um das Immunsystem kümmern und die Frage stellen, was dort passiert ist, daß es Fremdkörper im eigenen Organismus nicht mehr beseitigt. Der erste Schritt in der Therapie ist nicht die Frage:

»wie bekämpfe ich meinen Krebs?«
sondern:
»Welche Bedeutung hat meine Krankheit für mich?«

Psychoneuroimmunologie – der Weg zur individuellen Therapie

So individuell wie die Bedeutung einer Krankheit für den einzelnen Menschen ist, so individuell muß auch die Therapie sein. Für den einen Menschen eröffnen sich in Goethes Faust ganze Welten der Erkenntnis, ein anderer dagegen kann nichts damit anfangen. Der Unterschied dieser beiden liegt in ihrer Persönlichkeit, ihrer Individualität.So individuell, wie verschiedene Menschen mit LIteratur, Problemen, dem Tagesablauf et cetera umgehen, so individuell gehen sie auch mit ihrer Abwehr um. Deshalb kann die Therapie, die dem einen hilft, beim anderen völlig wirkungslos sein. Im Mittelpunkt dieser Problematik steht die Psychoneuroimmunologie. Sie verbindet Persönlichkeit, Psyche, Individualität mit zellulärer Abwehr. Damit ist sie der Schlüssel für eine indviduelle und effektive Therapie.

Es gibt keine gute Therapie!

Es gibt keine schlechte Therapie!

Es gibt aber (zu) viele Menschen,

die mit unpassenden Therapien in ihrer Individualität

nicht angesprochen werden.

Psychotherapie in der Behandlung von Tumorkranken

Ein Beitrag von Dr. med. Wolf Büntig

Therapiekurzinformation:

Der Arzt und Psychotherapeut Wolf Eberhard Büntig zeigt in seinem Beitrag, wie die Krebserkrankung, wenn sie in Eigenverantwortlichkeit gelebt wird, zu einem neuen und bewußten Leben führen kann und somit ihren Schrecken verliert. Der Autor klärt behutsam über die am Krebsgeschehen beteiligten Faktoren auf und informiert dadurch, wie man sich als Betroffener oder potentieller Krebspatient (wozu sich statistisch gesehen jeder Dritte zählen muß) auf der psychischen Ebene vor krebsauslösenden Faktoren schützen kann. Anhand einfacher Übungen löst er beim Leser heilsame Betroffenheit sowie tiefreichende Einsichten aus. Wer bereit ist, diesen sicherlich komplexen Gedankengängen zu folgen, der wird sein Bild über Krankheit und insbesondere über die Krebserkrankung von Grunde auf ändern. Büntig integriert in seinen Ausführungen die konventionellen Therapiemethoden, geht aber dort, wo schulmedizinische Beweise fehlen, einen für einen Naturwissenschaftler äußerst ungewohnten Weg. Es ist nicht nur die Tatsache, daß er in der seelischen Grundstimmung des Menschen einen mitentscheidenden Faktor für die Krebserkrankung sieht, sondern es ist auch die Aufforderung an den Kranken und den Arzt, sich vom »Wahrscheinlichkeitsgedanken« zu lösen und sich zu erlauben, die Möglichkeit eines Wunders in Betracht zu ziehen. Dabei verweist er auf die inzwischen zahlreich veröffentlichten Spontanheilungen, wobei die in Lourdes geschehenen Wunder zu den wissenschaftlich am besten dokumentiertesten Fälle gehören. »Wir täten gut daran«, so Büntig, »der Möglichkeit eines Wunders eine Chance zu geben, und uns auf die Verunsicherung einzulassen, dieses nicht erklären zu können.« Dr. med Büntig ist Gründer und Leiter des Zentrums für Individual- und Sozialtherapie (ZIST), Penzberg und München.

Psychoonkologie

Die Psychoonkologie ist eine relativ neue Disziplin mit drei Schwerpunkten. Wir kennen wissenschaftliche, soziale und kurative Aspekte der Psychoonkologie sowie Überschneidungen der einzelnen Bereiche. Anliegen der psychosozialen Psychoonkologie ist die soziale und seelische Betreuung von Krebspatienten. Dabei geht es vor allem ums sogenannte coping: Betroffenen und deren Angehörgen wird geholfen, mit der Krankheit und all ihren Begleiterscheinungen – dem Schock der Diagnose, Nebenwirkungen von Medikamenten, den Behinderungen im Alltag, Verstümmelungen, Kommunikationsstörungen, Ausgrenzung, sozialer Isolation und den vielfältigen Ängsten, die mit einer Krebserkrankung und ihrem ungewissen Ausgang verbunden sind, fertigzuwerden.

Die Psychoonkologie als Wissenschaft studiert die psychosozialen Faktoren, die in der Entstehung, im Verlauf, in der sozialen Betreuung und in der Heilbehandlung von Krebs eine Rolle spielen, und veröffentlicht ihre Forschungsergebnisse in Wort und Schrift. Sie untersucht zum Beispiel, welche sozialen Bedingungen, Lebensgewohnheiten und seelischen Konflikte die Entstehung von Krebserkrankungen fördern, wie Krebskranke mit ihrer Krankheit umgehen, wie das Umfeld auf Krebskranke reagiert und welche Faktoren die natürliche Selbstheilung sowie die medizinische Behandlung fördern. Die klinische Psychoonkologie ist bemüht, durch Psychotherapie – d.h. durch Behandlung mit den Mitteln der Seele – auf den Krankheitsverlauf einzuwirken, die natürliche Neigung zur Selbstheilung zu unterstützen und gesundheitsfördernde Einstellungen und Gewohnheiten zu entwickeln.

Karzinogenese – wie entsteht Krebs?

Krebs hat nicht nur eine Ursache; mehrere Faktoren wirken bei der Entstehung von Krebserkrankungen zusammen. Bei manchen

Krebsarten gilt eine genetische Disposition als wahrscheinlich. Sie läßt sich jedoch weder für alle Krebsarten nachweisen, noch erkranken alle genetisch disponierten Menschen. Andere Faktoren spielen als Auslöser einer Krebserkrankung eine entscheidende Rolle.

1. Am besten erforscht sind die sogenannten Karzinogene. Chemische, mechanische oder Strahlenreize führen dazu, daß bei der ständigen Erneuerung von Geweben einzelne Zellen nicht ausreifen, um ihre Funktion zu übernehmen, sondern primitiv bleiben und sich ungesteuert vermehren.
2. Der Einfluß des Stoffwechsels auf die Karzinogenese (Krebsentstehung). Tumore wachsen in saurem und sauerstoffarmem Gewebe rascher als bei guter Oxydation (Verbrennung im Organismus).
3. Der in diesem Zusammenhang wichtigste Faktor ist die Abwehrkraft. Der Körper hat seine eigene Polizei: das Immunsystem. Nervensystem, chemische Substanzen, Hormone und unterschiedliche Zellen wirken zusammen, um Krankheitserreger wie Krebszellen und Bakterien zu erkennen, aufzuspüren, einzukreisen, zu zerstören, zu verschlingen oder in ihrem Wachstum zu behindern. Auch unter normalen Bedingungen – und mit zunehmendem Alter immer häufiger – treten Krebszellen im Verlauf der Zellteilung zur Geweberneuerung immer wieder spontan auf. Ein gesundes Immunsystem wird damit fertig, ein geschwächtes oft nicht.

Diese drei Faktoren haben jeweils unterschiedlichen Einfluß auf die Entstehung einer Tumorkrankheit. Auch ein gesundes Immunsystem wird mit der Strahlendosis einer Atombombe oder Reaktorkatastrophe sehr schwer fertig; andererseits kann ein durch intensivierten oder andauernden Streß geschwächtes Immunsystem auch bei normaler Karzinogenbelastung zusammenbrechen.

Seelische Faktoren

Die drei genannten materiellen Faktoren stehen unter dem Einfluß seelischer Faktoren. Die ungeheuere Zunahme an Kanzerogenen, der Stoffwechsel und vor allem die Leistungsfähigkeit unseres Immunsystems sind Ausdruck unseres Umgangs mit uns selbst und unserer Umwelt. Wir wollen zwar alle zurück zur Natur, aber nicht zu Fuß. Also verpesten wir die Luft und zerstören die schützende Ozonschicht. Die Farben der Natur sind uns nicht bunt genug, wir wollen größere Ernten, die Nahrungsmittel sollen länger frisch bleiben, und züchten die Erdbeeren so groß, daß sich ihr Aroma zur Unkenntlichkeit verdünnt; also entwickeln wir Anilinfarbstoffe, Kunstdünger, Konservierungsmittel und Aromastoffe – und entdecken erst lange im Nachhinein ihre krebsfördernde Wirkung. Seelische Faktoren wie Bequemlichkeit, Sicherheitsbedürfnis, Eitelkeit usw. sind Ursache für die Vermehrung von krebserzeugenden Reizen in der Umwelt.

Bereits im alten Ägypten wurde der Krebs mit der Melancholie in Verbindung gebracht. Es sind nicht die lebenslustigen Frauen, die an Brustkrebs erkranken, sagt Galen. Ende des vorigen Jahrhunderts weisen in England erste statistische Untersuchungen auf viel Streß und Plackerei und Verwitwung bzw. Verlust einer geliebten Person als auslösenden Faktor von Krebserkrankungen hin. Nahezu ausnahmslos wird in allen Untersuchungen emotionale Hemmung in Verbindung mit Krebs gebracht.

Um die Jahrhundertwende sind die psychischen Faktoren bei der Karzinogenese Lehrbuchwissen. Dann gerät das in Jahrtausenden klinischer Beobachtung angesammelte ärztliche Wissen für eine Weile in Vergessenheit, weil die Medizin in dem Bemühen, als Wissenschaft gesehen zu werden, nicht mehr als Wirklichkeit gelten läßt, was sich nicht wiegen, messen und rechnen läßt.

Ich verstehe Krebs als eine psychosomatische Krankheit wie alle anderen – Magengeschwür, Asthma, Heuschnupfen, Herzinfarkt usw. – nach der psychoanalytischen Definition. Unter dem Einfluß der Umwelt entsteht in früher Kindheit ein seelischer Konflikt zwischen zwei gleich starken Bedürfnissen. Der Heranwachsende findet durch Verdrängung zumindest eines Bedürfnisses zu einem neurotischen Gleichgewicht, allerdings um den Preis einer Fixierung (Einschränkung) in Wahrnehmung, Fühlen, Denken und Handeln. Bestimmte Streßsituationen verschieben das Gleichgewicht. Der verzweifelte Versuch, es wieder herzustellen, führt zum Ausbruch einer Krankheit, zu der der Patient aufgrund anderer – z.B. genetischer – Faktoren neigt.

Der ursprünglich als Psychoanalytiker ausgebildete Psychotherapeut LeShan hat im Lauf von Jahrzehnten mit hunderten von Krebspatienten gearbeitet. Er beobachtete bei über 70 % von ihnen folgende Dynamik: Der Verlust einer nahen Bezugsperson in der frühen Kindheit läßt tiefe Beziehungen gefährlich erscheinen. Diese werden in der Folgezeit gemieden und ersetzt durch Geselligkeit. Irgendwann läßt sich die Person dann doch auf eine Beziehung ein, identifiziert sich mit ihr übermäßig und gibt ihr zuliebe ihre Autonomie auf. Der Verlust dieser Beziehung intensiviert akut den Dauerstreß, was zum Zusammenbruch des Immunsystems führen kann.

Die Beobachtungen von LeShan wurden in sogenannten prospektiven Studien untersucht. In großangelegten Fragebogenaktionen wurden Gesunde zu Lebenseinstellungen und -gewohnheiten befragt. Später wurden diese Fragen im Zusammenhang mit einem frühen Krebstod, der damals Gesunden, statistisch ausgewertet. Drei Faktoren erhöhen demnach das Risiko, innerhalb der nächsten 10 Jahre an Krebs zu versterben:

1. Emotionale Hemmung bei Verstandessteuerung,
2. Verdrängung einer grundlegenden Verzweiflung und
3. die Leugnung alltäglicher Ängste.

Sozusagen als Nebenbefund zeigten sich folgende drei Faktoren für Gesundheit im hohen Alter verantwortlich:

1. spontane Religiosität,
2. die Fähigkeit, sich körperlich zu entspannen und
3. die Fähigkeit, hypnotisierbar zu sein.

Trotz dieser Ergebnisse wird infrage gestellt, ob es so etwas wie eine Krebspersönlichkeit gibt. Betroffene, die ohnehin zu Schuldgefühlen neigen, sollen nicht auch noch die Verantwortung für ihre Krankheit aufgebürdet bekommen. Wenn jedoch Therapeuten und Patienten lernen, zwischen Schuld und Verantwortung zu unterscheiden, dann können diese Untersuchungen wichtige Wegweiser für die Einübung gesunder Einstellungen und Verhaltensweisen werden.

Normale Depression

Wenn ich Patienten frage, warum sie noch nicht sterben wollen, antworten viele, sie hätten noch nicht ihr eigenes Leben gelebt, wären immer für andere dagewesen und wüßten gar nicht, wer sie selber sind und was sie brauchen, weil sie sich stets nach anderen gerichtet hätten. Ich nenne diese in unserer Gesellschaft als Altruismus verkannte Selbstverleugnung Normopathie.

Menschen, die nicht von Anbeginn an in ihrer Eigenart willkommengeheißen und mit ihren primären Bedürfnissen wahrgenommen wurden (z.B. indem sie nach der Uhr und nicht nach Bedürfnis gefüttert wurden), leben oft mit folgender Grundeinstellung: »So, wie ich bin, kannst Du mich nicht lieben. Damit Du mich lieben kannst (mir geben kannst, was ich brauche, um zu überleben – Beachtung, Geborgenheit, Wärme usw.), muß ich still sein, lieb sein, brav sein, tüchtig sein, tapfer usw. sein. Wenn Du mich nur lieb hast, wenn ich so bin, wie Du mich brauchst, liebst Du mich nicht, so wie ich bin. So, wie ich bin ...« Da capo al fine. So kann Krebs gesehen werden als Verkörperung der Verzweiflung an der Sinnlosigkeit dieses Bemühens, die eigene Daseinsberechtigung verdienen zu müssen, statt das Dasein als gegeben zu nehmen.

Um mehr oder weniger unbewußt befürchtete Verlassenheit und die damit verbundene Verzweiflung abzuwehren, muß die so geprägte Persönlichkeit stets versuchen, in den Augen der anderen alles richtig zu machen, brav zu sein, in Ordnung zu sein usw.

Die mit der Hoffnung auf bedingungsloses Angenommensein geübte Selbstverleugnung durch Unterwerfung unter die (meist fantasierten) Bedingungen anderer bewirkt leider das Gegenteil von der erhofften Sicherung von Angenommensein, nämlich ein mehr oder weniger unbewußtes Mißtrauen gegenüber einer Zuwendung (die nur als Gegenleistung für Dienstbarkeit wahrgenommen werden kann) und Isolation. So entsteht ein Teufelskreis, den LeShan mit den Worten beschreibt: »Hoffnungslosigkeit ist der Versuch zu sein, wer Du nicht bist.«

Im Vordergrund steht die sogenannte normale Depression. Sie befähigt uns, am eigenen Zustand der Selbstentfremdung und am Zustand der Welt nicht zu leiden; die rechteckige Verödung zu übersehen, mit der wir die Schönheit der Natur verbauen; den ohrenbetäubenden Lärm zu überhören, in dem wir die Stille ertränken; den Moder unseres Zivilisationsmülls zu ertragen, der zum Himmel stinkt, und die verpestete Luft zu atmen; und die allabendlichen Katastrophenmeldungen in Rundfunk und Fernsehen zu konsumieren, ohne zu verzweifeln, sondern stattdessen »abzuschalten« und überzugehen zu Bildung, Bier und Sex, als wäre das alles »ganz normal«. Normale Depression läßt uns das Leben aushalten, statt es zu erleben, es zu erleiden und uns seiner zu freuen. Der Preis dafür ist eine stete Zunahme der Krebserkrankungen; bald wird es jeden Dritten von uns treffen.

Auf der körperlichen Ebene entspricht der Depression die Unterdrückung der freien Atmung durch das Sich-Zusammenreißen. Die Hemmung der freien Atmung vermindert die Vitalität und der Beweglichkeit. Da wo das Leben ausgehalten wird, statt gelebt zu werden, wird viel gehalten: Wir reißen uns zusammen, sind anhänglich, versuchen uns oben zu halten, halten viel drin oder aus, halten uns zurück oder raus. Wenn wir viel halten, bewegen wir uns wenig und es bewegt sich wenig in uns, das wir sinnlich empfinden und als ein bestimmtes Gefühl deuten könnten. Wenn wir wenig fühlen, ist es schwer zu wissen, was wir wollen. Krebskranke leiden, wie andere psychosomatisch Kranke, an der sogenannten Alexithymie, der Schwierigkeit, ihre Gefühle zu verstehen, zu wissen was sie wollen und danach zu handeln. Sie richten sich deshalb mehr nach dem, was sie glauben, daß sie sollen; das heißt, sie haben über die Gefühle wenig Zugang zu ihren Bedürfnissen und sehen dann mehr die Bedürfnisse anderer.

Psychosomatische Behandlung der Krebserkrankung

In aller Therapie müssen wir zwischen dem Kurieren und dem Heilen unterscheiden: Medicus curat – natura sanat. Die Natur heilt, der Arzt sorgt dafür, daß das geschehen kann. Selbst wenn der Chirurg eine Platzwunde näht, heilt er damit nicht die Wunde, sondern er unterstützt die natürliche Neigung zur Selbstheilung. In diesem Sinne sehe ich auch die Möglichkeiten der Psychotherapie, zur Heilung eines Krebsleidens beizutragen.

Das Kurieren zielt auf Beseitigung von Symptomen und Wiederherstellung der normalen Funktion ab. Leider ist es so, daß wir gerade in der Behandlung von Krebskranken in der Medizin sehr entmutigt sind, was unsere Heilerfolge in diesem Sinne angeht. Immer noch sterben die meisten an dieser Krankheit trotz aller medizinischen Fortschritte.

Psychotherapie ist in zweierlei Hinsicht sinnvoll für die, die dafür offen sind. Sie kann die medizinische Behandlung mit dem Ziel der Heilung im Sinn der Wiederherstellung von Gesundheit unterstützen und sie kann dem Kranken helfen, in einem anderen Sinn zu heilen: auch mit der Krankheit, sich als lebens- und liebenswertes Geschöpf und Mitglied der Menschheit anzunehmen, die Gegenwart zu nutzen und das verbleibende Leben so sinnvoll zu gestalten wie möglich.

In aller Regel sind bei Tumorerkrankungen zunächst Stahl, Strahl und Chemie angezeigt, um möglichst viel lebensbedrohliches Krebsgewebe zu entfernen. Manchmal wollen Patienten aus Groll gegenüber Autoritäten (Eltern), aus Unfähigkeit zu nehmen und aus Selbstüberschätzung, alles allein aus geistiger Kraft schaffen. Diese Patienten frage ich, wie ihr Immunsystem, das einst mit einer einzigen Zelle nicht fertig wurde, jetzt einen ganzen Tumor zum Verschwinden bringen soll, und rate ihnen dringend zur schulmedizinischen Behandlung.

Psychotherapie ist also – zusammen mit Diättherapien, naturheilkundlichen Verfahren usw. – zunächst eine Ergänzung zur Schulmedizin in einer ganzheitlichen Behandlung von Tumorpatienten und kann und darf nur dort als Alternative gesehen werden, wo die Werkzeuge der Schulmedizin ausgereizt sind.

Was können wir tun?

Immer mehr Betroffene und ihre Angehörigen wollen heute über die medizinische Behandlung hinaus selbst einen Beitrag zu ihrer Heilung leisten. Viele entschließen sich zum Entzug von gesundheitsschädigenden Gewohnheiten wie der Abhängigkeit von Nikotin, Alkohol und vor allem von Zucker. Der übermäßige Genuß von Zucker ist in jeder Form (Weißmehl, Honig, Coca-Cola, Limonaden usw.) schädlich, weil der Hefepilz Candida auf Zucker besonders gut gedeiht. Er verursacht im Darm, unserem größten Immunorgan, eine chronische Entzündung und schwächt damit das Immunsystem.

Sportliche Betätigung, angefangen von ausgedehnten Spaziergängen bis hin zum milden Jogging, Schwimmen usw. ist sicher eines der besten und einfachsten Mittel zur Streßreduktion. Dabei sollte die Beachtung der körperlichen Grenzen im Vordergrund stehen und nicht eine äußerlich meßbare Leistung. Es genügt, wenn Ihnen warm wird, Sie schwitzen und Atem und Puls sich beschleunigen. Häufig finden Patienten Entlastung in der Natur. Eine Patientin mit ursprünglich geringer Lebenserwartung sagte, lange Zeit nach Beendigung der Therapie nach ihrer Angst vor dem Sterben befragt: »Wenn (in der Stadt) so viel Bewegung ist vor meinen Augen und wenn ich keinen Raum habe, dann vergesse ich auch, daß ich sterbe und erschrecke mich dann, wenn ich daran erinnert werde. Kann ich mich aber draußen (in der Natur) auf mich zurückziehen, so weiß ich, daß auch ich sterblich bin – daß der Tod in mir drin ist. Doch das macht mir (dann) überhaupt nichts. Ich bin ruhig. Ich erschrecke mich nicht, wenn ich daran denke. Das ist so schön, wenn man in der Natur lebt und sieht, wie alles stirbt und wieder lebendig wird. Deshalb habe ich das Gefühl, ja, ich werde mal sterben, aber das ist nicht das Ende. Das ist auch so unwichtig, wenn ich mal sterbe. Das geht weiter.«

Im Alltag üben

Darüber hinaus gibt es manches, was Betroffene unter Anleitung lernen und dann für sich zu Hause üben können.

> Das *Autogene Training* ist eine wirksame, relativ einfach zu lernende Methode, um zur Ruhe zu kommen, sich selbst zu finden und Selbstgefühl zu entwickeln. Diese Übung ist weit verbreitet und wird von vielen Ärzten und ihre Helfern vermittelt. Ähnlich sammelnd, von quälenden Gedanken lösend und zu Selbstgefühl führend ist die Übung des *T'ai Chi Ch'uan.* T'ai Chi war ursprünglich eine Kampfkunst und ist in Japan und China zu einer Meditation in Bewegung für Millionen geworden. Eine sehr ähnliche Übung ist das *Qi Gong,* das speziell zur Förderung der Gesundheit entwickelt wurde. T'ai Chi und Qi Gong werden bundesweit in vielen Städten angeboten, zum Beispiel in Volkshochschulen, Beratungsstellen, Gesundheitszentren usw. *Meditation* im klassischen Sinne sollte von Kranken nur unter Supervision durch einen erfahrenen Lehrer geübt werden, der die streßfördernde Neigung zur Selbstverbesserung derer, die mit sich selbst und ihrem Leben unzufrieden sind, kennt und ihr immer wieder mit der Erinnerung begegnet, daß es in der Meditation nicht darum geht, viel zu machen, die Schöpfung und uns selbst zu verbessern, sondern darum, Gelassenheit zu entwickeln, indem wir alles – das Gute und das Böse – betrachten und lassen, wie es ist.

Selbsterfahrungsgruppen

Vielerorts werden in Kliniken, Arztpraxen, Beratungsstellen und Zentren Selbsterfahrungsgruppen angeboten, die verschiedene erprobte Ansätze wie die von Achterberg, Simonton, LeShan und anderen mit eigenen Konzepten integrieren. Dort finden Patienten Anleitung und Begleitung in der Auseinandersetzung mit ihrer Krankheit und in der Entwicklung von lebensbejahenden Einstellungen und gesunden Gewohnheiten.

Der Psychoanalytiker LeShan berichtet von der heilsamen Wirkung der Arbeit an den Lebenszielen. Seine Patienten setzen sich auseinander mit Fragen wie diesen: »Was war mein Jugendtraum? Was habe ich mir vorgenommen für dieses Leben? Was will von mir gelebt sein, bevor ich sterbe? Wie sinnvoll sind diese Ziele? Und welchen Schritt in die Richtung der Verwirklichung meiner Ziele kann ich heute auch in meinem reduzierten Zustand tun?« Es scheint für die Gesundheit sehr förderlich zu sein, wenn man weiß, wofür man lebt.

Die Imaginationsübungen von Achterberg und Simonton werden auch in Deutschland zunehmend angewandt (s. auch »Simonton-Methode«). Dabei geht es zum einen darum sich vorzustellen, wie die Zellen des Immunsystems die schwachen und zu einer funktionierenden Ordnung nicht fähigen Krebszellen erkennen, einschließen, angreifen und vernichten, so wie es im Organismus beim funktionierenden Immunsystem tatsächlich geschieht. Zum anderen können Sie sich vorstellen, wie Sie nach überwundener Krankheit ein befriedigendes Leben (mit allem, was dazugehört: befriedigende Beziehungen, eine sinnvolle Tätigkeit usw.) leben.

Simontons eigentlicher Beitrag besteht darüber hinaus in der verhaltenstherapeutischen Arbeit an den Einstellungen gegenüber der eigenen Person, der Krankheit, dem Leben und Gott sowie in der Arbeit am Krankheitsgewinn. Die Frage nach dem Krankheitsgewinn »Was hat sich in Ihrem Leben seit der Diagnose positiv verändert« ist oft ein wichtiger Wegweiser in Richtung auf gesundes Leben.

Es gibt Einstellungen, die unsere Lebenslust und Lebenskraft mindern: Den Vogel, der am Morgen singt, holt am Abend die Katz; der Mensch ist schlecht und Krankheit ist eine Strafe Gottes; wenn ich was falsch mache, werde ich verlassen; ich bin an allem (auch an der Krankheit) selbst schuld; ich kann nichts machen - aber wenn ich einen Rückfall habe, habe ich was falsch gemacht. Und es gibt Einstellungen, die zum Leben ermutigen: Das Leben ist ein kostbares Geschenk; es hat einen Sinn, auch wenn ich ihn nicht immer gleich verstehe; ich kann aus allem etwas lernen, auch aus der Krankheit; ich tu, was ich kann; bis ich gehe, lebe ich mein Leben, so gut es geht. Wir können lernen, unsere negativen Einstellungen wahrzunehmen und positive Einstellungen einzuüben.

Die Arbeit an der Einstellung gegenüber Sterben und Tod kann große Entlastung bringen. Ich verstehe die Angst vor dem Sterben, in der wir Tod mit Kälte, Finsternis, Verlassenheit, Hilflosigkeit, Schmerz, Kontrollverlust, Aussichtslosigkeit, Ende und vieles mehr, als eine verdrängte Erinnerung an die erste Zeit nach der Geburt in Verbindung bringen. Viele von uns wurden nach der Uhr gefüttert, lagen nachts hilflos ihrem Hunger ausgeliefert verlassen in Finsternis und Kälte und stellten sich tot, um den Schmerz vom stundenlangen Schreien auszuhalten. Jetzt, in der Krankheit, übertragen sie die verdrängte Erinnerung vom Anfang aufs Ende dieses Lebens. Da tut es gut, von Menschen zu erfahren, die ein Sterben überlebt haben, daß das Erlebnis des nahen Todes das Gegenteil von dem bringt, was wir erwarten: Loslassen, Befreiung, Leichtigkeit, Licht, nach Hause kommen, ein tiefes Einverstandensein, Liebe ...

Der amerikanische Psychologe Ernest Rossi empfiehlt Selbsthypnose zur Streßreduktion, Entwicklung von Gelassenheit und Förderung der Gesundheit. Er beschreibt, wie wir alle 1 1/2 bis 2 Stunden für15 bis 20 Minuten in einen natürlichen Trancezustand verfallen, indem wir uns nicht mehr so gut konzentrieren können, für eine Weile tagträumen, vergessen, wo wir sind oder was wir gerade getan oder gelesen haben. In diesen Phasen natürlicher Trance schaltet der ganze Organismus auf Erholung und Selbstheilung um. Diese Phasen zu erkennen und ihnen wenigstens ein paar Mal am Tag nachzugeben, sich still hinzusetzen oder hinzulegen und sich auf die eigene Gesundheit zu konzentrieren, kann ein erheblicher Beitrag zur Selbstheilung sein.

Ich selbst setze in Selbsterfahrungsgruppen regelmäßig die Rhythmische Körperarbeit TaKeTiNa ein. Sie vermittelt über Silbensprechen, Schreiten, Klatschen und Singen das Gefühl von Getragensein, Zugehörigkeit, Sammlung, Gelassenheit und Freude. Sie macht Streßmuster bewußt, unterwandert die Neigung, alles können zu müssen noch bevor wir es gelernt haben, und ermöglicht Staunen über die Erfahrung, daß das, was uns noch vor kurzem unmöglich schien, plötzlich wie von selbst geht. Leider wird TaKeTiNa – wie vieles andere – vielerorts von begeisterten Dilettanten angeboten. Ich verschicke auf Anfrage gerne die Liste der Rhythmuspädagogen, die nach dreijähriger Weiterbildung zur Vermittlung der Methode befähigt und berechtigt sind.

Psychotherapie

In der Psychoanalyse geht es für den Patienten darum, eine Beziehung zum Therapeuten aufzubauen, in der er neue, heilsame Erfahrungen machen kann, die die in der Vergangenheit gesammelten schmerzlichen Erfahrungen um neue Möglichkeiten ergänzen. Dabei ist es wichtig, daß der Therapeut die Autonomie des Patienten unterstützt, indem er ihm zumutet, seine Träume, Erinnerungen, Fantasien usw. selbst zu deuten.

Die Gestalttherapie, eine Tochter der Psychoanalyse, konzentriert sich ganz darauf, wie der Patient Beziehung in der Gegenwart eingeht oder vermeidet.Viele Krebspatienten sind einen Großteil des Tages in Gedanken, das heißt sie sind gar nicht anwesend. Oft hatten sie eine unglückliche Vergangenheit und rechnen mit einer entsprechend schlimmen Zukunft; doch – und das vergessen viele in ihrer Angst – sie haben auch ein gegenwärtiges Leben. Solange wir vornehmlich mit Nachdenken und Angstvorstellungen beschäftigt sind, verpassen wir die Gegenwart, in der wir einen Unterschied in unserem Leben machen könnten. Ohne neues, gegenwärtiges Erleben ist es schwer, die wahrscheinliche Wiederholung schmerzlicher Erfahrungen durch Wahrnehmung lebenswerterer Möglichkeiten zu ersetzen. Wenn ich für meine therapeutische Arbeit nur ein Werkzeug hätte, dann wäre es die Übung »Hier und Jetzt«. Sie üben (in der Gruppe oder zu Hause) einander gegenüber sitzend zu zweit. Jeder Satz, den sie zueinander sagen, fängt mit »Hier und jetzt...« an; dann kommt ein Tätigkeitswort in der ersten Person, Einzahl, Gegenwart, Aktiv und Indikativ – Tätigkeitswörter benennen, was wir tun im Gegensatz zu dem, was wir sind oder haben oder was uns passiert – und dann kommt ich: »Hier und jetzt sehe ich ...«, »Hier und jetzt spüre ich ... «, »Hier und jetzt erinnere ich ...« u.s.w.. Wenn die Patienten diese Übung eine halbe Stunde gemacht haben und ich sie hinterher frage: »Wer hat in der letzten halben Stunde Krebs gehabt?«, schauen sie alle sehr verwundert und kaum je hebt einer die Hand; sie waren voll in Kontakt mit der Gegenwart und mit dem gegenwärtigen Austausch beschäftigt, so daß das zwanghafte Denken an den Krebs seine Macht über sie in diesem Moment verlor.

Die Bioenergetische Analyse ist die Psychoanalyse des Leibes. Zusätzlich zur Arbeit an der Beziehung arbeitet die Bioenergetik am Körper. Der Patient analysiert mithilfe des Therapeuten nicht nur seine Träume, Fantasien, Erinnerungen usw., sondern auch seinen Ausdruck in Haltung, Mimik, Atem, Bewegung, Stimme usw., um zu Bewußtsein zu bringen, wie wir uns zusammen-, fest-, oben-, drin-, zurück- oder aus dem Leben raushalten. Lowen und seine Nachfolger haben darüber hinaus eine Vielzahl von Körperübungen entwickelt, die uns mit den Füßen wieder auf den Boden bringen und uns zu mehr Selbstgefühl verhelfen können. Die Patienten werden mehr anwesend, spüren sich deutlicher, lernen das Empfundene als Gefühl zu deuten, wissen dann deutlicher, was sie brauchen und was sie nicht brauchen, verlieren ihre Angst vor emotionalem Ausdruck, lernen sich mit ihren Bedürfnissen an die Mitmenschen zu wenden und – was das schwerste scheint – zu nehmen, was sie bekommen. Krebspatienten können – auch zu Hause – durch bioenergetisches Üben geerdet werden, nicht nur im Wortsinn mit den Füßen auf dem Boden, sondern, wie Keleman beschreibt, »durch Selbstwahrnehmung und bewußte Teilnahme am eigenen leib-seelischen Prozeß«. Sie können lernen, sich anzunehmen in ihrem verkörperten Dasein, bei sich anzukommen, sich dort zuhause zu fühlen und von dieser Basis aus ein persönliches Leben zu gestalten, spüren und fühlen zu lernen, was sie brauchen oder nicht, und dementsprechend Ja und Nein zu sagen.

Alle tiefenpsychologische, das heißt regressionsfördernde, aufdeckende Arbeit, ist bei Krebspatienten mit großer Vorsicht anzuwenden, weil Einsicht in eine schmerzliche Geschichte in der Regel mit zusätzlichem Streß verbunden ist. LeShan argumentiert überzeugend, daß es – vor allem in der akuten Krise – wichtiger ist, lebenswerte Ziele zu erinnern und so viel Lebensqualität wie möglich zu sichern. Verhaltenstherapie setzt im Gegensatz zu tiefenpsychologischen Verfahren am Symptom an und zielt direkt auf dessen Beseitigung. Sie beteiligt Patienten an der Therapie, wie z.B. in der Arbeit von Simonton, durch das Einüben von gesunden Einstellungen und Verhalten. So können Patienten lernen, sich von Ängsten zu lösen und sich auf befriedigende Beziehungen einzulassen. Gesunde Beziehungen werden gestaltet durch angemessene Aggression – das ist die Fähigkeit zur gerichteten Hin- oder Fortbewegung: Wir gehen auf andere zu, wenn die haben, was wir brauchen, oder zu nehmen bereit sind, was wir zu geben haben. Wir gehen von anderen weg, wenn uns das, was sie zu geben haben, nicht gut tut oder wenn sie zu viel nehmen. Wir gehen gegen sie an, wenn sie unser Territorium bedrohen.

Folgende Übung ist für Patienten zwar schwer zu vollziehen, kann jedoch sehr heilsam sein:
Sie stehen sich zu zweit gegenüber mit ausgestreckten, aber nicht durchgestreckten Armen. Die Hände sind dabei immer in einer von drei eindeutigen Gesten zu halten: den zum Geben und Nehmen bereiten, geöffneten Händen, den zur Abwehr hochgestellten Händen oder den drohend geballten Fäusten. Die Patienten sagen entsprechend dem, was sie hier und jetzt dem anderen gegenüber empfinden und fühlen, durch eine dieser drei Gesten: »Komm!«, »Geh!« und »Bleib weg!«, und unterstreichen den Ausdruck der Geste durch Annäherung oder Entfernung.
So entsteht ein wortloses Zwiegespräch, das tief berühren und Betroffenheit oder gar Erschütterung und viel Einsicht auslösen kann. Oft sind die Übenden erstaunt darüber, wieviel wir einander ohne Worte mitteilen und wie sehr wir mit Reden verschleiern, was wir zu sagen haben.

Eine große Entlastung erfahren Patienten durch die Verwurzelung im System ihrer Herkunftsfamilie, wie es durch die Familienaufstellungen von Bert Hellinger gelingen kann. Zuallererst geht es darum, die Vorwürfe und Ansprüche gegenüber den Eltern zu opfern, den alten Groll zu lassen, die Eltern zu nehmen, wie sie sind und ihnen die Ehre zu geben.

Nicht selten sind Patienten identifiziert mit verstorbenen Vorgängern im System, die vergessen, verdrängt oder gar ausgegrenzt sind. Das mag ein älteres Geschwister des Patienten, ein Geschwister des Vaters usw. sein, mit dessen Schicksal sich der Patient als Kind unbewußt identifiziert hat und das wieder gutmachen zu müssen er sich in kindlicher Liebe angemaßt hat – ein hoffnungsloses Unterfangen. Der Patient kann sich aus dieser Verstrickung lösen, wenn er in einer Familienaufstellung die Verstrickung fühlt und annimmt und darauf verzichtet, der Mutter das Kind, dem Vater das Geschwister zu ersetzen, um den schuldhaft empfundenen Verlust wieder gut zu machen. Die Verstrickung mit dem Verstorbenen löst sich im Kontakt. Wenn sich der Patient die Person, mit der er identifiziert ist, vergegenwärtigt und sie ganz in sein Leben nimmt, muß er ihr nicht in den Tod folgen.

Patienten geben ihren Groll oder ihre durch Identifikation angemaßte Rolle oft nur unter Überwindung von großen Widerständen auf und manche sterben lieber, als die Eltern zu nehmen. Eine Frau von 50 Jahren, voll von Metastasen nach Brustkrebs, sagte einmal, als es in der Gruppe darum ging, mit den Händen eine Geste des Nehmens zu vollziehen, laut und deutlich: »Lieber sterb' ich.« Sie mußte diesen Satz mehrfach wiederholen, ehe ihr die tödliche Dynamik dieser Einstellung zu Bewußtsein kam.

Zur Überwindung dieser Widerstände können Therapeuten ihr ganzes therapeutisches Rüstzeug aus den vorgenannten Verfahren nutzen. Oft genügt es jedoch, den Patienten zu erinnern, im Vollzug des Nehmens tief zu atmen und wahrzunehmen, was er fühlt. Wenn es gelingt, erleben Patienten tiefe Entlastung, Ankommen an ihrem Platz, Raum für sich und andere und Einbindung in eine größere Ordnung.

Beachtung

Wenn ich Patienten frage, was sich mit der Diagnose positiv verändert hat in ihrem Leben, dann nennen die meisten einen Zugewinn an Beachtung. So erfahren zum Beispiel Menschen, die bislang immer glaubten, die anderen seien nur nett gewesen, weil sie selbst so tüchtig, zuvorkommend, dienend usw. gewesen waren, daß sich die anderen um sie kümmern, obwohl sie im Moment gar nichts dafür geben können. Daß diese unverdiente Beachtung so wohltuend wahrgenommen wird, ist ein wichtiger Hinweis darauf, daß der Person bislang Beachtung gefehlt hat.

Nun ist es meist nicht so, daß diese Menschen bisher nicht beachtet worden wären, sondern vielmehr so, daß sie mit der Beachtung, die sie bekamen, nichts anfangen konnten und sie deswegen nicht wirklich genommen hatten. Sie konnten die erfahrene Beachtung jederzeit entwerten durch den Gedanken, daß sie sie ja nicht um ihrer selbst willen geschenkt bekommen, sondern mit Liebsein, Gutsein, Bravsein, Tüchtigsein verdient hätten. Wir Menschen brauchen Beachtung, und wir können lernen, sie einfach zu nehmen und zu genießen dort, wo sie uns geschenkt wird: beim freundlichen Gruß durch die Nachbarn, einem offenen Blick auf der Straße, einem Trinkspruch, einem Zuwinken, usw. Das klingt einfach; es ist auch einfach und doch ist es sehr schwer für viele, selbst zu ihren nächsten Mitmenschen zu sagen: »Bitte schau mich an, bitte hör mir zu, bitte nimm mich in den Arm.«

Nach Shah dient alles, was Menschen miteinander tun – Kaufen oder Verkaufen, Lehren oder Lernen, Führen oder Folgen usw –, neben dem bewußt Beabsichtigten unbewußt dem Austausch von Beachtung. Beachtung ist ein menschliches Grundbedürfnis wie das nach Wasser oder Vitamin C. Der Mensch, der nicht lernt, sich dank der Beachtung durch andere im Laufe der Zeit selbst zu beachten, bleibt angewiesen auf die Selbstbestätigung durch Spiegelung in den anderen und in den eigenen Gedanken. Er ertrinkt – entsprechend der Legende von Narzissus und Echo – in diesem See des unbewußten Bedürfnisses nach Beachtung, vernachlässigt die aktive Verfolgung seiner Neigungen, reduziert sich aufs Pflanzendasein (das Vegetieren) und reproduziert das Vorgegebene, d.h. er wird normal statt eigenartig.

Beachtung dient der primären Bestätigung des Daseins. Der Mangel an Beachtung und Selbstbeachtung und die damit verbundene mehr oder weniger süchtige Abhängigkeit von der Beachtung durch andere, bei gleichzeitiger Angst vor der Abhängigkeit von anderen, kann großen Streß verursachen, der zu Unzufriedenheit, Elend und psychosomatischen Krankheiten führen kann.

Ich bin mehr und mehr überzeugt, daß Psychotherapie zunächst in dem Maß wirkt, in dem der Therapeut fähig ist zur uneingeschränkten Zuwendung. Vielleicht wirkt darüber hinaus auch noch das, was er methodisch für wirksam hält. Therapeuten tun gut daran, zuzuhören wie Momo »Sie konnte so zuhören, daß dummen Leuten plötzlich sehr gescheite Gedanken kamen; daß ratlose und unentschlossene Leute auf einmal ganz genau wußten, was sie wollten. Oder daß Schüchterne sich plötzlich frei und mutig fühlten. Oder daß Unglückliche und Bedrückte zuversichtlich und froh wurden. Und wenn jemand meinte, sein Leben sei ganz und gar verfehlt und bedeutungslos und er nur irgendeiner unter Millionen, der ersetzt werden konnte wie ein kaputter Topf, dann wurde ihm klar, daß es ihn, genau so, wie er war, unter allen Menschen nur ein einziges Mal gab und daß er deshalb auf seine besondere Weise für die Welt wichtig war. So konnte Momo zuhören!«

Schlußbemerkung: Wunder sind möglich!

Für Kranke und ihre Helfer ist die wichtigste Einstellung, die es zu pflegen gilt: »Wunder sind möglich.« Wir wissen aus religiösen Traditionen von der heilsamen Wirkung des Vertrauens in die Möglichkeit eines Wunders. Die Naturwissenschaft hat uns ungeahnten Fortschritt gebracht. Mit zunehmendem Fortschritt haben wir uns jedoch entfernt von der Wahrheit, indem wir nur noch für wirklich und wirksam halten, was wahrscheinlich ist. Es ist jedoch mehr möglich als das Wahrscheinliche. Der Glaube an die Wahrscheinlichkeit – das ist, wie schon der Name sagt, nur der Schein der Wahrheit – verhindert die Wahrnehmung der Wahrheit: Wunder sind möglich.

Spontanheilungen bei Krebserkrankungen wurden, wie die seelischen Faktoren, eine Zeitlang nicht veröffentlicht. Doch es ist schwerer geworden, Wunder zu leugnen. Denn inzwischen liegt die Bibliographie von O'Regan und Hirshberg vor, in der die Autoren hunderte von gut dokumentierten Fällen von Spontanheilung von medizinisch unheilbarer Krankheit gesammelt und kommentiert haben. Die von der Ärztekommission zur Untersuchung der in Lourdes geschehenen Wunder gehören zu den am besten dokumentierten Fällen. Wir täten gut daran, der Möglichkeit eines Wunders in der Behandlung von Krebskranken heute wieder eine Chance zu geben, und uns im Interesse unserer Patienten auf die Verunsicherung einzulassen, daß wir das Wunder nicht erklären können. Wunder sind so möglich wie das Leben auf der Erde, das ja nach wissenschaftlicher Erkenntnis noch unwahrscheinlicher ist als der Flug der Hummel.

Regionale Chemotherapie

Ein Beitrag von Dr. med. Heinz Mastall

Therapiekurzinformation:

Bei der Regionalen Chemotherapie werden Zytostatika direkt in die Umgebung des Tumors gebracht, um so die gesundheitsschädlichen Nebenwirkungen lokal begrenzen zu können. Bei diesem Verfahren werden die entprechenden Zytostatika intraarteriell, teilweise über eigens dafür präparierte Blutkreislaufsysteme, verabreicht. Mit der regionalen Verabreichung von Chemotherapeutika kann eine entsprechend höhere Dosis an Tumoröses Gewebe herangeführt werden, so daß auch bislang gegen Chemotherapie resistente Patienten bei dieser Behandlung ansprechen. Die Nebenwirkungen sind im Vergleich zur Ganzkörper-Chemotherapie um einiges erträglicher.

Grundlagen:

Eine Standard-Behandlung bei Krebs ist die Chemotherapie. Die Therapieerfolge bei chemotherapeutischer Behandlung haben speziell bei Lebertumoren und den daraus resultierenden Metastasen einen relativ geringen Wirkungsgrad. Als Prädilektionsort der Metastasierung kolorektaler Tumore haben beispielsweise Lebermetastasen eine äußerst schlechte Prognose. Die retrospektive Gegenüberstellung eines mit systemischer Chemotherapie behandelten Patientenkollektivs zeigte im Vergleich zu einer unbehandelten Patientengruppe bei metastasierendem Coloncarcinom kaum voneinander abweichende Überlebenskurven (U. Abel). Deswegen dachte man schon frühzeitig über eine regionale Verabreichung hoch dosierter Chemotherapeutika nach, um isoliert gegen Lebermetastasen vorgehen zu können. Seit über 20 Jahren wird dieser Gedanke in Deutschland nunmehr in immer feineren Nuancen erforscht und praktiziert. So ließ sich die intraarterielle Chemotherapie insbesondere zur postoperativen Metastasenprophylaxe einsetzen. In einer Arbeit von Müller und

Aigner (1993) konnte gezeigt werden, daß eine regionale (intraarterielle) Chemotherapie die Rate der Lokalrezidive und der Fernmetastasen gesenkt, und die Überlebenszeit zu einem Kontrollkollektiv statistisch signifikant verlängert hat.

Die Grundlage für die regionale Chemotherapie war das schlechte Ansprechen solider Tumore, bedingt durch eine stark ausgeprägte Resistenz gegenüber chemotherapeutischen Substanzen. Die Tumore konnten durch die Chemotherapeutika nicht in ihrem Wachstum gehemmt werden. Dies ist zumeist in einer schlechten Durchblutung des Tumors bzw. in seinem hohen Gewebedruck begründet, was dazu führt, daß Chemotherapeutika nicht in ausreichender Konzentration an die Tumorzellen herankommen. Das Ziel der regionalen Chemotherapie besteht darin, eine möglichst hohe Konzentration der Zytostatika am Wirkort - nämlich der Tumorzelle - zu erreichen. Durch diese Erhöhung der Zytostatikakonzentration am Tumor kommt es zu einer Verbesserung der Ansprechrate, verbunden mit einer deutlichen Verminderung von Nebenwirkungen.

Methode

In den letzten Jahren sind verschiedene Methoden innerhalb der regionalen Chemotherapien entwickelt worden, so z.B. die lokalisierte Applikationsform direkt in den Lungenraum bzw. in den Bauchraum, um kleinste Knoten, z.B. einer Peritoneal carcinose, wirksam angehen zu können. Weitere Möglichkeiten der Behandlung bestehen in der isolierten Therapie bestimmter Organe, so z.B. der Leber. Hier können durch Applikationen der Zytostatika über die Leberschlagader hohe Konzentrationen der Zytostatika erreicht werden, verbunden mit einer wesentlichen Verbesserung der Ansprechrate im Vergleich zur Ganzkörper-Chemotherapie. Außerdem besteht die Möglichkeit, bestimmte Regionen im Körper funktionell vom Restkörper zu trennen und einen künstlichen Körperkreislauf, z.B. für die Beckenregion oder für eine untere Extremität, zu installieren. In diesem wesentlich verkleinerten Kreislauf werden dann die Chemotherapeutika in hohen Konzentrationen verabreicht.

Anwendungsgebiete

Die regionale Chemotherapie ist eine zwar aufwendigere, aber - gegenüber der systemischen Chemotherapie - weniger belastende Therapieform. Das Immunsystem des gesamten Organismus wird nicht so stark supprimiert wie bei der systemischen Chemotherapie. Sie ist dann anwendbar, wenn der Tumor auf eine bestimmte Körperregion bzw. ein bestimmtes Organ begrenzt ist. Das kann eine bestimmte Körperregion z.B. auch der ganze Bauchraum sein. Der Patient sollte sich noch in einem ausreichend guten Allgemeinzustand befinden. Dennoch kann mit der regionalen Chemotherapie selbst bei weit fortgeschrittenen Tumorstadien noch ein gutes Ansprechen erwartet werden.

1. Adjuvante Therapie:

Dies bedeutet die postoperative Behandlung von Bereichen im Körper zum Schutz vor einem erneuten Tumorwachstum, z.B. nach Brustentfernung oder operativer Entfernung vom Dickdarmtumor.

2. Die mögliche kurative Behandlung:

Dies bedeutet Durchführung der Behandlung mit der Chance auf Heilung. Hierzu sind zu zählen:

- primäre Lebertumore (bis zu 75%, Voll- oder Teilremission)
- cholangiozelluläre Carcinome
- Lebermetastasen vom Aderhautmelanom
- bronchoalveoläre Carcinome

3. Palliative Therapieformen:

Hierunter versteht man all diejenigen Therapieformen, bei denen man eine Verbesserung der Lebensqualität erreichen möchte. Gegebenenfalls kann durch Verkleinerung des Tumors nach regionaler Therapie die Resektabilität des Tumors erzielt werden. Zu diesen Tumoren gehören:

- Mammacarcinome
- Bronchialcarcinome
- Sarkome
- Metastasen von Dickdarmtumoren
- Blasencarcinome
- Pankreascarcinome
- Tumore an den Extremitäten

Positive Ergebnisse der regionalen Chemotherapie liegen bei folgenden Tumorarten vor:

- Mammacarcinom
- primärer Lebertumor
- hepatocelluläres Carcinom
- cholangiozelluläres Carcinom
- Lebermetastasen
- nicht kleinzelliges Bronchialcarcinom
- Sarkom
- Blasencarcinom
- Pankreascarcinom
- Beckencarcinom und -rezidiv
- rezidivierender Tumor an den Extremitäten
- Magencarcinom
- Dünndarmcarcinom des Oropharynx
- Analcarcinom
- metastasierendes Prostatacarcinom
- Hypernephrom

Die Behandlung mit regionaler Chemotherapie ist bei folgenden Körperregionen bzw. isolierten Organen möglich:

1. Körperregion komplett

- Thorax
- Bauchraum
- Becken

2. Körperregion einseitig

- Mammaregion
- Extremität
- Becken
- Halsregion

3. Einzelorgane isoliert

- Magen
- Pankreas
- Leber
- Niere

Nebenwirkungen

Die Behandlungen können teilweise zu Beschwerden in der therapierten Region des Körpers führen, bedingt durch Entzündungen bzw. ein Anschwellen des jeweiligen Organs. Desweiteren kann es zum Auftreten von Übelkeit, Erbrechen und Fieber kommen. Die üblichen Nebenwirkungen der Ganzkörper-Chemotherapie wie Schaden des Knochenmarks und eine Abwehrschwäche treten nur vereinzelt auf. Der Klinikaufenthalt ist zumeist auf ein bis max. zwei Wochen beschränkt, es sei denn, es soll operativ versucht werden, einen Tumor zu entfernen.

Die regionale Chemotherapie ist keine Standardtherapie, jedoch eine standardisierte Therapie. Sie kann für viele Patienten auch noch in ausweglosen Situationen hilfreich sein.

Regionale Chemotherapien werden an den Unikliniken in: Köln, Frankfurt, Essen, Berlin, München, Ulm, Heidelberg sowie an sozialisierten Kliniken wie: Hammelburg und Wiesbaden, durchgeführt.

Säure-Basen-Haushaltsausgleich

Ein Beitrag von Halima Neumann

Therapiekurzinformation:

Welche Einflüsse die Ernährung auf die Gesundheit hat, zeigt folgender Beitrag von Halima Neumann, der mit freundlicher Genehmigung des Fürhoff Verlags, München aus dem Buch »Stop dem Krebs und MS-Erkrankungen« entnommen wurde. Die Autorin beschreibt, darin, wie es durch eine Verschiebung des pH-Wertes und einer daraus resultierenden Übersäuerung zu Stoffwechselstörungen und Krankheit kommen kann.

Grundlagen:
Die Erfahrungen, die in den letzten 50 Jahren in den USA bezüglich Krebs und Multipler Sklerose gemacht wurden, bestätigen Dr. John Tilden's These, daß diese Erkrankungen meist auf jahrelange Körperübersäuerung zurückzuführen sind. Dabei tragen verschiedene Faktoren zur epidemisch zunehmenden Azidose bei:

1.) Streßsäuren, verursacht durch innere und äußere Spannungszustände
2.) Gärungssäuren infolge falscher Nahrungsmittelkombination
3.) Chemie- und Umweltgifte in Luft, Wasser und Erde

Ein Übermaß an Säuren wird als nicht abbaubare Salze im Körper abgelagert. Das bedeutet Schlackenansammlungen, welche die Stoffwechselarbeit in den Organzellen behindern. Je stärker die intrazelluläre Übersäuerung ist, um so schlimmer sind die Auswirkungen. Sie reichen vom Zellverfall bis zum Zelltod. Berthold Kern brachte den Beweis, daß übersäuerte Zellen strukturstarr werden. Dies hat zur Folge, daß die roten Blutkörperchen ihre Beweglichkeit verlieren und die Fließfähigkeit des Blutes sich verschlechtert. Die Zunahme der Azidität Im Blut bewirkt eine Zunahme der weißen und eine Abnahme der roten Blutkörperchen: dies ist der Anfang von Leukämie. Durchblutungsstörungen und auch Blutdruckschwankungen nehmen zu. Die Säureablagerungen machen nicht Halt vor den Gehirnzellen, besonders wenn diese infolge Übersäuerung schlecht durchblutet sind. Diese Gehirnazidose leistet verschiedenen Symptomen Vorschub:

Chronische Kopfschmerzen, Migränen, Schwindelanfälle bis Ohnmachten, Gehirnintegrationsstörungen, Depressionen, Reizbarkeit, Müdigkeit, Vergeßlichkeit und Ohrgeräusche. Aufklärung darüber, wie die Säurefluten von außen oder im Inneren unseres Körperzellstaates gravierende Schäden anrichten, ist dringend nötig! Säuren sind ätzend. Sie können die feinen Nervenendfasern abätzen und wenn die Säuren durch längeres Ablagern im Körpergewebe kristalline Formen annehmen, wirken sie mit einem Abschmirgeleffekt entzündungsfördernd an Gewebe, Fasern, Knorpeln und Knochen. Dieses schleichende Abschmirgeln ist im ersten Jahrzehnt nicht unbedingt schmerzhaft.

Erst viel später sind Nervenentzündungen, Gicht, Bandscheiben- und Wirbelschäden bis zu Lähmungserscheinungen in Gliedern und Muskeln spürbar. Säureablagerungen (Nadelkristalle) können an den Fußsohlen und entlang der Wirbelsäule mit Druck leicht aufgespürt werden; die Säuren jedoch, welche sich in das Zellinnere verkriechen und versteckt halten, entgehen der Meßsonde des Arztes. Diese werden auch nicht von der Niere erkannt und somit nicht ausgeschieden. Die Folgeerscheinung ist, daß die Säuren die Zellen verschlacken und den Zellstoffwechsel und die Zellregeneration gewaltig behindern.

Der richtige pH-Wert

Die pH-Wert-Messung des Urins kann keine ausreichende Aussage über den Grad der Übersäuerung im Innern der Zelle geben. Auch die pH-Wert-Messung des Blutes kann nur Schwankungen von einer Bandbreite zwischen pH 7,2 bis 7,9 normal anzeigen. Schon bei geringeren Abweichungen durch Ansteigen der Säuren im Blut verursachen diese das Absinken des pH-Wertes in den extrazellulären Körperflüssigkeiten. Wenn der pH-Wert unter 7,1 meßbar ist, ist der Mensch medizinisch bereits tot. Ebenso ist bei pH-Wert-Anstieg (Alkalose) über 8,0 kein Leben mehr möglich. Eine Messung des Bindegewebs-pH ist mit dem pH-Papier von Madaus möglich, das für das Präparat Uralyt-U entwickelt wurde. Der erfahrene Radiästhesist mißt diesen pH-Wert in Sekunden.

Der Lebenssaft Blut ist mit einem normalen pH-Wert von ca. 7,4 bereits alkalisch und verfügt bei einem gesund ernährten Körperzellstaat über genügend Basenreserven, um sofort die ins Blut gelangenden Säuren abzupuffern, d. h. zu neutralisieren, damit es seine Fließfähigkeit beibehält. Denn Säuren dicken das Blut geleeartig ein: ein Schock kann soviel Säuren durch die Überstimulierung der Nebennierenrinde ins Blut schießen lassen, daß bei verschlackten, verengten Arterien das Blut sofort stockt. Gehirnschlag oder Herzinfarkt sind unvermeidbare Folgen. Erschöpfte Basendepots sind heute bei der mineralstoffarmen Ernährungsweise üblich. Damit das dickflüssige Blut nicht bei jedem Säureeinfluß zum Stillstand kommt, hilft es sich in der Weise, daß die basischen Mineralien wie Calcium, Kalium und Magnesium aus Knochen und Gewebe entzogen werden wenn keine Basendepots vorhanden sind. Das bedeutet vorzeitige Entmineralisierung von Knochen und Gewebe, die dadurch brüchiger und durchlässiger werden. Der Abzug der wichtigen Gehirn-, Muskel- und Nervenmineralien Kalium und Magnesium schwächt diese Organe, die besonders bei MS einer Stärkung bedürfen.

Raubbau mit Mineralien

Nun erkennen wir bereits die wesentlichen Zusammenhänge der Zerstörung von Nervenenden durch Säureablagerungen und des Raubs der wichtigen Mineralien für Gehirn, Muskeln und Nervenfunktionen. Hinzu kommen noch die gesundheitsschädigenden Gärungssäuren, welche ganz gravierend das Immunsystem schwächen und das Blut vergiften. Ein Zustand, den sich der MS- und Krebskranke nicht leisten kann. Diese Schäden fügen wir uns mangels Aufklärung durch falsche Nahrungsmittelwahl zu. Die biochemischen Körpergesetze, welche die Trennkost begründen, sind nicht umgehbar. Es ist eine weit verbreitete Unsitte, in einer Mahlzeit eiweißreiche Nahrung (Proteine) mit stärkemehlhaltiger Nahrung (Kohlehydrate, KHY) zu mischen. Diese Mischkost kann im Magen und Dünndarm nicht zur selben Zeit ausreichend verdaut und ausgewertet werden. Der Speisebrei verbleibt zu lange im Magen und fermentiert bereits dort oder spätestens im Zwölffingerdarm. Jede Fermentation verursacht Gärungsprozesse, die Säuren erzeugt. Der übersäuerte Magen, der seine Mißhandlungen mit Aufstoßen und Magendruck signalisiert, ist uns ja bekannt. Die Gärungssäuren reizen im Magen und Dünndarm die Schleimhäute und sind nach jahrelanger falscher Nahrungsmittelkombination die Mitursache für chronische Magen- und Darmentzündungen. Der sieben bis acht Meter lange Dünndarm ist die eigentliche Umwandlungsstätte aller festen Nahrung. Gärungssäuren greifen nicht nur die Darmschleimhäute an, zudem zerstören sie im Darm lebensnotwendige Aminosäuren und Enzyme. Noch bevor die essentiellen Aminosäuren aus dem Speisebrei im Dünndarm in die kleinsten Zellbausteine mittels Enzymen und Verdauungssäften zerlegt werden können, findet ihre Zerstörung statt. Ohne Zellbausteine (Aminosäuren) ist keine Zellregeneration und Zellerhaltung möglich, es kommt zur Zellunterversorgung. Dies ist eine Hauptursache dafür, daß bei geschädigter Darmflora die Organzellen unterernährt sind und der Patient trotz vielem Essen ständige Hungergefühle hat und abmagert.

Welche Nahrung und Getränke erzeugen nun ein Übermaß an Säuren oder wirken gärungsaktiv?.

Das Buch »Stop der Azidose« gibt zu diesem Thema ausführliche Aufklärung. Die Grundregel der Trennkostlehre lautet:

Proteine wie Fleisch, Fisch, Käse, Eier, Nüsse sollten nicht mit den stärkemehlhaltigen Kohlehydraten (KHY) gemischt werden. Zu den KHY zählen Kartoffeln, Mais, alles Getreide und Brote, ebenso die stärkemehlhaltige Banane, welche ja so gerne mit der eiweißreichen Milch, Quark, Joghurt und Sauermilchprodukten zusammen verzehrt wird. Wie bereits erwähnt, können die Eiweiß-KHY-Mixturen nicht ausreichend verdaut werden und erzeugen meistens Gärungssäuren. Ein Musterbeispiel für übliche falsche Kombination: die Eiweißnahrung Wurst, Fleisch, Fisch oder Käse mit hefehaltigem Brot oder Semmel zu essen. Kuchen oder Marmeladebutterbrot sind die Säurespender Nr. 1. Hier vereinen sich die Säurebildner säuernder Zucker, das Mehl, die erhitzten Früchte und das zerstörte Eiweiß aus erhitzten Eiern, das zu 70 % Schlackstoffe im Körper zurückläßt. Mit der gärungsaktiven Hefe gärt jeder Speisebrei schon nach zwei Stunden bei Körpertemperatur. Das bedeutet, die Gärung hinterläßt Gärungsalkohol (Fusel übelster Sorte) im Magen und Darm. Die Stimulans Gärungsalkohol gelangt in die Blutbahn und bewirkt eine Minderung des Reaktionsvermögens, einen willkommenen narkotischen

Benebelungseffekt und Antriebslosigkeit. Der Gärungsalkohol wirkt als der versteckte Süchtigmacher nach gärungsaktiven Speisemixturen.

Außer den krankmachenden Gärungssäuren lassen die Zucker-Eiweiß-Mixturen Schlackstoffe zurück, welche schon den gesunden Körperzellstaat viel Aufräumungsenergie kosten, um diese abzubauen. Beim kranken oder übersäuerten Menschen sind Ausscheidungskraft und Stoffwechselfunktion bereits geschwächt, Schlacken und toxische Stoffe belasten zusätzlich alle Organfunktionen, insbesondere das Immunsystem und vergiften das Blut. Es ist das Übermaß an Säuren jeder Art, das den schleichenden Zelltod und Immunschwäche verursacht. Auch die Streßsäuren tragen einen großen Teil dazu bei. Es ist eine Tatsache, daß bei jedem von außen oder von innen verursachten Streßzustand die Nebennierenrinden den Körper mit selbsterzeugten Steroiden überfluten, diese als Säuren in den Blutstrom gelangen und erheblich die Immunabwehr schwächen. Der Körper muß diese zusätzlichen Säuren wieder neutralisieren und dabei entsteht der unvermeidliche Mineralstoffraub, an erster Stelle Calcium- und Magnesiumverlust. Leistungsstreß, seelische Spannungszustände, Angst, Ärger, Groll, Schuld und Haßgefühle müssen aufgelöst werden, um eine Gesundung von innen heraus zu ermöglichen. Bei den meisten MS- und Krebskranken haben erfahrungsgemäß die inneren ungelösten Konflikte das Krankwerden eingeleitet. Erstreben wir daher die Harmonisierung mit uns selbst und unserer Umwelt als ersten Schritt zur Gesundung von innen heraus!

Die durch Säuren geschädigten Organzellen erhalten nicht genügend Nährstoffe und Sauerstoff. Auch aus der üblichen totgekochten Hausmannskost erhält der Blutstrom nicht die Nährsubstanzen, die zur Genesung und Gesunderhaltung notwendig sind. Hinzu kommt das Überessen an tierischem Eiweiß und Fetten, welche mit ca. 70 % Abfallprodukten nur die Fett- und Schlackenzellen wachsen lassen. Der MS- und Krebskranke braucht echte Lebensmittel, lebendige, nicht teilzerstörte Nahrung, in welcher die Kraft zum Weiterwachsen innewohnt. Das ist die Frischzellnahrung, mühelos und preiswert selbst herstellbar. Hier empfehle ich jedem das Taschenbuch von Dr. Ann Wigmore »Lebendige Nahrung ist die beste Medizin« (Knaur Verlag, München).

Belastende Nahrung

Gekochte tierische Eiweißnahrung zieht 70 % Verdauungsenergie ab und erfordert durchschnittlich vier Stunden für die komplette Verdauung. Dazu läßt diese Nahrung ein Übermaß an nicht auswertbarem Eiweiß als Schlacken zurück. Die körpereigenen Enzyme reichen nicht zur Verdauung dieser toten Speisemasse aus, die ja keine eigenen Enzyme mehr mitliefert denn diese wurden bei der Erhitzung über 60 °C zerstört. Aus diesem Grund sollte auch Milch nicht über diese kritische Temperatur erhitzt werden. Die Ziegen- oder Schafsrohmilch enthält eine Vielfalt von Enzymen, die dazu beitragen, das Milcheiweiß ohne Ansammlung von Schlacken zu 100 % auszuwerten und zu verdauen, was hingegen bei der Kuhmilch mangels Enzymen nicht der Fall ist. Die chronischen Verschleimungen und Milchallergien durch den Kuhmilchprodukteverzehr sprechen für sich. Auch die unbeschädigte Nuß oder Kerne liefern alle Enzyme mit, die sich durch das Einweichen in Wasser über Nacht verdreifachen und somit eine optimale 100%ige Eiweißauswertung garantieren, ohne nicht verwertbare Abfallstoffe zu hinterlassen. Das Pflanzeneiweiß ist die beste Kraft- und Aufbaunahrung für Kranke wie Gesunde. Dem totgekochten Gemüse fehlen die Enzyme die notwendigen Mineralien und Vitamine sind zu ca. 50 % zerstört. Es fehlen auch die wichtigen Ballaststoffe, um eine gesunde Darmfunktion aufrecht zu erhalten. Die üblichen Zugaben zur Masch- und Muskost, wie Kleie und angebrochene Leinsamen, können diesen Mangel allein nicht ausgleichen. Ein gesundes, nicht gärungsaktives Darmmilieu ist gerade beim Kranken äußerst wichtig, damit Fäulnisgifte das Blut nicht vergiften und den Zellstaat zusätzlich schwächen. Bei der normalen Kochkost verbleibt ein Übermaß an Schlacken (gasbildend) im Dünndarm, das teils über den Dickdarm als übelriechende Masse ausgeschieden wird – aber bereits zum Großteil als Darmgifte durch die Dünndarmwände in das Blut gelangt und zusätzlich das Immunsystem schwächt.

Es gibt kein Rezept für Wunderheilung, jedoch eine brauchbare Anregung, die Gesundung in die eigene Hand zu nehmen!

Basen- und Säure-Wirkung von Lebensmitteln

Die meisten schmecken nicht sauer, werden aber sauer verstoffwechselt! 70-80 % der Nahrung sollten basisch (+) sein! Je nach Körperübersäuerung können die geringsten Säureanteile in der Nahrung stärker säuernd wirken. Die Werte wurden bei normalem Stoffwechselablauf festgestellt (Dr. Shelton, Dr. Airola). Ein Übermaß an Säuren (-) führt zu täglichen Ablagerungen und Azidoseschäden.

Kohlehydrate = KH basisch	***(+)***	***PR und KH mit Eiweißanteil basisch***	***(+)***	***Proteine (Eiweiß) säurebildend***	***(-)***
Auberginen, Artischocken	4	**Proteine aus Keimlingen:**		Alle Fische	15-20
Dill, Petersilie	18	Alfalfa (Luzerne)	30	Fische, weißfleischig	10
Gurke und Okra	30	Bohnen, Erbsen, Linsen	10-15	Heringe in Öl	17
Karotte	10	Kerne: Kürbis, Sonnenbl.	15	Heringe in Essig	20
Kresse	5	Kichererbsen, 48% KH-haltig		Fleisch, Geflügel	20-25
Kraut, weiß und rot	4	40		Fleischextrakt	50
Kohlrabiknolle	6	Soja-, Mungobohne	15	Hühnerei, gekocht	25
Kohlrabi, Blatt & Stengel	18	Mandeln, Erdnüsse	5-10	Eigelb, gekocht	8
frische Bohnen	5	Getreidekörner KH	5-10	Kochfette, Schmalz	10-15
frische Erbsen	5	Keimschrotbrot KH	5	Sauerrahmbutter	4
Kürbis,Topinambur	2	Gersten-, Weizengras	23	Schaf- u. Ziegenkäse	5
Lauch	9			Hüttenkäse	3-5
Löwenzahnblatt	20	**Proteine: basisch u. neutral**	**(+)**	Frischkäse, hitzebehandelt	10
Mangold	8	Avocado	10	Quark, fett u. mager	17
Meerrettich	3	Nuß- u. Kernkeimlinge	5-10	Milchsauerprodukte	3-6
Oliven, frisch	35	Algen u. Spirulina	20-25	Schmelzkäse	20
Paprika	2	Mandeln	2	Pflanzenmargarine 100 %	0
Rettich,schwarz	23	Amaranth, Quinoa	0	Backhefe	50
Rettich, weiß	5	Sojabohnen, gekeimt	0	Sojabohne, gekocht	8
Rote Bete	11	Lupine	0	Bohnen weiß, gekocht	10
Blatt und Stengel	25	**Im Basen-Säure-Gleichgewicht:**		Linsen, Erbsen gekocht	15
Salat: Endivien	7	Buchweizenganzk., Dinkel,		Erd-, Walnüsse	15
Chiccore, Römer	5	Mais u. Hirse (auch gekocht)	0	Hasel-, Paranüsse	2
Feld- u. Kopfsalat	1	Rohmilch, nicht hitzebeh.		Kerne, trocken	5
Spinat, roh	15	Sahne und Süßrahmbutter	0	geröstete Kerne, Nüsse, Sesam	
Spinat, gekocht	3	Distel- u. Olivenöl	0		10-20
Schnittlauch	8			Leinsamen und Sesam frisch	
Spargel	2	**Früchte: basisch ***	**(+)**	2-4	
Pilze, Pastinaken	2	Apfel und Birne	3		
Zwiebel/Knoblauch	2	Aprikose und Mango	15	**KH mit Eiweißanteil**	**(-)**
		Ananas und Banane	5	Buchweizenmehl, Grütze	7
KH-Stärkemehle	**(+)**	Brombeeren, Datteln	6	Gerstenmehl, Grütze	20
Kartoffel	7	Heidel- Johannisbeeren	2-3	Haferflocken, abgepackt	10
Kartoffelmehl	1	Feigen, Korinthen	20	Haferganzkorn, gekocht	8
Kastanien	20	Hagebutten, getrocknet	15	Mais, geröstet	5
Mais, frisch	2	Lemonen, Zitronen	1-3	Reis, weiß	18
Maismehl	(-) 7	Kirschen, Mirabellen	6	Reis, natur PR-Anteil 17%	10
Kakaopulver	(-)10	Orangen u. Guave	5	Roggenkorn	11
Carob Johannis-	8	Papaya grün und gelb	20	Roggenkornmehl	16
brotmehl		Pflaumen, Pfirsich	5	Weizenkorn	8
		Trauben, frisch	3-6	Weizenkornmehl	15
				Grießbrei, Nudeln	5-6

* werden basich je nach Grad der Körperübersäuerung verstoffwechselt

STARKE SÄUREBILDNER:

Alle Marmeladen, Zucker, Sirup, Sanddorn und Honig, Süßfrüchte oder genannte »Süßmacher« zu Joghurt, Süßfrüchte und Honig zu Getreide, auch Früchtejoghurt zu Getreidemüsli, alle Sodagetränke, besonders Cola, Cola und Chips, Alkohol, Schwarztee, Kaffee, Schokolade und -getränke, Milcheiscremes, unreife Früchte, besonders unreif geerntete Citrusfrüchte. Alle über 100 Grad C erhitzten Öle und Fette, Gebratenes, Räucher- u. Röstwaren, Weißmehlprodukte, Süßcremespeisen, Kuchen; Hefe, erhitzte Fette u. Öle (auch gebrochene Nüsse, Kerne u. Körner!), fabrikbehandelte Weizenkeime u. Ölsaat sind schnell ranzig, wenn nicht luftdicht und kühl gelagert.

Die Simonton-Methode

Ein Beitrag von HP Josef Neumayer

Therapiekurzinformation:

Diese Therapiemethode bindet die psychische Verfassung des Patienten mit in den Behandlungsprozeß ein. Durch geeignete Meditationstechniken wird der Patient zu seinem »psychischen Kriegsschauplatz« geführt, in dem sein persönlicher Kampf mit dem Krebs stattfindet. Der Krebskranke ist somit in der Lage, von sich aus bewußt in den Heilungsprozeß einzugreifen.

Grundlagen:

Wir alle kennen das Phänomen, das wir »selbsterfüllende Prophezeihung« nennen. Bei der psychologischen Krebsbekämpfung macht man sich dieses Wissen zunutze. Richtig eingesetzt, kann eine besondere Art der selbsterfüllenden Prophezeiung als Schlüssel zur erfolgreichen Krebstherapie betrachtet werden. Ist der Mensch beispielsweise darauf eingestimmt, bestimmte Ereignisse zu erwarten, so wird das Eintreten dieser Erwartungen durch seine innere Haltung begünstigt. Zieht also ein Kranker die Möglichkeit der Heilung in betracht und impft seinen Organismus mit diesem Bild der Heilung, so wird jede einzelne Zelle seines Körpers mit dieser Information gefüttert. Nicht anders verhält es sich bei pessimistisch denkenden Menschen. Auch sie versorgen ihren Körper mit Informationen, nur mit dem Unterschied, daß sie sich aufgegeben haben und damit auch jeder einzelnen Zelle Resignation und Hilflosigkeit vermitteln.

Schlachtfeld im Kopf

Von diesem Gedanken ausgehend entwickelte der amerikanische Krebsforscher und Radiologe Carl Simonton eine spezielle Therapie für Krebskranke. Simonton fordert seine Krebspatienten unter anderem dazu auf, täglich Krieg gegen die entarteten Krebszellen zu führen. In geführten Meditationen vermittelt der Therapeut dabei dem körpereigenen Immunsystem die finale Idee, das Schlachtfeld gegen den Krebs als Sieger zu verlassen. Dieses im Kopf inszenierte Kriegsspiel trägt dazu bei, daß die Krebszellen auf der körperlichen Ebene tatsächlich vernichtet werden.

Zuerst wird meditiert

Zur Vorbereitung auf die psychische Auseinandersetzung mit den Krebszellen werden die Patienten in einen meditativen, entspannten Zustand versetzt. Nachdem dieser erreicht ist, beginnt Simontons therapeutisches Erfolgskonzept. Jetzt vermittelt er über verschiedenartigste Bilder, wie sich die Krebszellen den gewaltigen Angriffen der »Friedenstruppen« geschlagen geben müssen. Dabei werden in die psychische Kriegsführung auch Elemente der aktuellen schulmedizinischen Krebstherapie integriert. Wird der Krebspatient derzeit mit Strahlentherapie behandelt, wird der Kriegsschauplatz einem Science Fiction-Film ähneln, wo Laserkanonen und elektronische Schutzschilder das Geschehen bestimmen. Bei einer chemotherapeutischen Behandlung kann die Vorstellung hilfreich sein, daß hier in der direkten Auseinandersetzung, Mann gegen Mann, auf ritterliche Weise die Armee der »schwarzen Ritter« vernichtet wird.

Gedankenbilder stärken die Immunabwehr

Diese und ähnliche Bilder helfen nicht nur dabei, das körpereigene Immunsystem zu aktivieren und die Selbstheilungskräfte zu mobilisieren, sie haben noch einen weiteren unschätzbaren Vorteil. In der geführten Meditation kann dem Patienten zusätzlich die Idee vermittelt werden, daß die unter normalen Bedingungen auch gesundheitsschädigenden Maßnahmen der Strahlen- oder Chemotherapie jetzt vor der Vernichtung der gesunden Zellen, sprich der eigenen, Armeen halt machen. Die gesunden Zellen werden von den medikamentösen oder radiologischen Einflüssen, die bei der Vernichtung der Krebszellen zu Hilfe gerufen wurden, nicht angegriffen bzw. bei weitem nicht so stark geschädigt wie Krebszellen. In der Folge sollte der innere Kampf mit dem Krebs mit immer anschaulicheren Bildern in Angriff genommen werden. Die Resultate dieser Visualisierung waren verblüffend. Bei der überwiegenden Mehrzahl der Patienten schlug die Behandlung so gut an, daß der Krebs innerhalb weniger Monate total verschwunden war. Die Heilungen gingen unverhältnismäßig rasch vonstatten und sogar die nicht gerade ungefährlichen Nebenwirkungen der Strahlen- oder Chemotherapie konnten den psychisch gestärkten gesunden Zellen kaum noch etwas anhaben.

Mittlerweile werden die Therapiemethoden nach dem Vorbild von Carl Simonton weltweit praktiziert. Da die Übungen in ihrer Wirkung jedoch sehr tiefgreifend sind, kommt es bei der geführten Meditation auf jedes einzelne Wort an. Deshalb muß davor gewarnt werden, sich experimentell und ohne entsprechende Qualifikation dieser Therapiemethode zu bedienen. Wer sich intensiver mit der Simonton-Methode auseinandersetzen möchte, die wir im Rahmen dieses Beitrags nur kurz skizzieren können, dem sei das Studium der einschlägigen Literatur (siehe Literaturempfehlungen im Anhang dieses Buches) nahegelegt.

Spenglersan-Therapie

Ein Beitrag von Prof. Dr. med. Siegfried Rilling

Therapiekurzinformation:

Bei der Spenglersan-Therapie handelt es sich um eine Konstitutionstherapie auf biospezifischer Grundlage. Nach Spengler sind u.a. Tuberkulotoxikosen und über mehrere Generationen sich erstreckende toxische Erbschwächen. Ursachen für das Krankheitsgeschehen. Ziel dieser Therapie ist es, den erkrankten Organismus von den Erb- und Eigengiften durch Anregung der spezifischen Zellfunktion zu befreien. Die verschiedenen Spenglersan-Kolloide bestehen aus Antigenen und Antitoxinen, die nach dem homöopathischen Verfahren in die neunte Dezimalpotenz (D9) verschüttelt werden. Die Spenglersan-Kolloide werden in die Haut eingerieben.

Grundlagen:

Die Therapie mit den Spenglersan-Kolloiden ist eine erfahrene und bewährte biologische Immuntherapie. Eine Therapie ohne Nebenwirkungen, mit der man zielbewußt sein Behandlungsprogramm erfolgreich erweitern kann. Die Spenglersan Kolloide vereinen in sich das Prinzip der aktiven und passiven Immunisierung. Gleichzeitig besitzen sie eine konstitutionsverbessernde, desensibilisierende und umstimmende Wirkung.

Die Spenglersan Kolloide sind mikrobiologische Immunmodulatoren. Sie bestehen aus Antigene und Antitoxine verschiedener Bakterienkulturen (wie zum Beispiel Staphylokokken, Streptokokken, Tuberkuloseerreger etc.) und werden in der homöopathischen Verabreichungsform D9 angewandt. Die immunologische Forschung hat gezeigt, daß die genannten Bakterien-Antigene als starke Immunstimulanzien wirken. Zur Behandlung werden die Spenglersan-Kolloide in die Haut eingerieben. Unter Berücksichtigung konstitutioneller Faktoren ergibt sich somit für die Spenglersan Kolloide eine große therapeutische Breite, insbesondere bei Krankheiten die u.a. auf Immunschwäche zurückzuführen sind.

Die Spenglersan Kolloide stehen dem Behandler aber auch als Diagnostika für den in-vitro Test zur Verfügung. Durch den Spenglersan Kolloid Bluttest (nach »Wolters«) lassen sich erbtoxische Schädigungen sowie erworbene Störungen feststellen und behandeln. Das als Antigen wirkende Spenglersan Kolloid löst dabei eine Antigen-Antikörper-Reaktion aus, die sich als Zusammenballung des Blutes darstellt. Die Stärke der Zusammenballung ist gleichzeitig ein Anhaltspunkt für die Höhe des Antikörpertiters.

In meinem Buch »Vom Tuberkulinum zum Immunotherapeutikum», erschienen im Haug Verlag, Heidelberg wird die geschichtliche und empirische Entwicklung dieses Therapeutikums ausführlich dokumentiert. Hier sei es mir gestattet einen kleinen Auszug davon wiederzugeben.

Carl Spengler war von 1892 bis 1894 bei Robert Koch in Berlin tätig. In diese Zeit dürfte auch die Entdeckung der »Perlsuchttuberkuline« fallen, die weniger Reaktionen verursachten als die Kochschen Tuberkuline.

Meckel formulierte: »Die individuelle Abwehrkraft ist analog der Intaktheit der Erythrozyten«. -Die »Geldrollenform der Erythrozyten« kann schon als das erste warnende Anzeichen für pathologische Veränderungen angesehen werden, obwohl diese bisher als normal angesehen wird. Zur Herstellung des Testpräparates »D« wurde Meckel von Dr. Kerkhoff, Villingen, angeregt. Auf jeden Fall definierten aufgeschlossene Ärzte und Ärztinnen Spenglersan G als polyvalentes Kausaltherapeutikum (Frau Bergmann, Lübeck, 1959). Und Frau Käthe Bischoff äußerte: »Mit Spenglersan-Heilmitteln kann man die Konstitution verbessern.« Raven (Hippokrates, 1951) führte dazu aus: »Die Spenglersane sind das Ergebnis intensiver, ernster Forschungsarbeit des 1937 verstorbenen Davoser Arztes Carl Spengler, der eine zeitlang Mitarbeiter von Robert Koch war. Sie enthalten auf D9 potenzierte Antigene und Antitoxine.«

Wegen seiner eigenen Veröffentlichungen hatte Robert Koch Spengler zu sich als Mitarbeiter geholt. Dies war in den Jahren 1892-1894. Aufgrund seiner Arbeiten kam er zu der Erkenntnis, daß »der Hauptsitz der Tuberkulose-Immunsubstanzen nicht das Blutserum sein kann«. So prägte er auch den Satz: Die »Hauptproduktions- und Anhäufungsstätten sind die »Blutzellen«, was im Lichte neuester blutmorphologischer Erkenntnisse neue Dimensionen erschließen heißt.«Er fahrt fort: »Das Serum führt nachweislich vor allem die Gebrauchs-Immunsubstanzen, die von den Erythrozyten, meist auf Antigenreize gewisser Stärken hin und durch Hämolyse an das Serum abgegeben werden. Als eigentliche Produktionsstätten der Tuberkulose-Immunsubstanzen haben wir danach die roten Blutkörperchen zu bezeichnen.«

Er untersuchte die drei Blutbestandteile,
- das Serum,
- die Erythrozyten und
- die gewaschenen Leukozyten und Blutplättchen,

auf Agglutinations- und Präzipitations-, zum Teil auch auf das opsonische Vermögen, ferner auch auf Bakteriolysine und Antitoxine. Die Resultate sind zusammengefaßt folgende: Das Blutserum immunisierter Menschen und Tiere agglutinierte die Kochsche Testflüssigkeit 1:1000 selten über 1:10.000. Die Präzipitationen reichen ebenfalls selten höher. Die gelösten roten Blutzellen agglutinieren und präzipitieren dagegen ausnahmslos über 1:10000. Bei noch hochimmunisierten Menschen und Tieren gehen beide Reaktionen bis 1:10 und 1:100 Millionen, die deutlichsten Agglutinationen oft darüber hinaus, auch wenn das Serum den Titer 1:1000 nicht überschreitet.

Die L.eukozyten und die Blutplättchen sind Anhäufungsstätten zweiter Ordnung, aber keine selbständigen Produzenten. Sie fuhren mehr Immunkörper als das Serum, aber weniger als die Erythrozyten und beziehen dieselben durch Vermittlung des Serums von den Erythrozyten.

Diese Erbtoxikosen (Erballergosen) sollen eine Bedeutung haben für das Karzinom. Sie wären zu behandeln mit Spenglersan T, R oder Om. Die Spenglersane sind also, allgemein gesprochen, angezeigt bei akuten und besonders bei chronischen Infektionen und deren Folgeerscheinungen. Sie kommen perkutan zur Anwendung (Einreibung auf der Unterarmbeugeseite). Bei Erkältungskrankheiten, Grippe, Angina usw., möglichst frühzeitig, mehrmals täglich 5-10 Tropfen, bei hohem Fieber auch schon 15 Tropfen je Armseite einzureiben, zeigt überzeugende Wirkung und macht Mut, die anderen Spenglersane auch zu versuchen.

Die Spenglersane sind polyvalent, haben jedoch eine spezifische Spitze, so sind z.B. die Präparate T und R wirksam bei tuberkulösen und tuberkulotoxischen Erkrankungen. Das Präparat G wirkt bei Strepto- und Staphylococceninfektionen. Die Präparate K und Om sind auch angezeigt zur Unterstützung bei der Krebsbehandlung, die sich als sogenannte »Blutsterilisatoren« gegen den umstrittenen Blutparasiten (Endobiont »Enderlein«, Siphonospora polymorpha v. Brehmer) richten. D und Dx sind Testmittel bei Herdverdacht und A gegen »Altersgifte«. Nach Spengler wird durch seine Präparate eine passiv-aktive Immunisierung erreicht, passiv durch Vermittlung der in den Immunblut enthaltenen Antikörper vermittelten Lysine und somit den Reiz zur aktiven Immunisierung abgeben. Nach verschiedenen Autoren (Hollos, Poncet, Leriche, W. Bircher), die die Spenglerschen Präparate verordneten, können viele Krankheiten Ausdrucksform einer larvierten oder latenten Tuberkulose sein. Wenn z.B. rheumatische und Augenerkrankungen Tuberkulotoxikosen sein können, warum, so meinen andere Spenglersan-Therapeuten, sollen nicht auch Asthma, ein Magengeschwür, eine Migräne u.a. Erscheinungsformen einer Bakteriotoxikose sein, also irgendeine latente Infektion als Ursache haben? Spengler selbst behauptete, außer den sogenannten Eigengiften gäbe es auch Erbgifte, diaplazentar vererbt von den Vorfahren.

Robert Koch trat mit seiner Entdeckung des Tuberkulose-Erregers am 24.03.1882 an die Öffentlichkeit. Als diagnostisches Mittel war das von Hoechst vertriebene Tuberkulin, 1890 entwickelt, von Anfang an anerkannt, aber das erhoffte Therapeutikum wurde es nicht. Im Gegenteil, der vermeintlich überschwengliche Triumph wurde bald zur Enttäuschung. Von Carl Spengler liegt ein von Schülern und Freunden herausgegebener Sammelband »Tuberkulose – und Syphilis-Arbeiten« anläßlich seines 50. Geburtstages vor, der wohl als Übergang vom eher enttäuschenden Tuberkulin zu einer höchst wirksamen Substanzreihe den Spenglersanen betrachtet werden kann. Dort sind in Nachdruck die meisten seiner hochwissenschaftlichen Publikationen in der Dtsch. Med.Wschr. im Original wiedergegeben – eine Fundgrube für den, der den Weg vom heutigen Spenglersan zu den Uranfängen rückwärts gehen will.

Strahlentherapie bösartiger Tumorerkrankungen

Ein Beitrag von Dr. med. habil. Dietmar Fröhlich
und Dr. med. Michael Glatzel

Therapiekurzinformation:
Neben der Operation und der zytostatischen Chemotherapie ist die Strahlentherapie die dritte wichtige Behandlungsform in der Therapie bösartiger Geschwülste. Ziel der Strahlenbehandlung ist es, die krankhaft veränderten Zellen mit ionisierenden Strahlen zu zerstören, um ihr weiteres Wachstum und ihre Ausbreitung im Körper zu verhindern.

Grundlagen:
Ionisierende Strahlen verändern aufgrund ihrer physikalischen Eigenschaften direkt oder indirekt das Erbmaterial der Zellen, so daß diese absterben oder sich nicht mehr teilen oder vermehren können.

Der Strahlentherapeut ist für die optimale Planung und Durchführung der Strahlenbehandlung verantwortlich. Vor Beginn einer Strahlenbehandlung muß die Bösartigkeit einer Geschwulst durch eine Gewebeprobe bestätigt werden. Außerdem ist die Kenntnis über die örtliche Tumorausbreitung und über das Vorhandensein von Tochtergeschwülsten von entscheidender Bedeutung, Dazu sind zumeist umfangreiche diagnostische Untersuchungen notwendig.

Die Tumordiagnostik beginnt mit einer ausführlichen Anamnese und mit sorgfältigen Untersuchungen. Dazu gehören die körperliche Untersuchung und bildgebende diagnostische Verfahren (Röntgen, Computertomographie, Kernspintomographie, Mammographie, Ultraschalluntersuchungen, Spiegelung von Hohlorganen) sowie die operative Diagnostik mit Entnahme von Gewebeproben.

Steht fest, daß der Patient strahlentherapeutisch behandelt wird, so kann dieses in Verbindung mit einer operativen Behandlung, einer Chemotherapie oder als alleinige Strahlenbehandlung geschehen. In welcher Weise die Therapien kombiniert werden bzw. welche Therapie primär eingesetzt wird, hängt von der Art des Tumors und seiner Ausbreitung (Ausdehnung des Primärtumors, Tochtergeschwülste) ab.

Die alleinige Strahlentherapie kann eine Operation in vielen Fällen nicht ersetzen. Jedoch gibt man ihr den Vorzug, wenn der Tumor ausreichend strahlenempfindlich ist und bei gleicher Heilungschance ein besseres funktionelles und kosmetisches Ergebnis erwartet werden kann. Auch bei Tumoren, die nicht operiert werden können, kann die Strahlentherapie eine wirksame alternative Behandlungsmethode darstellen. Vielfach wird sie auch als präoperative Bestrahlung eingesetzt, so zum Beispiel zur Verkleinerung und besseren Abgrenzung des Tumors, so daß eine nachfolgende Operation ermöglicht wird. Desweiteren wird die Strahlenbehandlung auch als postoperative Behandlungsmethode angewendet, um im Operationsgebiet verbliebene Tumorreste zu zerstören. Operation und Nachbestrahlung müssen zeitlich und räumlich gut aufeinander abgestimmt sein.

Die Strahlenbehandlung beginnt in der Regel zwei bis vier Wochen nach der Operation, spätestens sollte sie jedoch in einem Zeitraum von sechs bis acht Wochen eingesetzt werden. Auch in Kombination mit einer zytostatischen Behandlung wird die Strahlenbehandlung als sogenannte Radio-Chemo-Therapie eingesetzt. Dies geschieht insbesondere bei sehr bösartigen Tumoren, die wegen ihres aggressiven Wachstums und ihrer frühzeitigen Tochtergeschwulstbildung mit einer alleinigen örtlichen Strahlenbehandlung schwer heilbar sind. Diese Behandlungsmethode kann also auch vor einer Operation eingesetzt werden, um zu erreichen, daß die Geschwulst nach dieser Behandlung doch noch operiert werden kann.

Die Strahlentherapie kann für verschiedene Absichten eingesetzt werden. Mit der kurativen Zielstellung soll die völlige Zerstörung des Tumors mit endgültiger Heilung des Patienten von seiner Krankheit erreicht werden. Das palliative Ziel der Strahlenbehandlung beabsichtigt, über die Dauer der Behandlung hinaus, einen beschwer-

defreien Zustand mit einer lebenswerten Verlängerung der Überlebenszeit zu erreichen. Dieses Behandlungsziel wird angestrebt, wenn abzusehen ist, daß nach dem heutigen Kenntnisstand der Medizin eine endgültige Tumorheilung nicht möglich ist. Man versucht hier das Tumorwachstum zurückzudrängen bzw. aufzuhalten, so daß der Patient vor schweren Komplikationen und Notsituationen möglichst befreit wird. Dieses Ziel ist zu erwägen, wenn strahlenempfindliche Tumore sich zeitweilig beherrschen lassen oder wenn inoperable Tumore zu Beschwerden führen.
Auch wenn Fernmetastasen strahlenempfindlicher Tumore im Skelett die Stabilität des Knochens gefährden bzw. im Gehirn zu neurologischen Ausfällen führen, kann die Strahlenbehandlung eingesetzt werden. Auch bei weit fortgeschrittenem Krebsstadium kann die Strahlentherapie zur Erleichterung der Beschwerden beitragen. Da selbst mit niedrigen Strahlendosen tumorbedingte Schmerzen gelindert oder auch Blutungen bei Unterleibs- oder Lungentumoren gestillt werden können, ist dem Patienten auf diese Weise in der letzten Lebensphase Erleichterung zu verschaffen. So kann er unter Umständen auf die Verabreichung starker, mit Nebenwirkungen behafteteten Schmerzmittel verzichten.

Die Strahlenbehandlung:
Bevor die eigentliche Strahlenbehandlung beginnt, erfolgt die Lokalisation des Zielgebietes am Therapiesimulator. Sie dient zur Festlegung und Dokumentation der Bestrahlungsfelder. Einstrahlrichtung und Feldgröße können wie unter Bestrahlungsbedingungen simuliert werden. Im Zusammenhang mit anderen diagnostischen Verfahren, wie zum Beispiel Durchführung einer computertomographischen Untersuchung des Patienten in Bestrahlungslage und den Bestrahlungsplanungscomputer kann die optimale Bestrahlung des Tumors und die Strahlenbelastung von strahlenempfindlichen gesunden Organen im voraus berechnet werden. Erst wenn die Bestrahlungsbedingungen auf diese Weise optimiert sind und noch einmal am Therapiesimulator nachkontrolliert wurden, wird mit der Strahlenbehandlung, die heutzutage mit modernen Therapiegeräten wie dem Linearbeschleuniger oder auch einem Telekobalttherapiegerät durchgeführt wird, begonnen.

Bei bestimmten Tumorbehandlungen wird auch heute noch das Röntgentiefentherapiegerät eingesetzt. Es sollte aber in der Regel nicht unter der Prämisse eingesetzt werden, damit eine vollständige Tumorheilung zu erreichen. Linearbeschleuniger und Telekobaltgerät arbeiten im Bereich der ultraharten Röntgenstrahlung, das heißt, es werden Energien von über einer Million Elektronenvolt zur Behandlung der Tumoren eingesetzt. Der Vorteil der ultraharten Röntgenstrahlung besteht in einer besseren Tiefenwirksamkeit, die bei den meisten Bestrahlungstechniken mit einer verbesserten Hautschonung verbunden ist. Im Linearbeschleuniger werden ähnlich wie in einer Röntgenröhre Elektronen ausgesendet. Im Telekobalttherapiegerät befindet sich eine selbst strahlende Kobalt-60-Strahlenquelle. Ein Blendensystemen sorgt dafür, daß diese Strahlung aus dem Strahlerkopf austreten kann. Auf diese Weise kann die Strahlung zielgerichtet auf den Tumor gelenkt werden. Beim Bestrahlen von Körperhöhlen kommt das Afterloading-Verfahren (Nachladeverfahren) zum Einsatz. Das bedeutet, daß in die Körperhöhle, beispielsweise die Gebärmutter, ein nicht radioaktiver röhrenförmiger Hohlapplikator eingelegt wird, um die richtige Bestrahlungsposition zu finden. Anschließend wird aus einem strahlensicheren Behälter eine Strahlenquelle in den Applikator eingefahren, und die Bestrahlung kann ohne Strahlenbelastung des medizinischen Personals erfolgen.

Die Strahlenbehandlung unter stationären Bedingungen kann durchaus ambulant erfolgen. Sie wird in der Regel in einer Serie durchgeführt, die 25-30 Bestrahlungen, fünfmal in der Woche umfaßt. Kürzere bzw. längere Bestrahlungsserien sowie eine mehrfach tägliche Bestrahlung können bei bestimmten Behandlungsstrategien von Bedeutung sein. Die Bestrahlung selbst dauert in der Regel nur wenige Minuten, verbunden mit exakter Lagerung und Einstellung der Bestrahlungsfelder ergibt sich in etwa eine tägliche Behandlungszeit von 15 Minuten. Unterbrechungen der Strahlenbehandlungsserie sind nach Möglichkeit aus strahlenbiologischen Gründen zu vermeiden.

Spezielle Strahlentherapie:
Bösartige Tumoren sind im allgemeinen strahlenempfindlicher als das gesunde Gewebe. Gesundes Gewebe kann sich immer wieder regenerieren, während das kranke, tumorös veränderte Gewebe abstirbt. Die Strahlenempfindlichkeit des Tumors hängt von seiner Gewebeart ab. Äußerst strahlenempfindlich sind zum Beispiel bösartige Lymphome (Hodgkin'sche Krankheit, Non-Hodgkin-Lymphome), Semi-

nome (eine Art von Hodentumoren), das Ewing-Sarkom (eine Form eines Knochentumors), kleinzellige Karzinome und Medulloblastome (bestimmte Rückenmarktumoren). Weniger strahlenempfindlich, jedoch strahlentherapeutisch noch relativ gut beeinflußbar sind das Plattenepithelkarzinom, das solide Karzinom und das papilläre Karzinom. Relativ strahlenunempfindlich sind Adenokarzinome (vom Drüsengewebe ausgehende Geschwülste), Glioblastome (bösartige Hirntumoren), Melanome und Osteosarkome (ein Knochentumor). Nahezu strahlenunempfindlich ist das Chondrosarkom, das Liposarkom und das Fibrosarkom (Geschwülste, die vom Binde- und Stützgewebe ausgehen).

Hautgeschwülste wie Basaliome und Spinalome lassen sich strahlentherapeutisch je nach Ausdehnung gut zur Abheilung bringen. Das bösartige Melanom wird vorwiegend chirurgisch und chemotherapeutisch behandelt. Ist trotzdem eine Strahlentherapie nötig, müssen Melanome mit hohen Bestrahlungsdosen behandelt werden. Die Erfolge der Behandlung sind nicht so gut wie bei den anderen Hautgeschwülsten.

Geschwülste im Kopf- und Halsbereich lassen sich insgesamt therapeutisch nur mäßig beeinflussen. Hier spielt in den meisten Fällen auch der Allgemeinzustand des Patienten für die Heilung eine wesentliche Rolle. Diese Geschwülste werden in Ihrer Entstehung durch übermäßigen Alkohol- und Zigarettenkonsum begünstigt. Bei Tumoren im Nasenrachen steht die Strahlenbehandlung im Vordergrund der Therapie Sie neigen jedoch häufig zu Tochtergeschwulstbildungen, so daß die Prognose hinsichtlich einer Heilung nur mit 30-40% angegeben werden kann. Geschwülste der Nasennebenhöhlen, des Gehörganges und des Mittelohres werden nach Möglichkeit operiert, sollten aber nach der Operation auf jeden Fall bestrahlt werden. Heilungsziffern von 40-45% können erreicht werden. Führt man bei diesen Geschwülsten eine alleinige Strahlenbehandlung durch, verschlechtert sich die Heilungschance auf ca. 10%. Lippenkarzinome können mit gutem Erfolg operiert, aber auch bestrahlt werden Je nach Stadium können Heilungsraten zwischen 20 und 90% erreicht werden. Tumoren der Mundhöhle werden nach Möglichkeit ebenfalls zuerst operiert. Im Anschluß daran erfolgt zumeist eine Strahlenbehandlung. Heilungsziffern von 25-50% können erzielt werden. Schlundgeschwülste sind im allgemeinen sehr bösartig und erzeugen frühzeitig Tochtergeschwülste. Patienten mit diesen Geschwülsten kommen zumeist mit fortgeschrittenen Tumorstadien zur Behandlung. Eine Operation ist daher in vielen Fällen nicht mehr möglich, so daß eine alleinige Strahlentherapie mit einer Erfolgsquote von 10 bis 20% durchgeführt werden muß

Um die Ergebnisse der Tumorbehandlung im Kopf-Hals-Bereich zu verbessern, wird bei inoperablen Tumoren heute zumeist eine kombinierte Strahlen-Chemo-Therapie durchgeführt. Diese kommt gelegentlich auch in der operativen Nachbehandlung zur Anwendung. Das Kehlkopfkarzinom kann in Frühstadien bei weitgehender Erhaltung der Sprachfunktion mit guten Ergebnissen strahlentherapeutisch behandelt werden. Im fortgeschrittenen Stadium empfiehlt sich die Operation mit anschließender Nachbestrahlung. Heilungsraten werden je nach Stadium von 40-90% angegeben. Bösartige Schilddrüsentumore sollten operativ behandelt werden. Bei einigen Gewebetypen ist sowohl die postoperative Strahlenbehandlung des Halses als auch eine medikamentöse Strahlentherapie mit Radiojod sinnvoll. Bei diesen Tumoren kann eine Heilungsrate von 80% erzielt werden. Bei anderen Schilddrüsengeschwülsten liegt sie trotz Strahlenbehandlung nur unter 20%

Wegen ihrer Häufigkeit spielen Lungen- bzw. Bronchialtumoren eine wichtige Rolle. Es gibt zwei große Gruppen von Bronchialtumoren, die unterschiedliche Behandlungskonzepte erfordern. Die kleinzelligen Bronchialtumoren werden neben der Operation vorwiegend chemo- und strahlentherapeutisch behandelt. Nach einer einleitenden Chemotherapie erfolgt eine Strahlenbehandlung des Lungentumors, verbunden zumeist mit einer prophylaktischen Gehirnschädelbestrahlung, um das Anwachsen von Tochtergeschwülsten, die bei diesem Tumor relativ häufig auftreten, zu verhindern. Trotz dieser umfassenden Behandlung kann dieser Tumor nur in einzelnen Fällen gut beeinflußt werden. Im Mittel beträgt die Überlebenszeit nur einige Monate bis zu einem Jahr. Die nichtkleinzelligen Bronchialtumoren sollten zuerst operativ behandelt werden. In vielen Fällen werden diese Bronchialtumoren jedoch erst in fortgeschrittenen Stadien erkannt, so daß eine Operation nicht möglich ist. Durch eine alleinige Strahlentherapie kann das Tumorwachstum aufgehalten werden, zumeist ist auch eine deutliche Verkleinerung des Tumors festzustellen. Die globalen Heilungschancen durch Bestrahlung sind jedoch gering (unter 10%). Bei vielen Patienten kann die Strahlentherapie dennoch zu einer Verbesserung des Allgemeinzustandes, der Atemfunktion sowie zur Schmerzlinderung führen

Speiseröhrentumoren werden zumeist im inoperablen Zustand diagnostiziert. Sie werden daher vielfach einer primären Strahlentherapie zugeführt. Durch diese Behandlung lassen sich meist Schluckbeschwerden gut beeinflussen. Dies kann dem Patienten unter Umständen die Anlage einer Magenernährungssonde durch die Haut ersparen. Jedoch lassen sich diese Geschwülste in fortgeschrittenen Stadien nicht heilen (unter 5%). Die Strahlentherapie von außen kann in diesen Fällen zur Verbesserung des Behandlungseffektes mit einer Afterloading-Therapie der Speiseröhre kombiniert werden. Auch die Laserbehandlung gewinnt hier zunehmend an Bedeutung. Geschwülste des Magens und Darmes lassen sich strahlentherapeutisch nur in seltenen Fällen beeinflussen. Eine Ausnahme davon bilden die Geschwülste des Enddarmes (Rektum). Hier wird die Strahlenbehandlung zumeist in Kombination mit der operativen Therapie angewendet. Nach den heutigen wissenschaftlichen Erkenntnissen wird diese Strahlenbehandlung in den meisten Fällen mit einer gleichzeitigen Chemotherapie verbunden. Geschwülste des Afters lassen sich aufgrund des Gewebetyps (Plattenepithelkarzinome) ebenfalls relativ gut strahlentherapeutisch beeinflussen, wobei sich meist eine Kombination mit Chemotherapeutika anbietet.

Bei Hodentumoren wird der erkrankte Hoden operativ entfernt. Beim Seminom werden die Lymphabflußgebiete des Hodens im Bauchraum mit mittelhohen Strahlendosen behandelt, um das Anwachsen von Tochtergeschwülsten zu verhindern. So lassen sich Heilungsraten bis zu 95% erzielen. Die zytostatische Chemotherapie steht beim Teratom im Vordergrund der Behandlung. Das Vorsteherdrüsenkarzinom (Prostatakarzinom) kann operativ oder strahlentherapeutisch behandelt werden. Die Strahlentherapie ist hier durchaus eine Alternative zur Operation, da sich durch sie Harnträufeln und Impotenz vermeiden lassen. Wird die Hormontherapie in Betracht gezogen, sollten die Brustdrüsenregionen mit kleinen Strahlendosen behandelt werden, um die Ausbildung der männlichen Brust zu vermeiden.

Die Strahlentherapie ist auch wichtiger Bestandteil bei der Behandlung gynäkologischer Tumore. Sie wird sowohl als alleinige Strahlenbehandlung bei fortgeschrittenen Tumoren sowie auch als Zusatzbehandlung nach der Operation eingesetzt. Beim Tumor der weiblichen Schamregion kann die Kombination Strahlentherapie und Operation Heilungsraten bis zu 50% erreichen. Beim Scheidenkarzinom ist in vielen Fällen eine Operation nicht möglich. Im Anfangsstadium sind relativ gute Heilungschancen durch die Strahlentherapie gegeben. Bei Eierstockgeschwülsten ist heutzutage die Operation oder die zytostatische Behandlung die Therapie der Wahl. Gebärmutterkarzinome sollten in fortgeschrittenen Fällen einer alleinigen Strahlenbehandlung zugeführt werden. Bei kleinen Tumorstadien empfiehlt sich die Operation, obwohl es auch Tumorstadien gibt, bei denen eine Nachbestrahlung zur Vermeidung von Rezidiven sinnvoll ist.

Große Bedeutung hat die Strahlentherapie bei der Behandlung von Brustkrebs. Wird die Brust jedoch vollständig entfernt, kann bei kleinen Tumoren auf eine Nachbestrahlung (je nach Lage des Tumors) verzichtet werden. Im übrigen sollten die Brustwand und die Lymphknotenregionen, sofern sie nicht operativ ausgeräumt sind, nachbestrahlt werden. Bei den weit verbreiteten brusterhaltenden Operationsmethoden ist nach dem heutigen Kenntnisstand die Nachbestrahlung der Restbrust zur Verhinderung eines Rezidivs erforderlich. Kombinationen von Operation und Strahlentherapie mit Chemo- oder Hormontherapie werden relativ häufig bei der Behandlung von Brustdrüsengeschwüren eingesetzt.

Fortgeschrittene Nierentumoren mit Ausbreitung über die Nierenkapsel hinaus oder in die Lymphknoten entlang der Hauptschlagader sollten operiert und nachbestrahlt werden. Kleinere Tumoren ohne Organüberschreitung haben bei alleiniger operativer Therapie ebenfalls eine gute Prognose. Nierentumoren im Kindesalter (Wilms-Tumoren) werden kombiniert operativ, strahlen- und chemo-therapeutisch behandelt. Auch beim Blasenkarzinom kann die Strahlentherapie mit Erfolg eingesetzt werden, insbesondere als kombinierte gleichzeitige Strahlen-Chemo-Therapie.

Hirntumoren sprechen unterschiedlich auf strahlentherapeutische Maßnahmen an. Eine gute Strahlenempfindlichkeit haben das Medulloblastom und das Ependymom. Weniger gut sprechen das Glioblastom oder das Astrozytom auf eine strahlentherapeutische Behandlung an. Bei den Hirntumoren ist die Prognose am besten, wenn durch eine Operation der Tumor bereits vollständig entfernt werden kann. Die postoperative Strahlentherapie verhindert die Bildung eines Rezidivs. Eine alleinige Strahlentherapie der Astrozytome und Glioblastome kann das Fortschreiten der Krankheit allenfalls aufhalten, eine Heilung ist durch diese Maßnahme jedoch nicht zu erwarten.

Bei den sogenannten malignen Lymphomen (Geschwulsterkrankungen, die primär von den Lymphknoten ausgehen), können durch alleinige Strahlentherapie in frühen Stadien gute Behandlungsergebnisse mit Heilung erzielt werden. Durch spezielle Strahlentechniken können sowohl die Lymphknoten oberhalb als auch unterhalb des Zwerchfelles bestrahlt werden, ohne die gesunden Organe zu schädigen. Bei einigen Lymphknotengeschwülsten hat sich die Kombination von Chemotherapie und Strahlenbehandlung bewährt.

Besonders wirkungsvoll läßt sich die Strahlentherapie bei der Behandlung von Tochtergeschwülsten anwenden. Bei Knochenmetastasen kann die Strahlentherapie eine Schmerzlinderung erzielen, sowie zur Stabilisierung bruchgefährdeter Knochen beitragen. Auch beim Plasmozytom mit Knochenbefall ist die Strahlentherapie eine wirksame Zusatzbehandlung zur Chemotherapie. Bei Hirnmetastasen kann die Strahlentherapie schmerzlindernd wirken und unter Umständen neurologische Ausfälle beseitigen. Auch bei Kindern mit Leukosen kann die Strahlenbehandlung dazu beitragen, den Befall der Hirnhäute zu verhindern.

Nebenwirkungen der Strahlentherapie:

Bei der Strahlenbehandlung ist es unvermeidbar, daß gesunde, auch strahlenempfindliche Organe und Gewebe mitbestrahlt werden. Diese strahlenempfindlichen Organe und Gewebe sind bekannt und müssen bei der Durchführung der Strahlenbehandlung berücksichtigt werden. Die heute angewendeten Strahlenarten sowie die computergestützte Bestrahlungsplanung unter Zuhilfenahme von computertomographischen Bildern haben zu einer Verminderung der Strahlennebenreaktionen geführt. In vielen Fällen ist es aber aus medizinischen Gründen nicht möglich, die gesunden Organe so zu schonen, daß überhaupt keine Strahlennebenwirkung auftritt. Bei der Strahlenbehandlung sollte auch vom Laien der Begriff Strahlenschaden nur denjenigen Behandlungsfolgen vorbehalten bleiben, die durch vermeidbares Fehlverhalten des behandelnden medizinischen und technischen Personals oder durch technische Fehler entstanden sind. Vielfach werden auch tumorbedingte Symptome einer vorausgegangenen Strahlenbehandlung angelastet.

In der Strahlentherapie werden akute Strahlenreaktionen von Spätnebenwirkungen unterschieden. Bei den akuten Strahlenreaktionen sind allgemeine Nebenwirkungen wie Abgeschlagenheit, Übelkeit und Kopfschmerzen (»Strahlenkater«) bekannt. Örtliche akute Strahlenreaktionen treten immer nur in dem Bereich auf, der bestrahlt wird. So führt die Strahlenbehandlung am Kopf oder in der Achselhöhle zu vorübergehendem Haarausfall.

An der Haut werden des öfteren Reaktionen beobachtet, die einem Sonnenbrand entsprechen. Im Hals- und Rachenbereich treten in der Regel Schleimhautentzündungen mit Schluckbeschwerden auf. Bei Strahlenbehandlung von Organen im Brustkorb kann eine strahlenbedingte Lungenentzündung, die sich zumeist nach der Behandlung entwickelt, auftreten. Bei Strahlentherapien im Bauchraum tritt in den meisten Fällen eine strahlenbedingte Darmentzündung verbunden mit Durchfall auf. Seltener sind strahlenbedingte Blasenentzündungen, die sich mit häufigem Wasserlassen und schmerzhaftem Harndrang äußern. Werden große Körpervolumina bzw. blutbildende Organe bestrahlt, kann es zu einer Verminderung der zellulären Blutbestandteile kommen, wie zum Beispiel der weißen Blutkörperchen, der Blutplättchen und der roten Blutkörperchen. Die genannten Erscheinungen bilden sich nach der Strahlenbehandlung wieder zurück und führen zu keiner bleibenden Beeinträchtigung der Körperfunktionen. Sie sind bei vielen Patienten unvermeidbar und nicht auf eine fehlerhafte Behandlung zurückzuführen.

Strahlenspätnebenwirkungen treten meist erst nach Monaten bzw. Jahren nach Beendigung der Strahlenbehandlung auf und sind mit einer Funktionsbeeinträchtigung des betreffenden Organs verbunden. Diese Reaktionen sind zumeist durch eine Schädigung der Blutgefäße und des sie umgebenden Bindegewebes verursacht. So kann es zu einer bleibenden Verfestigung der Haut, eventuell verbunden mit Hautgeschwüren kommen sowie zu einer Verstärkung des Lungengerüstes mit entsprechender Beeinträchtigung der Atmung. Im Bauch können Darmverwachsungen auftreten, die unter Umständen die Anlage eines künstlichen Afters erforderlich machen. Am Rückenmark kann es zu einer strahlenbedingten Querschnittslähmung kommen, die Niere kann bleibende Schädigung erleiden. Die Kenntnis dieser Spätnebenwirkungen verlangt eine exakte Planung und Durchführung der Strahlenbehandlung. Trotz aller Vorsicht bei der Strahlenbehandlung sind diese Spätnebenwirkungen aufgrund individueller Unterschiede in der Reaktion des Patienten auf die Bestrahlung nicht hundertprozentig zu vermeiden.

Die wissenschaftliche Forschung in der Strahlentherapie dient unter anderem dazu, die Rate der Spätnebenwirkungen zu minimieren. Bei aller Diskussion um strahlenbedingte Schädigungen von Patienten, auch in der Presse, muß immer bedacht werden, daß eine Strahlenbehandlung mit hoher Dosis dann angewendet wird, wenn eine lebensgefährdende Krebserkrankung vorliegt.

Systemische Ganzkörperhyperthermie (SGHT) in der Onkologie

Ein Beitrag von Dr. med. Friedrich R. Douwes

Therapiekurzinformation:
Die systemische Ganzkörperhyperthermie vereint mehrere onkologische Therapieansätze. Bei diesem Verfahren wird neben der Überhitzung des Gewebes zusätzlich der Blutzuckerspiegel erhöht. Außerdem wird dem Patienten eine Kombination von Zytokinen und Lipopolysachariden injiziert. Dies bewirkt eine massive Aktivierung des Immunsystems und führt zur Übersäuerung des Tumorgewebes. Zusätzlich erfolgt eine gezielte Wärmebestrahlung mit Infrarot-A-Licht. Das Verfahren kann mit anderen Therapiemethoden kombiniert werden. Die Behandlungskosten werden bei entsprechender Indikation von den Krankenkassen übernommen.

Grundlagen:
Bei der systemischen Ganzkörperhyperthermie (SGHT) wird der gesamte Organismus auf 41,6°C und mehr erwärmt. Man weiß, daß bösartige Zellen bzw. krebsige Gewebe hitzeempfindlicher sind als gesunde. Bei der SGHT können Krebszellen unter bestimmten Voraussetzungen selektiv zerstört werden. Im Gegensatz zur SGHT wird bei der regionalen Hyperthermie nur ein Teil des Körpers (dort, wo die größte Tumormasse lokalisiert ist) erwärmt und so eine thermische Schädigung des Tumorgebietes herbeigeführt. Die SGHT betrifft dagegen den gesamten Organismus und wird daher bei fortgeschrittenen Tumorleiden sowie zur Metastasenprophylaxe bei Hochrisiko-Patienten eingesetzt. Sie kann eine eventuell adjuvante Chemo- oder Strahlentherapie sinnvoll ergänzen und die Prognose verbessern oder eine aggressive Therapie ersetzen.

Die SGHT darf nicht mit der Fiebertherapie (s. a. Seite 81) verwechselt werden, wie sie in der Naturheilkunde Verwendung findet. Bei letzterer werden Bakterienlysate gespritzt, die über eine Induktion von

Interleukin 1 das Immunsystem zu einer massiven Fieberreaktion anregen. Die hierbei auftretenden Fieberreaktionen sind selten über 39°C und führen zu keiner entscheidenden thermischen Schädigung malignen Gewebes. Der induzierte immunologische Effekt kann allerdings häufig eine Besserung der Gesamtsituation und somit zu einer positiven Beeinflussung des Verlaufs bei Tumorpatienten führen.

Verschiedene Hyperthermieformen:
Wir unterscheiden zwischen der regionalen Hyperthermie und der Ganzkörperhyperthermie, die ein begrenztes und definiertes Gebiet behandelt. Die im Tumorgebiet erzeugte Temperatur liegt dabei deutlich über 42°C und muß ausreichend im Tumor verteilt sein. Die Geräte, die uns hier zur Verfügung stehen, erzeugen diese Wärme mit Hilfe von elektromagnetischen Wellen, entweder in Mikro- oder Kurzwellenbereiche, auch Ultraschallwellen sind möglich. Die Wellen werden von außen eingestrahlt, die Wärme konduktiv erzeugt. Eine Sonderform der regionalen Hyperthermie ist die Prostatahyperthermie, hier wird die Wärmesonde direkt in die Harnröhre eingebracht und in der Prostata so plaziert, daß das Organ direkt erwärmt wird bis auf 50°C und mehr.

Eine weitere Sonderform ist die Oberflächenhyperthermie, bei der mit Hilfe speziellen Infrarotlichtes (Infrarot-A) Wärme erzeugt wird, die eine Eindringtiefe von 1 bis 1 1/2 cm hat. Diese Form der Hyperthermie eignet sich bei Hautkrebs, Hautmetastasen und Lymphangiosis cutis. Zur Steigerung der Effektivität kann die Oberflächenhyperthermie mit der Strahlen- und Chemotherapie kombiniert werden. Sie hat sich in diesen Bereichen bereits einen festen Platz erobert.

So funktioniert die SGHT:
Ganz anders als die regionale Hyperthermie ist der Anspruch der Ganzkörperhyperthermie. Hierbei wird der Patient in einer Spezialeinheit behandelt, in der Intensivüberwachungskonditionen herrschen. Nach Vorbereitungen (EKG, Lungenfunktionstest, Gerinnungsstatus, Blutbild, Elektrolyte, Blutgase etc.) wird der Patient auf die SGHT vorbereitet, d.h. entgiftet, abgeführt und erhält Infusion mit Vitaminen, Mineralstoffen und Spurenelementen. Zu Beginn der Therapie bekommt der Patient eine Kombination von Zytokinen (a+g)-Interferon, IL2 und Lipopolysacharide (Bakterienextrakte) gespritzt.

Durch diese Zytokinkombination würde der Patient aufgrund der Anregung des Immunsystems eine leichte Fieberreaktion entwickeln, jedoch ohne ausreichenden thermischen Effekt am Tumor. Zur gleichen Zeit erhält der Patient eine Infusion mit 20% Glukose, die dazu führt, daß der Blutzuckerspiegel auf über 300 mg% angehoben wird. Die Fieberreaktion sowie die parallel dazu erzeugte Hyperglykämie bewirken eine massive Aktivierung des Immunsystems und es kommt zu einer zusätzlichen Übersäuerung des Tumorgewebes, da dieses durch das Zuckerangebot und die einsetzende Temperatursteigerung zu vermehrter anaerober Glukolyse und damit zur Übersäuerung angeregt wird. Die gezielte Wärme erfolgt durch eine Infrarot-A-Lichtbestrahlung.

Die Infrarot-A-Strahlung (850-1300 nm) wird durch eine spezielles, in seiner Leistung einstellbares Strahlerreflektorsystem, erzeugt. Das Spektrum der Strahler ist der menschlichen Haut angepaßt und weist eine große Eindringtiefe auf. Die Energiezufuhr zum Körperkern erfolgt von der Haut und hautnahen Gewebebezirken ausgehend und durch Konvektion des Blutes. Infrarotquanten erzeugen Wärme in der Materie, in der sie absorbiert werden, in diesem Fall im Kapillarbett. Die bei der Ganzkörperhyperthermie verwandte Infrarotstrahlenquelle besitzt praktisch keine ionisierende Quantenenergie im Gegensatz zu den jenseits des Lichtspektrums angesiedelten kürzeren Wellenlängen des Ultraviolettlichtes, der Röntgen- und Gammastrahlen. Die speziellen Strahler, die das Infrarot-A erzeugen, bewirken eine langsame Erwärmung im Kapillarbett der Subcutis. Es wird mehr Wärme erzeugt, als abgegeben werden kann. Dadurch kommt es zu einem langsamen kontrollierten Temperaturanstieg auf jede gewünschte Höhe bis 42°C und höher. Wir unterscheiden mehrere Stufen der Ganzkörperhyperthermie.

1. Die kleine oder milde Hyperthermie zwischen 37°C und 38,5°C
2. Die mittlere Hyperthermie zwischen 38,5°C und 39,5°C
3. Hohe Hyperthermie zwischen 39,5°C und 40,5°C
4. Extensive Hyperthermie zwischen 40,5°C und 41,5°C
5. Extreme Hyperthermie über 41,5°C

Für die Onkotherapie kommen nur die extensive Hyperthermie und die extreme Hyperthermie in Betracht. Da letztere nur in Narkose und entsprechender anästhesiologischer Überwachung durchgeführt werden kann, führen wir nur die extensive Hyperthermie bis 41,5°C durch. Sie kann in Analgesie unter ständiger Überwachung von Sauerstoffsättigung, Pulsfrequenz, Blutdruck, Kerntemperatur sowie ständiger Elektrolyt- und Blutgasanalyse ambulant oder teilstationär durchgeführt werden. Die extensive Hyperthermie bewirkt im Tumor eine thermische Schädigung und führt zur Übersäuerung des Tumors. Zu diesem Zeitpunkt fallen ganze Funktionssysteme in der Tumorzelle aus, vor allem Repairmechanismen, so daß sie in diesem Augenblick besonders anfällig gegen Zytostatika sind, die ihr Wirkungsoptimum zudem häufig im sauren Bereich haben, wie z.B. Mitomycin, Cisplatin oder Iphosphamid. Gerade bei diffusen Tumorleiden - diffuse Lungen- und Lebermetastasen, Knochenmarksbeteiligung oder ausgedehnten Knochenmetastasen – ist eine gleichzeitig systemische Chemotherapie empfehlenswert, auch eine gezielte Strahlentherapie kann nach der Ganzkörperhyperthermie nützlich sein. Durch diese Kombination wird die Chemotherapie oder Strahlentherapie in ihrer Wirkung um ein Vielfaches erhöht, so daß man deren Dosen reduzieren kann. Ebenso kann man davon ausgehen, daß Patienten, die vorher resistent gegen diese Therapien waren, nunmehr eine erneute Sensitivität aufweisen.

Wer eignet sich für die Ganzkörperhyperthermie?

1. Risikopatienten: z.B. prämenopausale Frauen mit Mamma-Karzinom, axillärem Lymphknotenbefall sowie negativem Hormonrezeptorstatus.
2. Patienten mit Dickdarm-Karzinom, bei denen der Tumor zum Zeitpunkt der Diagnose die Dickdarmwand durchbrochen hat (Dukes C). Hier bietet sich eine Kombination mit Chemotherapie (5-FU/Leukovorin) und Immuntherapie, z.B. mit monoklonalen Antikörpern, an.
3. Patienten mit fortgeschrittenem Tumorleiden, eventuell mit Lungen-, Leber-, Knochen- und Knochenmarksbefall, Ascites, Peritonealkarzinose usw. Auch hier sind natürlich Kombinationen mit anderen Therapieformen sinnvoll (multimodale Krebstherapie).
4. Maligne Lymphome.

Neben der Indikation für maligne Erkrankungen bietet sich die Ganzkörperhyperthermie auch für gutartige Erkrankungen an, z. B. Hypertonie Stadium I und II, systemische Erkrankungen des engen und erweiterten rheumatischen Formenkreises (z.B. Sklerodermie) und bei therapieresistenten Neuralgien.

Insgesamt stellt die SGHT eine Bereicherung der Onkologie bzw. unserer therapeutischen Möglichkeiten dar, weil sie die Effekte der konventionellen Therapie eindeutig erhöht. Gegenwärtig gibt es nur wenig Kliniken, die über diese Therapiemöglichkeit verfügen. In der Klinik St. Georg sind folgende Hyperthermieformen möglich:

1. Oberflächenhyperthermie für kleine oberflächliche Tumore bis zu einer Eindringtiefe von 1 bis 11/2 cm.

2. Lokale- und regionale Tiefenhyperthermie mit computergesteuerten Hochfrequenzgeräten und elektronischer intratumoraler Temperaturkontrolle sowie Kontrolle der Wärmeverteilung im Tumorbett (Mapping). Diese Methode ist für örtlich begrenzte Tumore, insbesondere tiefsitzende sinnvoll, allein oder in Kombination mit anderen Therapieformen einsetzbar.

3. Ganzkörperhyperthermie in Spezialeinheit - extensive Hyperthermie 40,5 bis 41,5° C mit Hyperglykämie und eventuell Chemo- oder Strahlentherapie. Die Indikation für dieses Verfahren liegt in der Metastasenprophylaxe bei Hochrisikopatienten und Therapie ausgedehnter Tumorleiden aller Art.

Wird die Hyperthermie von den Krankenkassen bezahlt?
Zum gegenwärtigen Zeitpunkt ist die Hyperthermie noch im Stadium der intensiven Forschung. Die ersten Phase -II- und -III- Studien sind jedoch abgeschlossen und haben die Wirksamkeit der Hyperthermie nachgewiesen. Dies hat bereits dazu geführt, daß zwischen den Krankenkassen und einigen Zentren Sonderentgeldregelungen getroffen wurden. Für unsere Klinik empfiehlt es sich, die Indikation zu stellen und einen Antrag an die Krankenkasse einzureichen, damit die Krankenkassen eine Kostenübernahmeerklärung erteilen.

Umweltgifte und Krebs

Ein Beitrag von Dr. med. Dr. med. habil. Max Daunderer

Therapiekurzinformation:

Krebserregende Umweltgifte kommen in der Luft, im Wasser, in der Nahrung und zum Beispiel auch in Zahnmaterialien vor. Dr. med. Max Daunderer beschäftigte sich in seinem 10-bändigen Werk »Handbuch der Umweltgifte: Klinische Umwelttoxikologie für die Praxis« intensiv mit toxischen und krebserregenden Umweltgiften, die jeden Menschen kontinuierlich in seinem Gesundheitsbefinden schädigen können. Dieser Beitrag wurde aus dem genannten Buch mit freundlicher Genehmigung der ecomed verlagsgesellschaft, Landsberg/Lech entnommen. In diesem Ausschnitt weist der Autor Möglichkeiten auf, Umweltgifte zu erkennen und bietet gleichermaßen Therapieansätze an, wie verschiedene Schwermetallvergiftungen zu kurieren sind. Daunderer zeigt hier eindeutige Zusammenhänge von Krebserkrankung und Umweltgiften auf.

Grundlagen:

Die Homöopathie hat uns gelehrt, daß unbedeutend geringe Mengen an Chemikalien eine bedeutende Wirkung im Organismus auslösen können. Beispielsweise kann die verstärkte Quecksilberausscheidung im Urin durch (Quecksilber) Hg-Hochpotenzen bei Amalgamträgern im Urin bestimmt werden.

Bei weit unter der Schwellendosis liegender Giftmenge, die akute Symptome hervorruft, können wir nach sehr langer Einwirkungszeit Organschäden beobachten, die ganz anders aussehen als das Bild akuter Vergiftungen.

Umweltgifte sind charakterisiert durch:

1. Der Vergiftete kennt die Art der Gifte im Regelfall nicht.
2. Die Giftkonzentrationen sind extrem gering.
3. Es handelt sich meist um viele Gifte.
4. Nur Vorgeschädigte merken Vergiftungserscheinungen bald.
5. Betroffene können der Vergiftung nicht rechtzeitig entgehen.
6. Durch Vermeidung von Cofaktoren kann das klinische Bild trotzdem gebessert werden.
7. Unbekannte Interaktionen aus den verschiedenen Quellen machen es unmöglich, Einzelfaktoren zu werten.

Charakteristisches Beispiel - Amalgam:
Dentalamalgam wirkt zytotoxisch (Kawhara), Quecksilber hemmt das Selencoenzym Glutathionperoxidase (Wada) und regt bereits in Spuren den Peroxidstoffwechsel an (Stacey), der zur raschen Zerstörung der Zellmembranen führt. Selen bildet mit Schwermetallen schwer lösliche Verbindungen. Das Spurenelement Selen entgiftet dabei Schwermetalle wie Cadmium, Arsen, Blei und Quecksilber. So schließt sich der Kreis zwischen zunehmender Schwermetallbelastung der Umwelt und ansteigender Krebsinzidenz.

Ubiquitär ebenfalls vorkommende Giftstoffe wie Nitrate, Dioxine, Pestizide, Lösungsmittel und Konservierungsmittel wirken via Schwächung des Immunsystems letztendlich auch krebsfördernd. Verstärktes Ziel unserer Bemühungen muß es deshalb sein, einerseits diese Gifte in der Umwelt entscheidend zu reduzieren, andererseits durch Schwermetallprotektoren wie Selen und Zink sowie Antioxidantien (ß-Carotin, Vitamin E) das empfindliche innerökologische Gleichgewicht wieder herzustellen.

In den letzten Jahren wurde dank der verdienstvollen Arbeit der Senatskommission zur Prüfung gesundheitsschädlicher Arbeitsstoffe der Deutschen Forschungsgemeinschaft unter Vorsitz von Prof. Henschler eine Vielzahl von Chemikalien neu in die MAK-Wert-Liste für krebserzeugende Stoffe aufgenommen. Waren es 1974 noch 24 Stoffe, die in der MAK-Wert-Liste unter den Gruppen III A und B eingestuft waren, so waren es 1987 bereits 103 Stoffe in den Gruppen III A1 und A2, die als eindeutig krebserzeugend eingestuft wurden, und 61 Stoffe, die in der Gruppe III B mit begründetem Verdacht auf krebserzeugendes Potential aufgenommen wurden. 5500 chemische Substanzen sind jedoch potentiell krebserzeugend beim Menschen. Dabei ist nicht bekannt, wie oft und in welcher Konzentration eine kanzerogene Substanz auf den Menschen einwirken muß, um das Wachstum eines bösartigen Tumors zu initiieren. Hinzu kommt die Wirkung der Co-Kanzerogene, d.h. Stoffe, die die Tumorentwicklung fördern oder beschleunigen, ohne selbst kanzerogen zu sein. Schließlich ist die individuelle Vorschädigung mit dem daraus resultierenden Defektzustand des Immunsystems für die individuelle Krebsentstehung oder Krebsprophylaxe von Bedeutung.

Den ubiquitären Umweltgiften, in der neuesten Veröffentlichung von Greenpeace wird die Bundesrepublik Deutschland als der größte Giftmüllproduzent Europas genannt, kann letztlich niemand entgehen. In Müllverbrennungsanlagen wird der Abfall nach dem Massenerhaltungsgesetz nicht beseitigt, sondern es kommt zu einer Umverteilung, wobei aus einer Tonne Abfall nach Braungart 320 kg Schlacke, 30 kg Flugstäube und 5000-6000 m^3 Rauchgase entstehen. Asbest kann in den Filtern ebensowenig zurückgehalten werden wie polyzyklische aromatische Kohlenwasserstoffe, die ebenfalls teilweise kanzerogen sind. Auch krebserzeugende Metallverbindungen, die durch in der Brennkammer nicht lenkbare Umwandlungsprozesse entstehen, werden emittiert. Um nur zwei herauszugreifen: Nickel in Form atembarer Stäube ist für den Menschen eindeutig als krebserzeugend eingestuft, für Cadmiumchlorid ist die kanzerogene Wirkung in Tierversuchen eindeutig bewiesen.

Kanzerogene Dioxine werden gleichfalls in erheblichem Maße ausgestoßen, so daß im Umkreis von Müllverbrennungsanlagen kein Gemüseanbau mehr möglich ist. Durch die Entwicklung intelligenter Recyclingmethoden, mit der Rücknahme wertvoller Rohstoffe aus demontagefähigen Verbrauchsgütern, die dann vom Hersteller erneut verwandt werden können, kann die Gesamtabfallmenge drastisch reduziert und die toxikologischen Wirkungen auf Mensch und Umwelt entscheidend gemindert werden.

Neben den Abfällen aus Industrie und Haushalt trägt der Verkehr zu einer wesentlichen Zusatzbelastung der Bevölkerung bei. Das Auto ist nicht nur unwirtschaftlich, was man schon allein an der Tatsache erkennt, daß eine Person, um von Punkt A nach Punkt B zu kommen, im Schnitt 800 kg mit sich führt, sondern in den Autoabgasen sind diverse krebserzeugende Substanzen enthalten. Am 1.7.89 wurden aus 43,5 Mio. Kraftfahrzeugen 5,8 Mio. t Kohlenmonoxid, 1,2 Mio. t Kohlenwasserstoffe, 1,6 Mio. t Stickoxide, 55 000 t Rußpartikel, 42 000 t Schwefeldioxid, 1 700 t Blei sowie 124 Mio. t Kohlendioxid emittiert.

Besondere Aufmerksamkeit verdient das Benzol aus bleifreiem Benzin, von dem 42 000 t im Jahr 1987 emittierten. Benzol ist für den Menschen eindeutig als krebserzeugend bekannt. Es wird durch den Respirationstrakt und die Haut aufgenommen und greift das hämatopoetische System an, wo es schließlich verschiedene Arten der Leukämie hervorrufen kann. Polyzyklische aromatische Kohlenwasserstoffe (PAK) sind im Tierversuch eindeutig als krebserzeugend erkannt. Herauszugreifen ist das Benz(a)pyren, das als stark krebserzeugende Substanz für das vermehrte Auftreten von Lungenkarzinomen in Gebieten mit starker Luftverschmutzung gegenüber ländlichen Gebieten verantwortlich gemacht wird. An Rußpartikel aus Dieselmotoren lagern sich polyzyklische aromatische Kohlenwasserstoffe an und werden so in den Atemwegen festgehalten.

Aus Undichtigkeiten des Tanksystems entweichen zusätzlich 260 000 t Kraftstoff. Für Benzin wurde bisher nur kein MAK-Wert eingeführt, weil viele differierende Benzine mit unterschiedlichen Anteilen an Aromaten, die im wesentlichen die Toxizität bestimmen, vorliegen. Im Benzin enthalten sind Benzol (1,6 - 3,8 %), Toluol, Xylole, Ethylbenzol, Iso-Propylbenzol und Methanol. Des weiteren Antiklopfmittel wie 1,2-Dibromethan und 1,2-Dichlorethan. 1,2-Dibromethan ist im Tierversuch als krebserzeugend nachgewiesen, 1,2-Dichlorethan fällt unter die Stoffe mit begründetem Verdacht auf krebserzeugendes Potential. Die Lösungsmittel Toluol, Xylole, Ethylbenzol, Iso-Propylbenzol und Methanol tragen zu einer Vorschädigung von Atemwegen, Leber und Niere bei.

Für die Vorschädigung sind jedoch nicht nur die ubiquitären Umweltgifte, denen man nicht entgehen kann, von Bedeutung, sondern vor allem die Mikroenvironment, die sich das Individuum größtenteils selbst schafft.

Es sind die persönlichen Lebensgewohnheiten, wie Rauchen und Passivrauchen, die nicht nur über eine Vorschädigung der Atemwege, sondern durch die im Tabakrauch enthaltenen kanzerogenen Substanzen wie Benzol, Benzo(a)pyren, Formaldehyd, Cadmiumchlorid und Nickel in Form atembarer Stäube zu einer relevanten Zusatzbelastung führen. Bei einer angenommenen Luftkonzentration von 10-20 µg Nickel/qm Umgebungsluft führt dieses laut WHO 1987 zu einer täglichen Inhalation von 200 400 µg/Tag. Nach Kasprzak 1987 nimmt der Raucher von 20 Zigaretten täglich bis zu 7000 µg Nickel/Tag inhalativ auf. Bei einer mittleren Cadmium-Konzentration von 3 µg/m3 und 20 m3 Atemvolumen/Tag beträgt die inhalative Aufnahme 50-60 µg/Tag. Der Raucher inhaliert im Hauptstrom einer einzelnen Zigarette demgegenüber l00-200 µg Cadmium (Elinder et al. 1983), also bei 20 Zigaretten 2000-4000 µg/Tag.

Diese inhalativen Konzentrationen krebserzeugender Schwermetalle werden jedoch weit übertroffen durch die Aufnahme verseuchter Nahrung, wodurch 26 900-34 600 µg Cadmium/Tag (Zebs 1984) und 100 000-500 000 µg Nickel/Tag oral aufgenommen werden. Resorbiert werden hiervon jedoch nur 1-10% bei Nickel (EPA 1985) und rund 5% bei Cadmium, wobei die Resorption unter Eisenmangel erhöht sein kann. Durch die differierenden Resorptionsquoten bei oraler oder inhalativer Aufnahme entstehen ähnliche Resorptionsraten. Da inhalativ aufgenommene Toxine als Faustregel l000fach giftiger sind als bei oraler Aufnahme, ist der Aufnahme über die Atemwege trotz niedriger Gesamtkonzentration mehr Gewicht beizulegen.

Bei der chronischen Formaldehydvergiftung z.B. kommt es zu einer erhöhten Ausscheidung an Ameisensäure und/oder Methanol im Urin, parallel mit einer linear erhöhten Ausscheidung und Aufnahme in alle Zellen von Calcium Ionen (Liesivuori, J., und Savolainen, H. 1987). Formaldehyd als Stoffwechselzwischenprodukt wird somit in erhöhter Konzentration anfallen, so daß die Konzentration, ab der es zu einem signifikanten Influx in die Zelle führen kann, überschritten werden könnte. Damit wäre die Voraussetzung für mutagene Wirkungen an der DNA gegeben. Nach Rot kommt es aus theoretischen Überlegungen heraus unter dem zusätzlichen Einfluß von Chlor zur Entstehung des Stoffwechselproduktes Bischlormethylether, das für den Menschen als karzinogen erkannt ist.

In jüngster Zeit kamen etliche formaldehyd-freie Produkte auf den Markt, die oft Isocyanate enthalten. Diese können ihrerseits zu chronischen Bronchitiden führen. In feuchtem Klima hydrolisieren Isocyanate zu Diaminen, die mögliche Kanzerogene darstellen. Formaldehyd potenziert die Wirkung des Pentachlorphenols auf den Menschen um den Faktor 5 (Irptc, I 987).

Durch den verbreiteten Einsatz der Holzschutzmittel Pentachlorphenol und Lindan in Innenräumen ist es zu einer erheblichen Zusatzbelastung an Dioxinen in der Bundesrepublik gekommen. Über das volle Ausmaß der immunologischen Wirkungen der Dioxine und Furane, die u.a. das p-450-System in verschiedenster Weise induzieren, herrscht Unklarheit. Eine kanzerogene Wirkung im Tierversuch ist jedoch bewiesen, eine humankanzerogene Wirkung wird zur Zeit kontrovers diskutiert, wird jedoch immer sicherer. So warnte im Mai dieses Jahres der BGA-Experte Dr. W. Lingk bereits vor der humankanzerogenen Wirkung von Dioxinen und Furanen. Da bisher noch von einer nur krebsfördernden Wirkung ausgegangen wurde, hielt das BGA maximal 1 pg TEQ pro kg KG täglich für unbedenklich. Die amerikanische Umweltschutzbehörde EPA hält jedoch nur 0,006 Pikogramm pro kg/KG für eine noch unbedenkliche Tagesdosis. Demgegenüber wird die tägliche Aufnahme in der bundesdeutschen Bevölkerung mit 1-2 Pikogramm TEQ pro kg/KG angenommen, übertrifft also schon die bei lediglich krebsfördernder Wirkung angenommene Grenzdosis deutlich. Die biologische Halbwertzeit der Dioxine liegt bei 11,6 Jahren. Dramatische Auswirkungen hat dies bei der Muttermilchkonzentration. In den ersten Lebenstagen des Säuglings, einer Zeit, in der die Entgiftungsfunktion der Leber noch nicht entwickelt ist, nimmt der gestillte Säugling bereits 80 bis 90 Pikogramm pro Kilogramm Körpergewicht Dioxin täglich auf.

Das Prinzip der chronischen Giftwirkung ist deshalb so wichtig, weil dadurch die Summe der Vorschäden bestimmt wird, durch die letztlich eine Karzinogenese erleichtert wird. Am Beispiel des Holzschutzmittels Pentachlorphenol wird hier Folgendes deutlich: Während zu Beginn maximale Schadstoffkonzentrationen gemessen werden können, merkt der Mensch die Belastung noch nicht. Erst über die Jahre, in denen das Pentachlorphenol abdampft, zeigen sich die ersten Symptome, wobei die Raumluftkonzentrationen aber geringer werden. Zu der bestimmenden Größe »Konzentration« tritt eine zweite unbekannte Größe, »der Faktor Zeit«. Am Endpunkt ist im Extremfall im Milieu kein Gift mehr nachweisbar, während der Organismus ein Maximum an Krankheitssymptomen zeigt, da die Konzentration mal der Zeit eine Konstante ist. Untersuchen wir in der täglichen Praxis die chronisch vergifteten Patienten auf die Zusammensetzung ihrer Lymphozyten-Subpopulationen, so stellen wir zumeist einen auffälligen relativen oder absoluten Mangel an T-Suppressorlymphozyten fest. Da möglicherweise auch die Entstehung von Tumoren auf die Einwirkung von Amalgam zurückzuführen ist (uns wurde über einen Chemiker einer großen Amalgamfirma bekannt, daß Amalgam die Nukleinsäuresynthese hemmt), soll hier die Amalgamvergiftung dargestellt werden.

Untersucht man den Abrieb von Amalgam durch Kaubelastung mit Hilfe des Kaugummi-Tests, so findet man im Speichel von Amalgamträgern oft schon vor der Kaubelastung erhöhte Speichelkonzentrationen an Quecksilber. Korrelierend zur Zahl der Amalgamfüllungen kann die Quecksilberkonzentration im Speichel nach 10minütiger Kaubelastung bis auf 100 000 µg/l steigen, dazu bis zu 1 000 µg/l Zinn, 500 µg/l Silber und 100 µg/l Kupfer. Der WHO-Grenzwert für Quecksilber im Trinkwasser liegt demgegenüber bei 0,5 µg/l. Die direkte Beeinflussung des Immunsystems durch Quecksilber wurde durch den Nachweis eines signifikanten Abfalls der T-Lymphozyten (T-Suppressor-, T-Helfer-Lymphozyten) und der Natural-Killer-Zellen nach 20minütigem Kauen von Prof. Köstler 1989 gezeigt. Durch Amalgamfüllungen kommt es zu einer täglichen Quecksilberaufnahme von 3,0-17,0 µg/Tag, durch Fisch und Seefrüchte zur täglichen Aufnahme von 2,3 µg/Tag und durch andere Nahrung von 0,3 µg/Tag (Bio-Probe Newsletter 5/91). Das Quecksilber aus Amalgamfüllungen ist folglich der bestimmende Anteil. Die Messung des Quecksilbers im Spontan-Urin ist lediglich ein Maß für die akute Vergiftung, während der DMPS-Test zur Erkennung einer chronischen Intoxikation geeignet ist.

Zunächst wurden die erstmobilisierten Quecksilberkonzentrationen im Urin von 528 Patienten statistisch ausgewertet. Zur Zeit befinden sich die Untersuchungsergebnisse eines wesentlich größeren Patientenkollektivs in der statistischen Auswertung, wobei eine Bestätigung der hier aufgezeigten Ergebnisse zu erwarten ist. Die erstmobilisierte Quecksilberkonzentration im Urin wurde der Zahl der Amalgamfüllungen gegenübergestellt. Sind keine Amalgamfüllungen vorhanden, so wird eine Quecksilberkonzentration von 50 µg/g Kreatinin nicht überschritten, sofern eine gewerbliche oder aus anderen besonderen Gründen hohe Quecksilberbelastung ausgeschlossen werden kann. Das bestätigt den auf 50 µg Quecksilber/g Kreatinin festgesetzten Grenzwert. Vier bis acht Amalgamfüllungen stehen einer Quecksilberkonzentration von rund 120 µg/g Kreatinin gegenüber, bei 9 und mehr Amalgamfüllungen werden 200 µg/g Kreatinin im Schnitt überschritten.

Wie auch gegenüber anderen Umweltgiften zeigen Kinder und junge Menschen eine wesentlich höhere Empfindlichkeit. Das zeigt sich auch an den Quecksilberkonzentrationen im Urin nach Mobilisation mit DMPS, wobei, in der Gruppe mit 9 und mehr Füllungen die Altersgruppe der bis 25jährigen eine Durchschnittskonzentration von 296,4 µg/g Kreatinin aufweist, die einer Konzentration von 103,2 µg/g Kreatinin in der Altersgruppe der 46-55jährigen gegenübersteht. In Untersuchungen zur Low-Dose-Radioaktivität wurde eine 120fach höhere Empfindlichkeit von Kindern festgestellt.

Und nur eine konsequente Entfernung aller Amalgamfüllungen bringt langfristig eine wirksame Reduktion des Speichers, wie man anhand der positiven Korrelation zwischen Zeitspanne nach Amalgamentfernung und Konzentration des mobilisierten Quecksilbers im Urin sieht. Sind 9 und mehr Amalgamfüllungen vorhanden, zeigt das gesamte Patientenkollektiv nach Mobilisation eine Durchschnittskonzentration von 244,9 µg/g Kreatinin im Urin. Bereits 1-24 Monate nach Entfernung aller Füllungen fällt diese Konzentration auf 60 µg/g Kreatinin. Sind die Füllungen 24 Monate und länger entfernt, so sinkt die Durchschnittskonzentration auf 28,9 µg/g Kreatinin.
Durch die Schwermetall-Dysbalance im menschlichen Organismus, ausgelöst durch eine Amalgamvergiftung, kommt es zu einer signifikant höheren Bleispeicherung, wie sie gleichfalls im DMPS-Mobilisationstest erkannt werden kann. Bei 13 Amalgamfüllungen liegt die Bleiausscheidung im Urin nach DMPS im Mittel bei 100 µg/g Kreatinin, während ohne Amalgamfüllungen der mittlere Ausscheidungswert bei 50 µg/g Kreatinin liegt. Doch selbstverständlich ist die Klinik entscheidend.

Die verschiedenen Metalle im Amalgam verursachen eine Reihe von Symptomen, die je nach Vorschädigung des Organismus unterschiedlich geprägt sind. Die Amalgamvergiftung als Mischintoxikation per se zeigt folgende Leitsymptome: Müdigkeit/Antriebslosigkeit, Metallgeschmack, Bauchschmerzen, Kopfschmerzen, reduzierte Merkfähigkeit, Haarausfall, Stimmungslabilität, Hauterscheinungen und Infektanfälligkeit. Ein vorausgegangenes Schädel-Hirn-Trauma disponiert zu Kopfschmerzen, ein früherer Virusinfekt zur Infektanfälligkeit.

Eine Untersuchung der Nierenfunktion von Schafen, 30 Tage nach dem Legen von Amalgamfüllungen, ergab eine Funktionseinbuße von 50% im Gegensatz zur Kontrollgruppe (Murray J. 1 991). Dabei nehmen die Symptome mit der Einwirkungszeit zu, am raschesten erkranken Kinder und Allergiker. Als nächstes erkranken Personen mit einem Mangel an den Spurenelementen Zink und Selen. Schwermetalle, wie auch andere Umweltgifte, steigern den Zink- und Selenverbrauch. Gerät der menschliche Organismus in einen Mangelzustand, so ist die Einwirkzeit bis zum Erscheinen der ersten Krankheitssymptome erniedrigt. Sonst Gesunde zeigen im Mittel erst nach einer Latenzzeit von 15Jahren Krankheitssymptome. Wenstrup, Ehmann und Markesberg wiesen an 10 Gehirnen von Patienten mit Morbus Alzheimer, im Vergleich zu 12 Gehirnen von nicht Erkrankten, doppelt so hohe Quecksilberkonzentrationen nach. Sie fanden das Quecksilber in den Zellkernen, den Mitochondrien und Mikrosomen. Die Gesamt-Quecksilberkonzentration der Zellen lag bei den an M. Alzheimer Erkrankten im Mittel bei 176 µg/kg, in der Kontrollgruppe bei 69,6 µg/kg. Zink und Selen werden bei den Erkrankten demgegenüber deutlich erniedrigt. Da Zink und Selen bei der Entgiftung bzw. Umgiftung von Quecksilber benötigt werden, ist deren Abfall statistisch mit der Erhöhung von Quecksilber einhergehend. Über die Bildung von Quecksilberselenid kommt es zu einem erhöhten Bedarf des Radikalfängers Selen, so daß ein relativer Mangelzustand auch aufgrund der hiesigen Bodenverhältnisse, man kennt ein deutliches Nord-Süd-Gefälle in Deutschland, entstehen kann.
Die Therapie mit DMPS ist in bezug auf die Einzelsymptome unterschiedlich erfolgreich. Am erstaunlichsten ist die Zunahme des Antriebes, die neu gewonnene Freiheit von Kopf- und Bauchschmerzen, die Reduktion von Schwindel und Zittern. Nervosität, Allergien und Infektanfälligkeit schwinden oft erst unter fortgesetzter Therapie.
Eine Veröffentlichung von Dr. Bannasch, L., und Dr. Schleicher, P., zeigt nach Amalgamentfernung und DMPS-Mobilisation eine Zunahme der Absolutzahlen an Gesamt-T-Zellen in 79% und der Natural-Killerzellen in 83%.

Im folgenden soll die Problematik anhand weniger ausgewählter klinischer Beispiele verdeutlicht werden. Der Fall eines jungen, stark quecksilbergeschädigten Mädchens betont mehr die zentralnervös bedingten Schäden durch Quecksilber. Das Kind ist reizbar, aggressiv, bewegungsgestört, lernbehindert, ein Pflegefall. Ein paar Monate später, nach Therapie mit DMPS, ist das Kind wesentlich umgänglicher und geistig aufnahmefähiger. Es geht in die Schule, was vorher nicht möglich war.

Schon Kleinkinder ohne eigene Amalgamfüllungen weisen relevante Konzentrationen an organischem Quecksilber infolge der fetalen Belastung durch die amalgamtragende Mutter auf. Sie leiden an chronisch rezidivierenden Infekten und Verhaltensstörungen.

Anhand des folgenden Falles stellte sich erstmals die Frage einer Tumorinduktion durch Amalgam:
Eine 54jährige Patientin suchte mit einer Alopezia totalis und Sehstörungen die Praxis auf. Sie hatte 14 Amalgamfüllungen. Diagnostiziert wurde ein Meningeom. Der feingeweblich untersuchte Gehirntumor wies folgende Schwermetallkonzentrationen auf: Quecksilber: 929 µg/kg, Zinn 232,3 µg/kg, Silber 60800 µg/kg, Kupfer 2600 µg/kg. Ebenso fand sich bei einem Patienten, mit erhöhten Schwermetallkonzentrationen im Mobilisationstest, in einem Trigeminusneurinom eine Zinnkonzentration von 600 µg/kg. In einem Mammakarzinom wurde eine Quecksilberkonzentration von 171 µg/kg festgestellt. Eine Patientin ließ mehrere eigene Gewebeproben auf Quecksilber untersuchen: Tumorgewebe der Vulva mit der Diagnose Metastase eines Mammakarzinoms, oder differentialdiagnostisch Metastase eines unbekannten Primärtumors, wies 16920 bzw. 10 660 µg/kg Quecksilber auf. Ein Vulva-Rezidivknoten 3657 µg/kg. Ein gutartiger Hauttumor des Narbenbereiches des Mammakarzinoms, bei dem subjektiv ein Wachstum bemerkt wurde, enthielt 5 328 ,µg/kg Quecksilber. Im Fettgewebe der Patientin lag die Quecksilberkonzentration demgegenüber bei 39 µg/kg, in einem entzündlichen Mammaknoten und einem Grützbeutel war die Quecksilberkonzentration unter der Nachweisgrenze von 22 bzw. 15 µg/kg. Ein 49jähriger Patient trübte nach Auswechseln von 4 Amalgamfüllungen ein und bekam epileptische Anfälle. Aufgrund des CT-Bildes hatte man den Verdacht auf einen Hirntumor, in der Untersuchung des Operationspräparates wurde allerdings nur eine unklare Hirna-

trophie mit mikroskopisch nachweisbarer Gliose des Hirngewebes diagnostiziert. Der Patient wurde komatös und ist jetzt moribund. Nur durch DMPS Mobilisation, die erhöhte Quecksilber- und Zinnkonzentrationen nachwies, konnte jeweils eine Bewußtseinsaufklärung erreicht werden. An den Zahnwurzeln im Periost dieses Mannes fand man Quecksilberkonzentrationen bis zu 2 000 µg/kg. Die Konzentrationen an anderen Zahnwurzeln liegen noch bis zu 2 Zehnerpotenzen über diesem Wert.

Zusammengefaßt das ABC der Umweltgifte:
Der erste Schritt ist das Erkennen.

Die **A**ufnahme des Giftes muß durch Finden der Quelle und entsprechende Exposition des Vergifteten bewiesen werden.
Der **B**eweis der Aufnahme wird durch den dem jeweiligen Gift entsprechenden Nachweis in Körperflüssigkeiten, in Gewebeproben, in Tumoren geführt. Dabei sollte jeder Tumor auf Gifte untersucht werden. Metalle lassen sich sehr gut nachweisen. Jetzt ist es auch möglich, in dem bildgebenden Verfahren der Kernspintomographie, eingestellt auf die Protonendichte, 80 Metalle darzustellen. So läßt sich auch möglicherweise der Resorptionsweg des Amalgam in die Organe nachweisen.
Das **C** wird gebildet durch die Cardinalsymptome, die durch Entgiftung in großem Maße reduziert werden. An nächster Stelle steht das Vermeiden.

In Anbetracht der synergistischen Interaktionen von Umweltgiften, die über eine schleichende Vorschädigung der einzelnen Organe und des Immunsystems zur ernsten Gefährdung gegenüber Karzinogenen führen, muß darauf gedrungen werden, Umweltgifte in jeder Form zu minimieren und zu meiden, wo es möglich ist. Erst an letzter Stelle steht die Therapie.

Für die wenigsten Umweltgifte gibt es eine kausale Therapie. Für die chronische Schwermetallvergiftung ist eine wirksame Entgiftung durch Chelatbildner wie DMPS bzw. DMSA durchaus möglich. Sie reduziert die Symptome des Patienten entscheidend. Ob mit DMPS oder DMSA therapiert werden sollte, ist im Einzelfall zu entscheiden. Da durch DMSA prozentual mehr gegenüber Blei und Cadmium entgiftet und ein höherer Anteil an organischem Quecksilber und weniger Zink ausgeschieden wird, ist generell eine Langzeittherapie mit

DMSA vorzuziehen. Die Therapiedauer richtet sich nach der Höhe der Depots und der Schwere der Vergiftungssymptome. Die Antidote DMPS (2,3-Dimercaptopropan-l-sulfonsäure, Handelsbezeichnung Dimaval, Heyl) und DMSA (Dimercaptobernsteinsäure) wirken nur extrazellulär, wodurch nach der Entgiftung eine Sogwirkung auf die Speicher ausgelöst wird; sie dürfen daher nur in großen Intervallen gegeben werden. DMPS ist als Dimaval rezeptfrei in der Apotheke erhältlich und darf, wie jedes Antidot, bei Verdacht einer Vergiftung sofort angewandt werden. Spurenelemente, wie ein oft noch bestehender Zinkmangel, werden nach Messung eines pathologischen Ausgangswertes substituiert. Dem Selen als Bestandteil der Glutathionperoxidase kommt eine hervorragende Stellung in der Krebsprophylaxe zu, da eine positive Korrelation zwischen hoher Selenaufnahme und niedrigen Raten an dem weiblichen Brustkrebs, dem Dickdarmkrebs und dem Rektumkarzinom hergestellt werden konnte.

Die chronische Schwermetallvergiftung durch Amalgam ist nur ein Beispiel aus der Palette der Umweltgifte, das nachgewiesenermaßen das Immunsystem schädigt und im Verdacht steht, zumindest krebsfördernd zu wirken. Infolge der Unübersehbarkeit von Interaktionen zwischen den sich gegenseitig potenzierenden Schadstoffen ist im Sinne des Vorsorgeprinzips dem Minimierungsgebot gegenüber kanzerogenen Substanzen vermehrt Rechnung zu tragen.

*Tumoren - Ursache**

»Die Pathogenese von Krebserkrankungen ist, soweit wir bisher wissen, sehr vielgestaltig. Insofern ist der Krebs bezüglich Auslösung und Genese alles andere als ein einheitliches Geschehen«, erklärte Dr. med. Dieter Eis, Institut für Hygiene, Fachbereich Umweltmedizin, Universität Heidelberg, in seinem Vortrag über Umweltfaktoren und Krebsentstehung. »Man kann das Krebsgeschehen entweder aus ökologischen, ganzheitlichen und psychosozialen oder mechanistischen und naturwissenschaftlichen Gesichtspunkten betrachten. Wir sollten uns jedoch davor hüten, den einen oder anderen dieser Ansätze als den allein seligmachenden anzusehen. Denn alle haben ihre Berechtigung, und sie alle haben ihre Vor- und Nachteile.«

Daß bestimmte Schadstoffe der Umwelt krebserregend sein können, wurde bereits seit langem vermutet und konnte für eine Reihe von

Substanzen inzwischen bewiesen werden. Die sich in den letzten Jahren häufenden Berichte über die zunehmende Belastung der Umwelt durch industrielle Abfallprodukte werden daher in der Öffentlichkeit mit wachsender Beunruhigung zur Kenntnis genommen.
Die heute verfügbaren Methoden (molekularbiologische Verfahren, toxikologische Kanzerogenitätstests, epidemiologische Studien, Risikoextrapolationen) gestatten nur einen sehr fragmentarischen Einblick in die Ätiopathogenese des Krebsgeschehens. Die Kanzerogenese bedarf vieler unterschiedlicher Einflüsse, die meist auch zeitlich versetzt einwirken müssen.

Bei diesen Faktoren handelt es sich keineswegs immer um Chemikalien, auch Strahlen spielen eine Rolle. Berücksichtigt werden müssen außerdem die genetische Prädisposition, die Vorerkrankungen, der Lebensstil, die Lebenszufriedenheit und das Streßbewältigungsvermögen des Individuums.«

(Siehe auch die Beiträge »Hildegard-Medizin in der Krebstherapie«. »Entgiftung des Gesamtorganismus« und »Zahnsanierung beim Tumorpatienten«)

Quelle: Dr. med. Dieter is, Heidelberg, Med. Woche Baden-Baden 1992

Wissenschaftliche Grundlagen einer ganzheitlichen Krebstherapie der Zukunft

Ein Beitrag von PD Dr. med. Michael Imhof

Therapiekurzinformation:

Dr. med Michael Imhof zeigt in eindringlicher Weise die Zusammenhänge moderner wissenschaftlicher Erkenntisse in bezug zum Krankheitsgeschehen auf. Für ihn ist Krankheit ein multidimensionales Geschehen, das dem Erkrankten wieder einen Sinn im Leben geben soll. Seine Aufführungen beziehen sowohl die Einsteinsche Relativitätstheorie als auch die moderne Quantenphysik in eine ganzheitliche Betrachtung von Krankheit mit ein. So kann für Imhof wahre Heilung nur im Erkennen größerer Zusammenhänge stattfinden, die einer höheren, uns nicht bekannten Ordnung unterworfen sind. Folgt man den zukunftsweisenden Gedanken des Autors, werden wir bald erkennen, daß auch die Schulmedizin aufgefordert sein wird, ihren kausalistischen Standpunkt von Krankheit und Gesundheit zu verlassen um sich an geisteswissenschaftlichen Erkenntnissen neu zu orientieren , wie dies beispielsweise in der modernen Physik bereits geschehen ist.

„Wisset Ihr nicht, daß Euer Leib ein Tempel des Heiligen Geistes ist, der in Euch ist."

(Paulus, Kolosserbrief)

Grundlagen:

Werden wir krank, dann ist unsere Entität aus Körper, Seele und Geist krank. Deshalb stellen Verluste der persönlichen Identität immer Frühsymptome der Krebserkrankung dar. Weil die geistige Biosphäre unserer Techno-Zivilisation aufgrund von Sinn- bzw. Daseinslosigkeit erkrankt ist, überschwemmt ein Millionenheer von Krebskranken die Kliniken: Ich-Sucht, Anspruchshaltung und mörderische Zivilisationsdefekte prallen mit dem Chirurgen zusammen, der durch die Allmacht eines sich verselbständigenden Apparatesystems, unfrei im Denken und Handeln, sich oft resignierend auf rein technische Handlungsabläufe beschränkt.

Die Arzt-Patienten-Beziehung ist in Gefahr, wo in High-Tech-Kliniken Versicherung ohne jedes Risiko gefordert wird, und aus vertrauensvoller Hingabe berechnende Skepsis geworden ist: So ist auch die Ärzteschaft selbst mit krankgeworden und sucht nach neuer Identität und neuen Inhalten.

Revolution in der Medizin

Dabei ist die Zukunft schon längst impliziert in der Ratlosigkeit der modernen Medizin: Die Universalmedizin der Zukunft wird ihre Wurzel finden in der naturwissenschaftlichen Revolution des 20. Jahrhunderts, die völlig neue Denkräume eröffnet hat: Mit der Einsteinschen allgemeinen und speziellen Relativitätstheorie sowie den Erkenntnissen der modernen Quantenphysik wurde das jahrhundertlange positivistische klassische Weltbild einer Newtonschen Physik zertrümmert. Die jahrtausendlangen Idealvorstellungen von Raum und Zeit wurden relativiert: Raum und Zeit sind untrennbar miteinander verschränkt. Eines das Andere bedingend. Begriffe wie Kausalität, Linearität, Objektivität wurden in der Quantenphysik durch Begriffe wie Mehrdeutigkeit, Komplementarität und Ganzheitlichkeit ersetzt.

Paradoxie der Wirklichkeit

Der Mythos von einer objektivierbaren Realität ist zerstört worden. An seine Stelle ist das Staunen über die unbegreiflich tiefe Komplexität der Realität getreten: längst ist der Materiebegriff im Begriff des Feldes aufgegangen und das, was vorher als fest und sicher galt, verflüchtigt sich im Quantenfeldern, Quantenparadoxa und Quantenwellen - denken wir nur an das Katzen-Paradoxon von E. Schrödinger. Die Wellenauffassung der Atome sieht Materie heute als eine über den Raum verteilte mathematische Funktion und in immer tieferem Eindringen in die Geheimnisse der Elementarteilchen leuchtet wieder die ewige Schönheit der Platonschen Ideenlehre auf.

Das Weltall wird als Wellenfunktion beschrieben, und Naturerscheinungen werden als sich überlagernde Vektorkombinationen möglicher Ereigniswahrscheinlichkeiten gedeutet – denken wir an die Grundlagen der Quantenelektrodynamik des Lichtes und der Materie und an die Pfadintegralmethode des genialen Physikers R. Feynman. Hinter all dem steht: Die Welt als Idee und aus dem schöpferischen Nichts wird von der »Möglichkeit« zu der »Wahrscheinlichkeit« und zur »Wirklichkeit«.

Im berühmten Doppelspalt-Experiment imponiert der grundlegend duale Charakter des Lichtes und die Bedeutung des wissenschaftlichen Beobachters auf das Ergebnis des Experiments: Der Beobachter ist Teilnehmer und sein Bewußtsein zwingt die primäre Mehrdeutigkeit in die Eindeutigkeit des beobachteten Ergebnisses. Dies bedeutet: *Wir bekommen die Ergebnisse, die wir sehen wollen!* Wir erschaffen die Welt nach unserem Willen und unserer Vorstellung! Das erweiterte Doppelspaltexperiment zeigt gar, daß wir mit unserem Beobachtungsakt auf die Vergangenheit eines Teilchens einwirken können!

Neue Chancen für Mediziner und Patienten

Diese Befunde enthalten für die Ärzte in der gegenwärtigen und vielleicht auch zukünftigen Krebstherapie eine ungeheure Dynamik: Die Quantenphysik zeigt uns, daß wir die Krebskrankheit per se nicht objektivieren und distanziert betrachten können – sondern nur an ihr teilnehmen können. Dem Arzt, dem teilnehmenden Arzt, kommt die Rolle des teilnehmenden Beobachters zu. Sein teilnehmendes Bewußtsein ist mitentscheidend für den Ausgang!

Die Chaostheorie, die Komplexitätstheorie, die Mathematik der Fraktale und nichtlinearer rückgekoppelter Systeme sollte schon längst in die wissenschaftliche Sicht von Krebserkrankungen eingebaut sein: Biologische Systeme, und zumal die Krebskrankheit sind extrem komplex, nicht-linear im Verlauf und nicht länger mit den Kriterien einer linearen, objektivistischen Krankheitsauffassung beurteilbar. Das Design der meisten wissenschaftlichen Studien, vermeintlich objektiv, vermeintlich wissenschaftlich, ist als überholt anzusehen.

Die Botschaft an die Medizin der Zukunft lautet:
Die Welt ist als solche ganz und gar unteilbar, und wir Ärzte sind Teilnehmer an diesem komplexen Verbund. Sieht man unter diesem Blickwinkel die Krankheit, dann bedeutet Krebs Symmetriebruch, Bruch der Ganzheit, und Bruch im Bewußtsein des Menschen. Nur aus einer konsequent ganzheitlichen Sicht, basierend auf der Sichtweise der Quantentheorie, wird das Karzinom in Zukunft erst besser erklärbar und einer umfassenden ganzheitlichen Therapie zugänglich sein: Wenn schon ein Lichtquant oder Elektron als über den Raum verteilter Zustand über seine Umgebung, d. h. die Ganzheit der Umgebung, Bescheid weiß, um wieviel mehr wird dann dieses Quantensystem »Krebs« über uns informiert sein: Es weiß um jeden Gedanken des Patienten, es weiß um jede Untersuchung des Arztes, es weiß um jede Maßnahme – täuschen wir uns nicht: Das Quantensystem »Krebs« steht sowohl mit dem Patienten, als auch mit uns behandelnden Ärzten in direktem Bezug.

»Heilung« kann nur im »Ganzmachen« der gestörten somatisch – seelisch – geistigen Einheit bestehen oder in der Sprache der Quantenphysik: Die im Krebsleiden verzerrte Quantenwelle des Individuums in ihre erginäre Geometrie zurückführen. Deshalb muß immer die erste Frage sein: *»Warum hat dieser Patient diesen Krebs?«* Denken wir daran: »Heilen« kommt aus dem indogermanischen Sprachraum und heißt »Keilo«, das bedeutet: »Ganzmachen«. Der beobachtenden Teilnahme des Arztes kommt also höchster Stellenwert zu: Heilung kann nur im gemeinsamen Bewußtsein von innen heraus geschehen: Apparate können nicht heilen. Heilung geschieht letztendlich im geistigen Bezug zwischen Arzt und Patient. Apparate können dabei nur eine unterstützende Funktion einnehmen: Abschied von der überdimensionierten Techno-Medizin also.

Krebskrankheit kann zu großer Chance werden - und darin liegt ihr tiefer und letzter Sinn: Im Zurückgeworfensein durch die Todesbedrohung eine neue Identität zu gewinnen und in der Heilung ein neues Sich-Geschenkt-Sein erfahren. Krankheit als große Chance zu unendlichem Gewinn also.

Und da der Mensch eingefaßt ist in Felder umgreifenden Bezuges - so wirkt die Krebskrankheit nicht in der Zelle, nicht im Organ, sie wirkt in der ganzen umfassenden Einheit des Menschen und von hier aus in die Gesamtheit des Lebens und in die gesamte Menschheit hinein: Der Krebs des einzelnen ist der Krebs der gesamten Welt, und Heilung geschieht in einem Feld umfassenden Bezuges, in den die gesamte Menschheit eingeschlossen ist. So stehen wir heute an der Schwelle zu einem universalen Mit-Leiden, uns westlich-abendländischen Ärzten noch weitestgehend fremd, aber schon lange angelegt: Denken wir an die Shambala-Tradition Tibets, an das Bodhisattva-Ideal des Buddhismus oder an das Geheimnis des kosmischen Leidenden Menschen in der Christologie.

Die Universal-Medizin der Zukunft wird die Erkenntnisse der modernen Physik, der neuen mathematischen und biologischen Wissenschaften, aber auch das umfassende philosophisch-theologische Wissen der Zeit in sich vereinigen müssen. Nur in solchem Sinne Wissende dürfen sich in Zukunft der Krebskrankheit nähern!

Im tiefen Wissen um die umfassende Komplexität der Krebserkrankung, im dauernden kritischen Hinterfragen und in sokratischer Einsicht des Nichtwissens entsteht erst die tiefe Demut vor der Krankheit und die echte, ehrliche, hippokratische Redlichkeit des Helfens.

Zahnsanierung beim Tumorpatienten

Ein Beitrag von Dr. med. dent. Klaus Kocher (HP)

Therapiekurzinformation:

Eine Tumorerkrankung ist immer eine Störung des Gleichgewichts im gesamten Organismus, die sowohl durch äußere als auch durch innere Faktoren ausgelöst und betrieben wird. Die Region des menschlichen Körpers, wo äußere und innere Noxen am häufigsten zusammentreffen, ist der Zahn-, Mund- und Kieferbereich. Zur Überwindung einer Tumorerkrankung ist es notwendig, daß sich die Abwehrkräfte des menschlichen Geistes und des menschlichen Körpers voll und ganz auf den Störfaktor Tumor konzentrieren können. Dr. med. dent. Klaus Kocher zeigt schwerwiegende Zusammenhänge von »Störfaktoren« wie Amalgam oder krankmachenden Herden und dem Krebsgeschehen auf.

Grundlagen:

Die Sanierung des Zahn-, Mund- und Kieferbereichs sollte für die Menschheit eine Selbstverständlichkeit werden, wie das Zähneputzen. Gerade in diesem Bereich finden Bakterien und Mikroorganismen den besten Nährboden vor, um ihre invasiven Angriffe auf den Gesamtorganismus zu starten. Somit heißen die Grundregeln für die Behandlung eines Patienten, der an einer Tumorerkrankung leidet:

1. Nebenkampfplätze für die Abwehrkräfte beseitigen, zumindest aber so klein wie möglich halten!
2. Die Entstehung neuer Kampfplätze für die Abwehrkräfte des Körpers vermeiden!

Diese Grundregel bedeutet für jede Behandlung, ganz besonders aber jede Behandlung im Zahn-, Mund- und Kieferbereich, der wichtigsten Eintrittspforte in den menschlichen Körper

1. gründlichste Vorbereitung
2. schonendste Durchführung und
3. sorgsamste Nachbehandlung

Bei der Vorbereitung einer Behandlung im Zahn-, Mund- und Kieferbereich bei einem Tumorpatienten ist immer daran zu denken, daß ein Tumorpatient, bereits geprägt durch seine Erkrankung, eine erheblich niedrigere Angstschwelle aufweist, als der unbelastete Patient, und daß es sowieso kaum eine andere Spezies Arzt gibt, die soviel Angstgefühle auslöst wie der Zahnarzt.

Angstbewältigung:
Zur Bewältigung und Aufarbeitung dieser Angst können homöopathische und phytotherapeutische Mittel sehr hilfreich sein:
1. Erniedrigte Schmerzschwelle:
Chamomilla D30 - D200 eine Stunde vor dem Eingriff, und wenn nötig, viertelstündlich wiederholen
2. Angst vor dem Zahnarzt:
Argentum nitricum D12, morgens und abends vor der Behandlung sowie eine Stunde vor dem Eingriff. Zittern, Durchfall, Unruhe, hastige Bewegungen, ununterbrochenes Sprechen, Magen-Darm-Symptomatik steht im Vordergrund,
Aconitum napellus D12 - D30 direkt vor dem Eingriff. Steigert sich in die Angst hinein, große Unruhe, selbstsicherer forscher Typ mit plötzlichem Abriß
Gelsemium D4 - D6, morgens und abends vor der Behandlung sowie eine Stunde vor dem Eingriff. Zittern steht im Vordergrund, Durchfall, Trägheit, Schwächegefühl, weiche Knie, Gedächtnisverlust
Ignatia D6 - D12, morgens und abends vor der Behandlung sowie eine Stunde vor dem Eingriff. Seufzen, hochsensibel, verzagt, hysterisch, voll von Widersprüchen
Nux vomica D6 - D12, morgens und abends vor der Behandlung sowie eine Stunde vor dem Eingriff eilig, ungeduldig, explosiv, Morgenmuffel, Manager, cholerisch, Workaholic
Beruhigungstee Nestmann
Zincum valerianicum Hevert vor dem Zahnarztbesuch stündlich 30-40 Tropfen, *Nervoregin Pflüger* vorher stündlich 1 Dragee
Mimulus Bachblüte Nr. 20 bei spezifischer Zahnarztangst, schüchtern, scheu, furchtsam, zurückhaltend, hat viele kleine Ängstlichkeiten
Rock Rose Bachblüte Nr. 26, falls noch außerordentlich unangenehme Erinnerungen an das Thema Zahnarzt geknüpft sind. Innere Panik- und Terrorgefühle.
Neuerdings wird auch die *Hypnose* sehr erfolgreich zur Angst- und Schmerzbekämpfung in der Zahnmedizin eingesetzt.

Gerade weil beim Tumorpatienten die Angst und der Schmerz so stark im Vordergrund stehen, muß der Behandler die Behandlungsmaßnahmen und den Behandlungsumfang stets der seelischen und körperlichen Verfassung des Patienten anpassen, denn auch die beste Angsttherapie beseitigt nicht die Tatsache der Behandlung. Umfangreiche Parodontalbehandlungen oder aufwendige Präparationsmaßnahmen bei einem Patienten mit schlechtem Allgemeinzustand verbieten sich von selbst. Die Folgen könnten eine Verschlechterung des vorherigen Zustandes bedeuten, und dies sollte man unter allen Umständen vermeiden.

Nach einer gründlichen Untersuchung der Zähne und des gesamten Mundraumes ist eine Vitalitätsprüfung aller Zähne sowie eine röntgenologische Untersuchung (Zahnfilme) aller Kieferregionen unumgänglich.

Die Entfernung aller toten Zähne, egal ob wurzelbehandelt, ob apikal ohne Befund, oder beherdet, ist absolut zu empfehlen, da gerade marktote Zähne eine große Menge Abwehrkräfte binden. Außerdem stehen die Zähne in intensiver Wechselbeziehung zu ihren ganz speziell zugeordneten Organen (Energetische Beziehung der Zähne zum übrigen Organismus nach Voll und Kramer).

Gerade weil die einzelnen Zähne eine spezifische Zuordnung zu gewissen Organen haben, gelang es Sissi Karz durch umfangreiche kinesiologische Muskeltests, eindeutige und nachweisbare Therapieempfehlungen für eine Ganzheitsbehandlung über die Kiefer zu erarbeiten. Wenn aber energetische Bahnen von den Zähnen zu ihnen zugeordneten Organen verlaufen, dann beeinflussen logischerweise auch kranke oder tote Zähne den Organismus. Somit kann man aber auch kinesiologisch testen, ob ein Zahn oder eine Wurzelregion das jeweilige Organ und damit den Körper schwächen.

Test-Vorgehensweise:
Der Patient berührt von außen jeweils mit zwei Fingern nach und nach die Wurzelregionen der oberen und unteren Zahnreihen. Der Behandler prüft schrittweise mittels Oberarmmuskeltest die jeweils mit den Fingern betastete Region auf Belastung kinesiologisch aus. Fällt ein Test einer durch die Finger des Patienten betasteten Region schwach aus, so muß der Patient im Mundvorhof den einzelnen

Wurzelbereich direkt mit einem Finger berühren, während der Therapeut wieder mit dem Oberarmmuskeltest prüft, ob eine Schwächung vorliegt. Auf diese Art und Weise werden auch die zahllosen Bereiche des Kiefers ausgetestet, denn auch von diesen Zonen, in denen einmal ein Zahn saß, können Störungen des Organismus ausgehen.

Jeder marktote Zahn testet über kurz oder lang schwach, weil er Pyrogene an den Körper abgibt, was immer seine Entfernung und damit einen chirurgischen Eingriff zur Folge hat. Egal ob es sich hierbei um einen Frontzahn oder verlagerten Weisheitszahn oder um die Sanierung einer großen Ostitis handelt, die Vorgehensweise, die Vor- und die Nachbehandlung ist immer gleich.

Vor jedem chirurgischen Eingriff erfolgt eine Lymphaktivierung, die eine Regulationsverbesserung, eine Erweiterung der Lymphgefäße im geplanten OP-Bereich zur Folge hat Gerade die einwandfreie Funktion des Lymphsystems im Kopfbereich ist entscheidend für die Verbesserung der Heilvorgänge bei kieferchirurgischen Eingriffen. Sämtliche operativen Eingriffe im Mund finden nämlich in einem denkbar ungünstigen Heilungsmilieu statt. Man braucht sich nur einmal ein wenig Speichel unter dem Mikroskop anschauen, um zu sehen, wie viele verschiedene Mikroorganismen in unserem Speichel enthalten sind.

Die Aktivierung der Lymphgefäße und des Lymphflusses ist ein bevorzugter Anwendungsbereich für die Bioresonanztherapie. Da schlecht heilende Wunden häufig eine chronische Kieferostitis zur Folge haben, ist zu deren Vermeidung eine schonende Operationstechnik anzuwenden.

Bei toten Zähnen muß das um den Zahn herumliegende toxische Umfeld, das bereits mit giftigen Produkten aus dem Zahn infiziert ist, vorsichtig ausgefräst und ausgeschält werden. Anschließend optimiert eine postoperative Lymphbehandlung den Lymphabfluß aus dem OP-Bereich durch verbesserte Ableitung, was die Ödembildung und postoperative Schmerzen reduziert. Im Anschluß an die Lymphbehandlung werden durch die Verwendung von OP-Material (Blut, Speichel, entfernter Zahn, Knochenspäne, Nahtmaterial usw.) als Eigennosode in Verbindung mit dem Bioresonanzgerät normerge Zustände im OP-Bereich geschaffen, wodurch man eine optimale und rasche Wundheilung erreicht und die Bildung von Ostitiden vermeidet. Damit dies auch funktioniert, ist es unbedingt notwendig, daß auf Einlagen und ähnliche Dinge wie Tinkturen und Salben vollständig verzichtet wird. Denn wir wollen die Selbstheilungskräfte des Körpers alleine durch Entlastung von den vorherigen Schadstoffen wecken. Je vollständiger dabei diese Entlastung ist, umso schneller und besser gelingt die Spontanheilung.

Wenn man in seiner Praxis über kein Bioresonanzgerät verfügt, erreicht man einen ähnlichen Effekt, wenn man zur OP-Prophylaxe Arnica D12 verwendet. Von Arnica D12 wird ab drei Tage vor dem Eingriff täglich eine Gabe zugeführt und zur Nachbehandlung diese Einnahme bis circa 14 Tage nach dem Eingriff fortgeführt. Sofern es im Zusammenhang mit der chirurgischen Behandlung zu größeren Knochendefekten kommt, verordnet man parallel zu Arnica auch Symphytum D3, 3 x tägl. eine Gabe. Der Verabreichungszeitraum verlängert sich entsprechend der Größe des Defekts auf mehrere Wochen. Zur Infektionsprophylaxe kann man außerdem eine Woche lang nach der Operation Pyrogenium D15 2 x tägl. eine Gabe einnehmen.

Zur Förderung der Wundheilung empfiehlt sich auch die Herstellung und Einnahme einer Eigennosode aus OP-Material nach Imhäuser mittels Zweiglasmethode.

Herstellungsmethode:
100 Tropfen 30prozentigen Alkohols werden mit OP-Material (Hohlkehle des Scharfenlöffels gefüllt mit Auskratzsubstanz der Alveole) verschüttelt (C1). Nun gibt man auf die zweite Flasche mit 100 Tropfen Alkohol einen Tropfen C1 und verschüttelt (C2). Anschließend gibt man einen Tropfen C2 in die zwischenzeitig ausgeleerte Flasche eins, füllt mit 100 Tropfen Alkohol auf und potenziert (C3) usw.

Die Dosierung muß individuell erfolgen. Meist gibt man bis zum Abklingen aller Symptome, mindestens aber über einen Zeitraum von 14 Tagen, 1 x tägl. 7 Tropfen C7.

Testet eine Kieferregion, in der früher einmal ein Zahn schwach saß, so kann ebenfalls mittels Bioresonanztherapie entsprechend den

Empfehlungen von Sissi Karz, Behandlung über den Kiefer, vorgegangen werden. Sofern in einer dieser Regionen eine nachweisbare, röntgenologisch sichtbare fettige oder exsudative Ostitis vorliegt, muß diese operativ entfernt werden, sofern es der Zustand des Patienten erlaubt, und natürlich immer begleitet von den obenaufgeführten Maßnahmen.

Testet ein vitaler gefüllter Zahn schwach, so kann dies folgende Ursachen haben:

1. Pulpitische Entzündung in Folge eines Kariesrezidivs (Wiederaufflammen einer alten eventuell nicht vollständig entfernten Karies) oder einer Sekundärkaries (neue Karies am Rand einer Füllung)
2. Chemische Reizung durch ein unverträgliches Füllungsmaterial
3. Mechanische Schädigung durch Knirschen oder Frühkontakt
4. Thermische Reizung durch Überhitzung bei der Kavitätspräparation
5. elektrische Reizung durch Stromfluß bei unterschiedlich edlen Metallen.

Wenn eine Pulpaerkrankung mit Schmerzen, wie Kalt-, Warm- und Süß-/Sauer-Reaktionen vorliegt, also in hyperämischer (Vorstufe der Pulpitis, erhöhte Durchblutung) oder akuter pulpitischer Form, wird jeder Patient eine baldige Lösung dieses Problems herbeisehnen.

Weniger Verständnis für zahnärztliche Behandlungsmaßnahmen wird der Patient aufbringen, bei dem eine chronische Pulpitis vorliegt, übrigens die wohl häufigste Form der Pulpitis, die nahezu symptomlos abläuft und deshalb meist unerkannt bleibt.

Nur wenn man weiß, daß Pulpaerkrankungen ausschließlich in hyperämischer und beginnender partial-seriöser Form wieder ausgeheilt werden können, alle anderen Formen aber über kurz oder lang den Nervtod zur Folge haben, von einer Wurzelbehandlung bei Tumorpatienten aber absolut abzuraten ist, was bedeutet, daß in diesen Fällen nur eine Extraktion in Frage kommt, wird man schnell einsehen, wie wichtig gerade für Tumorpatienten eine regelmäßige, der Prophylaxe und Früherkennung dienende Zahnuntersuchung ist. Der kinesiologisch schwache Test kann aber auch als Ursache eine Unverträglichkeit gegenüber dem Füllungsmaterial haben. Diese

Unverträglichkeitserscheinungen sind uns aber nicht nur vom Amalgam und Kunststoff her bekannt, sondern jedes Fremdmaterial, das im Mund verwendet wird, kann vom Körper abgelehnt werden.

Somit ist es unbedingt erforderlich, daß alle Materialien, die im Mund inkorporiert werden, auf ihre individuelle Verträglichkeit hin getestet werden. Hierzu stehen alle biophysikalischen Testmethoden wie Elektroakupunktur, Kinesiologie, RAC nach Nogier, Biotensor, Biofeldtest nach Schweitzer usw. zur Verfügung.

An oberster Stelle in der Füllungsdiskussion steht seit Jahren das Amalgam. Von einer Zeitbombe im Mund oder schleichender Vergiftung ist hier die Rede.

Amalgam, was ist das?
Amalgam ist eine Legierung, die nach dem Anmischen einige Minuten weich und formbar bleibt und dann schnell und ohne heiß zu werden aushärtet. Es setzt sich zusammen aus etwa gleichen Gewichtsanteilen von Quecksilber und Legierungspulver aus Silber, Zinn, Kupfer und Zink. Von den Bestandteilen des Amalgams ist offenbar Quecksilber am gefährlichsten.

Beim Legen und Entfernen von Amalgamfüllungen, aber auch beim Kauen, Zähneputzen und Knirschen, werden giftige Quecksilberdämpfe freigesetzt, die überwiegend über die Lunge eingeatmet werden und zu 90% über die Verdauung wieder ausgeschieden werden. Aber auch durch Elektrolyse werden in der durch Speichelfluß feuchten Mundhöhle Quecksilberpartikel freigesetzt und gelangen in den Verdauungstrakt.

Entgegen früherer Ansicht, wird der größte Teil des den Menschen belastenden Quecksilbers nicht über Nahrung, Wasser und Luft in den Körper aufgenommen, sondern über Amalgamfüllungen. Eine Reduzierung der Quecksilberaufnahme aus Nahrung, Wasser und Luft ist nur in ganz geringem Maße möglich, auf Amalgamfüllungen aber können wir verzichten. Noch gefährlicher als die zelltoxische Wirkung des Quecksilbers aus Amalgam ist meines Erachtens der Stromfluß zwischen unterschiedlichen Metallen (Amalgamfüllung-Goldkrone) in der Elektrolytlösung Speichel (besonders stark im sauren Speichel). Durch die entstehende Spannung wird jedoch nicht nur Quecksilber aus dem Amalgam herausgelöst, sondern auch Spuren der anderen metallischen Bestandteile, die ebenfalls schädlich sein können.

Das Hauptproblem bei diesen elektrischen Vorgängen ist, daß zwischen den einzelnen Zellen unseres Körpers elektrischer Strom fließt, da jede Zelle unseres Körpers über ein gewisses elektrisches Potential verfügt. Hierbei liegen die physiologischen Grenzwerte für Stromstärke im Mund bei ca. 3-4 Mikroampere und für Stromspannung bei ca. 100 Milli-Volt. Bei vielen Spannungs- und Stromstärkenmessungen habe ich zwischen Zähnen, die mit unterschiedlichen Materialien versorgt sind, horrende Erhöhungen gemessen.

Wenn Sie nun bedenken, wie gering der Abstand zwischen diesen deutlich erhöhten elektrischen Potentialen und den hochempfindlichen ebenfalls elektrischen Steuerungsmechanismen in unserem Gehirn, der Schaltzentrale unseres Körpers ist, dann können Sie vielleicht erahnen, welch negative Wirkung ein derartiger Stromfluß, eine derartige elektrische Spannung im Mund auf unseren gesamten Körper haben kann.

Deshalb halte ich nicht nur die Entfernung von Amalgam bei Tumorpatienten unter allen nur möglichen Vorsichtsmaßnahmen und unter Berücksichtigung der körperlichen und seelischen Verfassung für absolut nötig, sondern auch die Beseitigung der Metallvielfalt.
Eine Goldkrone besteht nämlich nicht nur aus Gold. Zahngolde sind Legierungen, die neben Gold, Metalle wie Silber, Platin, Palladium, Kupfer, Zinn, Zink, Iridium, Indium, Rutium und Eisen usw. enthalten. Die unterschiedliche Wertigkeit der Metalle führt zu Spannungen und Stromfluß.

Zu dieser Problematik zählen auch die herausnehmbaren Einstückgußprothesen, die in der Hauptsache aus Chrom, Kobalt und Molybdän bestehen. Da sich diese Metalle auch in den gesamten Körper einlagern, ist es nicht ausreichend, diese Stoffe aus dem Mund zu entfernen. Diese Metalle müssen auch aus dem Körper ausgeschwemmt werden. Nach neuesten Erkenntnissen über die toxikologischen Zusammenhänge sollte eine Metallsanierung unter Inkaufnahme einer stärkeren Belastung des Patienten in so wenig Sitzungen wie möglich erfolgen. Gegen eine Totalsanierung an einem

Tag ist durchaus nichts einzuwenden, wenn die Begleitregeln eingehalten werden, und es der Zustand des Patienten erlaubt.
Oft wird aber Quadranten- oder Seitenweise vorgegangen, um den Patienten nicht zu großem körperlichem Streß auszusetzen.

Bei stufenweiser Entfernung der unterschiedlichen Metalle aus dem Mund sollte ein Abstand zwischen den Sitzungen von mindestens jeweils vier Wochen eingehalten werden, um dem Organismus die Möglichkeit zur Erholung zu geben. In diesen Fällen wird immer wieder ganz neu mit der Ausleitung begonnen. Um die körpereigenen Ausleitungsmechanismen zu aktivieren, nimmt der Patient ab drei Tage vor einem Termin bis drei Tage nachher 3 x tägl. 10 Tropfen Berberis Dil D3 zu sich. Vor jedem Termin trinkt er etwa eine Stunde vorher und danach 1/4 Liter Vollmilch. Das Milcheiweiß hat die gute Eigenschaft, den beim Bohren entstehenden Staub zu binden, der mit dem Speichel in den Magen-Darm-Kanal gelangt. Zur Vermeidung von Quecksilberverdampfung beim Herausbohren des Amalgams muß das Arbeitsfeld mittels Wasserspray stark gekühlt werden oder in einem niedrigen Umdrehungsbereich des Bohrers gearbeitet werden. An Hilfsmitteln zur Verhinderung des Verschluckens von Bohrstaub und des Einatmens von Quecksilberdämpfen eignet sich das Anlegen von Kofferdam und/oder das exakte Absaugen mit Clean up-Absaugkanülen. Der Kofferdam (Spanngummi) ist ein Hilfsmittel zur absoluten Trockenlegung von Zähnen gegenüber Speichel und Atemfeuchtigkeit mittels einer Gummimembran. Wenn dieser Gummivorhang verhindert, daß Speichel und Atemluft aufs jeweilige Arbeitsfeld gelangen, verhindert er natürlich auch umgekehrt, daß giftige Dämpfe, die beim Herausbohren entstehen, direkt eingeatmet werden und Füllungsstaub mit dem Speichel in den Magen-Darm-Trakt gelangt.

Die Clean up-Absaugkanüle umfaßt den Zahn von vier Seiten und ist nach oben, von woher ja gebohrt wird, offen. Durch den starken Absaugstrom der zahnärztlichen Absauganlagen werden entstehende Quecksilberdämpfe und anfallende Metallpartikel bzw. Metallstaub weitgehendst abgesaugt. Beim Herausbohren von alten Füllungen ist darauf zu achten, daß auch die Unterfüllungen voll entfernt werden, da diese oft größere Belastungen als das Amalgam selbst verursachen.

Um den Behandlungserfolg nicht zu gefährden, darf auf keinen Fall sofort nach dem Entfernen des Metalls mit der endgültigen Versorgung begonnen werden, sondern man muß abwarten, bis alle Restbelastungen aus dem Körper ausgeschwemmt sind.

Folgende Vorgehensweise hat sich in der Praxis bewährt:
Für 6-12 Monate werden die Zähne provisorisch versorgt. Zum Auswaschen der Kavität dürfen keinerlei Tinkturen verwendet werden. Als Unterfüllungsmaterial verwendet man reines Calciumhydroxid und füllt die Kavität mit Steinzement auf. Alle Materialien müssen vor Applikation auf Verträglichkeit ausgetestet werden. Diese provisorische Versorgung kann bis zu zwei Jahre in situ bleiben. Um das im Organismus deponierte Metall zu mobilisieren, ist zu Beginn der Ausleitungstherapie eine intensive Vitamin C-Kur erforderlich. Man nimmt deshalb für 14 Tage täglich zwei Gramm Vitamin C zu sich. Am besten als Brausetablette, morgens 1 Gabe und am Nachmittag eine Gabe. Diese Vitamin C-Kur sollte nach sechs Monaten wiederholt werden. Im Zusammenhang mit der Vitamin C-Kur muß unbedingt das wichtige Spurenelement Zink zugeführt werden. Pro Tag eine Kapsel Unizink 50, solange Vitamin C eingenommen wird. Ganz wichtig ist, daß während der gesamten Ausleitungszeit reichlich Flüssigkeit getrunken wird. Besonders zu empfehlen ist hier mineralienarmes Wasser ohne Kohlensäure (zwei bis drei Liter täglich).

Eventuell ist zusätzlich eine homöopathische Therapie mit Selenium D6 erforderlich. Außerdem wird eine Nosodenbehandlung mit Si Am D30 bzw. D60 oder D200 durchgeführt. Sehr bewährt hat sich in diesem Zusammenhang die Ausleitung mittels Bioresonanztherapie mit herausgebohrten Metallresten im Eingangsbecher, und damit verbunden die Herstellung individueller Tropfen.

Grundsätzlich ist zu bemerken, daß keine Metallausleitung innerhalb weniger Wochen, geschweige denn weniger Tage, zu erreichen ist. Das Vorgehen bei Amalgamsanierung, bei welcher innerhalb weniger Tage Goldkronen und Inlays eingegliedert werden, ist unverantwortlich. Außerdem ist es ebenso unsinnig, wenn nur die Amalgamfüllungen bei mit unterschiedlichen Metallen versorgten Mündern entfernt werden. Denn an die anderen Metalle haben sich Quecksilber-, Zink-, Kupfer- oder Zinnionen angelagert.

Will man exakt arbeiten, und nur so hat die ganze Sache einen Sinn, müssen alle alten Metalle aus dem Mund entfernt werden und durch ein neues Metall ein und derselben Zusammensetzung ersetzt werden, egal, ob es sich hierbei um eine Krone, ein Inlay oder eine Einstückgußprothese handelt Abgesehen davon, daß dieses Metall individuell auf Verträglichkeit ausgetestet werden muß, ist darauf zu achten, daß diese Legierung aus womöglichst wenigen ganz hochwertigen Metallen besteht. Es stellt sich nun die Frage, welche weiteren Alternativen haben wir für Füllungen im Seitenzahnbereich?

Hierbei denkt man meist zuerst an Composite-Füllungen. (Dies sind Kunststoffe in Kombination mit festen Füllkörpern, z.B. Quarz, Glas oder Keramik.) Heute werden diese Composite meist durch Photopolymerisation mittels UV-Licht ausgehärtet. Das Hauptanwendungsgebiet dieser Composites ist vor allem der sichtbare Frontzahnbereich. Aber auch im Seitenzahnbereich werden diese Stoffe vor allem aus kosmetischen Gründen vermehrt eingesetzt.

Die zahnfarbenen Composites besitzen eine gute ästhetische Wirkung, mit der man verloren gegangene Zahnsubstanz täuschend echt ersetzen kann. Diesen kosmetischen Vorteil muß man aber durch eine ganze Reihe eklatanter Nachteile erkaufen.

1. Polymerisationskontraktion. Durch einen Schrumpfprozeß beim Aushärten entsteht oft ein nicht sichtbarer, für eindringende Mikroorganismen ausreichender, Randspalt, was dann zur Sekundärkariesbildung führt.
2. Geringe Abrassionsstabilität: Die Abnutzung bzw. der Abrieb beim Kauen entspricht nicht der des natürlichen Zahnschmelzes.
3. Ätzschädigung: Durch die komplizierte Verarbeitungstechnik, besonders durch den Ätzstoff Phosphorsäure, besteht die Gefahr der Pulpenschädigung.
4. Thermische Schädigung: Temperaturanstieg im Pulpencavum des zu füllenden Zahnes mit Irritation des Zahnmarks. Eine Untersuchung von W. Geurtsen zur Temperaturerhöhung während der Lichtpolymerisation eines Seitenzahncomposites ergab einen Anstieg um durchschnittlich 12,2°C. Eine 0,3 mm dicke Unterfüllung reduzierte den Wärmeanstieg nur unwesentlich. Die Gefahr einer thermischen Pulpenschädigung, besonders bei größeren Füllungen, ist somit gegeben.

5. Eingeschränkte Eignung: Alle mir bekannten Composites haben folgende Anwendungseinschränkung:
   kleine ein-, zwei-, dreiflächige Füllungen in Prämolaren- (nicht okklusionstragend)
   kleine ein- und zweiflächige Füllungen in Molaren (nicht okklusionstragend)

Nicht okklusionstragend heißt, daß diese Füllungen nicht für Stellen geeignet sind, an denen ein Kontakt zwischen den Zähnen des Oberkiefers und den Zähnen des Unterkiefers in Schlußbißstellung besteht. Es stellt sich nun die Frage, wo überhaupt ist dann dieses Material im Kauflächenbereich bei einer vollständigen Gegenbezahnung geeignet?

6. Zytotoxizität: Ebenfalls gemäß einer Untersuchung von W. Geurtsen

An vier modernen Composites wurden bei einem durchschnittlichen Füllergehalt von etwa 80 Gewichtsprozent 10-30% der in den überprüften Composites enthaltenen Monomere und Additiva (z.B. Initiatoren, Stabilisatoren usw.) nicht fest im Polymergeflecht eingebaut und können somit aus dem Kunststoff abgegeben werden. Viele dieser Verbindungen werden als haut-/augenreizend oder gesundheitsschädlich klassifiziert und dürften demnach auch in der Lage sein, die Pulpa zu irritieren oder zu devitalisieren.

Das Schädigungspotential eines Composites verringert sich nicht während der Liegedauer. Biokompatibilitätsuntersuchungen mit unterschiedlich alten Compositepolymerisaten (3 Tage bis 47 Monate) ergaben eine vergleichbare Zytotoxizität unabhängig vom Zeitpunkt der Härtung der Proben.

Eine Irritation des Zahnmarks durch diese Materialien kann man mit einer großen Sicherheit verhindern, wenn es dem Zahnarzt gelingt, mit einer absolut dichten Unterfüllung während der gesamten Liegedauer der Compositerestauration das Dentin und damit die Pulpa hermetisch abzuriegeln. Wie schützt man sich aber gegen die Toxine, die aus den Composites über den Speichel und die Atmung in den Körper aufgenommen werden? Das wegweisende Gesetz heißt hier ebenso wie beim Amalgam:

»Die Menge allein macht das Gift«

(Paracelsus)

Nie zuvor in der Geschichte der Menschheit wurden so viele Fremdstoffe in den Mund des Menschen eingebaut, nie zuvor wurde ewige Jugend als Ideal gepredigt und gleichzeitig beinahe grenzenlos Körpersubstanz zerstörende Mittel konsumiert. Nie zuvor waren deshalb derart große Restaurationsmaßnahmen im Mund nötig.

Man würde heute mit Sicherheit keine derartige Amalgamdiskussion führen, wenn der einzelne nur eine, zwei, oder drei Amalgamfüllungen im Mund hätte, genausowenig wie man heute über Composites diskutiert, weil sie eben bisher fast ausschließlich im Frontzahnbereich eingesetzt wurden und damit von vorneherein mengenmäßig begrenzt sind.
Ich sehe aber mit bestem Willen keinen Sinn darin, daß die Menge an giftigem Amalgam jetzt durch die gleiche Menge eines giftigen Stoffes namens Composite ausgetauscht wird.

Das Diskussionsthema darf nicht heißen, wie tausche ich Amalgam gegen Kunststoff aus, das Diskussionsthema muß vielmehr lauten:

Wie werde ich das Gift aus meinem Körper los?
Aus diesen Gründen ist die Verwendung von Compositen ebensowenig beim Tumorpatienten zu empfehlen, wie auch Keramik-Inlays. Letztere werden mit Kunststoffen in der Kavität befestigt, wodurch sie sich ebenfalls disqualifizieren. Dasselbe gilt auch für Kunststoff-Inlays. Wenn man diese Materialsituation überblickt und auch noch weiß, daß ebenfalls von allen anderen im Mund verwendeten Materialien (z.B. auch Unterfüllungen) Gefahr ausgehen kann, erscheint die Situation wahrlich fatal.

Der einzige Ausweg aus dieser Lage ist die individuelle Austestung patientengerechter Materialien mittels biophysikalischer Testmethoden. Dieser Lösungsweg bedeutet sowohl für den Zahnarzt, als auch für den Patienten einen großen Umdenkungsprozeß. Wir müssen wieder dafür Sorge tragen, daß unser Körper frei wird von Belastungen, damit die Selbstregulierungsmechanismen in ihm wieder störungsfrei arbeiten können.

Sokrates sagte: »Wenn jemand Gesundheit sucht, frage zuerst, ob er bereit ist künftig die Ursachen der Krankheit zu meiden. Erst dann darfst Du ihm helfen.«

Dies beginnt vor allem damit, daß wir Störungsfaktoren beseitigen, daß wir unseren Mund in Ordnung bringen. Hier gilt unsere besondere Aufmerksamkeit der Prophylaxe, was bedeutet, daß man zur Vermeidung von Zahn- und Zahnfleischerkrankungen und Erkrankungen des gesamten Zahnhalteapparates eine lückenlose Mundpflege betreibt. Außerdem sind jedem Tumorpatienten ebenso wie jedem Gesunden halbjährliche Zahnarztbesuche zur Bestandaufnahme, zur Entfernung von Zahnstein, Konkrementen und Belägen zu empfehlen.

Verzeichnis von Kliniken, die biologische Krebstherapien anwenden

BRD:
Elbeklinik Hamburg
Elbchausse 332a
22609 Hamburg

Krankenhaus Rissen der
BRK Schwesternschaft
Anthroposophie und Psychosomatik
Suurheidstr. 20
22559 Hamburg

Paracelsus Klinik am Silbersee
Oertzeweg 24
30851 Langenhagen (Hannover)

Sonnenbergklinik
Hardtstr. 13
37242 Bad Soden-Allendorf

Habichtwaldklinik
Klinik für Ganzheitsmedizin
Wigandstr. 1
34113 Kassel-Wilhelmshöhe

Werner Zabel Institut
Parkstr. 48
32105 Bad Salzuflen

Veramed - Klinik Tannenberg
Fachklinik für Tumorleiden und chronische Erkrankungen
59872 Meschede-Beringhausen

Vita-Natura-Klinik
Klinik für angewandte Immunologie und Biomedizin
Altschloßstr. 1
66957 Eppenbrunn

BioMed - Klinik
Klinik für angewandte Immunologie und Biomedizin
Tischberger Str. 5
76887 Bad Bergzabern

Klinik Friedenweiler
Fachklinik für biologische Krebstherapie
Kurhausweg 2
79877 Friedenweiler 2

Kneipp Sanatorium von Thümen
Hülsenweg 13
32760 Detmold

Gemeinnütziges Gemeinschaftskrankenhaus
Abteilung Onkologie
Beckweg 4
58313 Herdecke

Hufelandklinik
für ganzheitliche und Immunbiologische Therapie
Löffelstelzer Str. 1-3
97980 Bad Mergentheim

PINAV GmbH Privat Institut
Naturheilkundliche Verfahren und Kuren
Fichtenweg 23
83075 Bad Feilnbach

Klinik St. Georg
Rosenheimer Str. 6-8
83043 Bad Aibling

Filderklinik
Haberschleihaide
70794 Filderstadt

Paracelsuskrankenhaus
Burghaldenweg 60
75378 Bad Liebenzell

Sanatorium Sonne am Kurpark
Turnhallestr. 63
72250 Freudenstadt

Klinik Öschelbronn
Am Eichhof
75223 Niefern-Öschelbronn

Waerland Sanatorium
Haus Friedborn
79713 Bad Säckingen

Kreiskrankenhaus Heidenheim
Abteilung Homöopathie
Schloßhaustr. 100
89522 Heidenheim

Veramed - Klinik am Wendelstein
Fachklinik für Tumorleiden, Innere Med. und Rehabilitation
83094 Brannenburg

Klinik für Naturheilverfahren
Deutsches Zentrum für Sauerstoff-Mehrschritt-Therapie (SMT)
Beethovenstr. 11
74177 Bad Füssing

Äskulapklinik
Klinik für Ganzheitsmedizin
Salinenstr. 14
74906 Bad Rappenau

Elztal Klinik
Vorsorge und Rehabilitation
Pfauenstr. 6
79215 Elzach-Oberprechtal

Klinik Tecklenburger Land
Onkologische Nachsorge
Bahnhofstr. 32
49545 Tecklenburg

Feldbergklinik
Fachklinik für Lymphologie
Todtmooser Str. 48
79837 St. Blasien

Park Klinik
Kurhausstr. 27
53773 Hennef

Urologische Privatklinik Dr. Brenner
Marienplatz 13-15
82467 Garmisch-Partenkirchen

SCHWEIZ

Aeskulap-Klinik im Park
CH-6440 Brunnen

Lukasklinik
Brachmattstr l9
CH-4144 Arlesheim

Ita-Wegmann-Klinik
Pfeffinger Weg 1
CH- 4144 Arlesheim

ÖSTERREICH

Sanatorium Dr. Felbermayer
A- 6793 Gaschurn/Montafon

Anschriftenverzeichnis der Tumorzentren:

Tumorzentrum Aachen,
Neues Klinikum der RWTH Aachen,
Pauwelsstraße 30,
52074 Aachen

Ost-Brandenburgisches Tumorzentrum
Bad Saarow e.V.,
Pieskower Str, 33,
15526 Bad Saarow

Tumorzentrum Charite',
Humboldt-Universität,
Schumannstr. 20 - 21,
10117 Berlin

Onkologische Zentren Berlin
Universitätsklinikum Steglitz,
Hindenburgdamm 30,
12203 Berlin
Universitätsklinikum Rudolf Virchow
Augustenburger Platz 1,
13353 Berlin
- Universitätsklinikum Westend
  Spandauer Damm 13,
  14059 Berlin
- Krankenhaus Heckeshorn
  (Lungenfachklinik),
  Am großen Wannsee 80,
  14109 Berlin
- Klinikum Berlin-Buch/
  Robert-Rössle-Klinik,
  Lindenberger Weg 80,
  13125 Berlin-Buch

Tumorzentrum Bonn,
Universitätsklinikum,
Siegmund-Freud Str. 25,
53127 Bonn

Tumorzentrum Bremen,
Zentral-Krankenhaus,
St.-Jürgen-Str.,
28205 Bremen

Tumorzentrum Chemnitz,
Radiologische Klinik Küchwald,
Bürgerstr. 2,
09113 Chemnitz

Tumorzentrum Dresden,
Medizinische Akademie
»Carl Gustav Carus«,
Fetscher Str. 74,
01307 Dresden

Tumorzentrum Düsseldorf,
Universitätsklinikum,
Moorenstraße 5,
40225 Düsseldorf

Tumorzentrum Erfurt,
Medizinische Akademie,
Nordhäuser Str. 74,
99089 Erfurt

Tumorzentrum Erlangen,
Maximiliansplatz 1,
91054 Erlangen

Westdeutsches Tumorzentrum,
Universitätsklinikum,
Hufelandstr. 55,
45147 Essen

Tumorzentrum Rhein-Main,
Universitätsklinikum,
Theodor-Stern-Kai 7,
60596 Frankfurt

Tumorzentrum Freiburg,
Universitätsklinikum,
Hugstetterstr. 55,
79106 Freiburg

Tumorzentrum Gießen,
Universitätsklinikum,
Heinrich-Buff-Ring,
35392 Gießen

Tumorzentrum Göttingen,
Universitätsklinikum,
Robert-Koch-Str.40,
37075 Göttingen

Tumorzentrum Greifswald,
Soldtmannstr. 15,
17489 Greifswald

Tumorzentrum Hamburg,
Universitätskrankenhaus Eppendorf,
Martinistr. 52,
20251 Hamburg

Tumorzentrum Hannover,
Medizinische Hochschule,
Konstanty-Gutschow-Str. 8,
30625 Hannover

Tumorzentrum Heidelberg / Mannheim,
Universitätsklinikum,
Im Neuenheimer Feld 105-110,
68167 Heidelberg

Tumorzentrum Homburg,
Universitätskliniken des Saarlandes,
66421 Homburg/Saar

Tumorzentrum Jena,
Ziegelmühlenweg 1,
07743 Jena

Tumorzentrum Kiel,
Universitätsklinikum,
Niemannsweg 4,
24105 Kiel

Tumorzentrum Köln,
Universitätsklinikum,
Joseph-Stelzmann-Str. 9,
50931 Köln

Tumorzentrum Magdeburg,
Medizinische Akademie,
Leipziger Str. 44,
39120 Magdeburg

Tumorzentrum Mainz,
Universitätsklinikum,
Am Pulverturm 13,
55131 Mainz

Tumorzentrum Heidelberg/Mannheim,
Onkologisches Zentrum
am Klinikum Mannheim,
Theodor-Kutzer-Ufer,
68167 Mannheim

Tumorzentrum Marburg / Gießen,
Klinikum Lahnberge,
Universitätsklinikum,
Baldingerstr.,
35043 Marburg

Tumorzentrum München,
Universitätsklinikum,
Thalkirchner Str. 48,
80337 München
Beteiligte Kliniken:
- Poliklinik Großhadern,
  Marchioninistr. 15,
  81377 München,
- Universitätsklinik rechts der Isar,
  Ismaninger Str. 22,
  81675 München,
- Medizinische Klinik Innenstadt
  (Klinikum links der Isar),
  Ziemssenstr. 1,
  80336 München

Tumorzentrum Münsterland,
Universitätsklinikum,
Domagk-Str. 17,
48149 Münster

Tumorzentrum Nürnberg,
Klinikum der Stadt Nürnberg,
Flurstr. 17,
90491 Nürnberg

Regionales Tumorzentrum Weser-Ems
Ärztehaus,
Huntestr. 14,
26135 Oldenburg

Tumorzentrum Schwerin,
Werderstr. 30,
19055 Schwerin

Tumorzentrum Stuttgart,
Robert-Bosch -Krankenhaus,
Auerbachstr. 110,
70376 Stuttgart

Regionales Tumorzentrum Suhl e.V.,
Klinikum Suhl,
Albert-Schweitzer-Str. 3,
98527 Suhl (Thüringen)

Interdisziplinäres Tumorzentrum
Tübingen, Universitätsklinikum,
Herrenberger Str. 23,
72070 Tübingen

Tumorzentrum Ulm,
Universitätsklinikum,
Oberer Eselsberg,
Robert-Koch-Str. 8,
89081 Ulm

Tumorzentrum Würzburg,
Universitätsklinikum ,
Josef-Schneider-Str. 2,
97080 Würzburg

Wichtige Adressen

BRD:
Amalgamberatungs-Telefon:
Institut für Naturheilverfahren
Tel. 06421/66379
Tox Center e.V.
Tel. 089/8541301

Bayerische Krebsgesellschaft e.V.
Tumblingerstr.4
80337 München
Tel. 089/531175

Deutsche Hospizhilfe e.V.
Reit 25
D-21244 Buchholz in der Nordheide
Tel. 04181/39495

Deutsche Ileostomie-Colostomie-Urostomie-Vereinigung (ILCO)
Kepserstraße 50
85356 Freising
Tel. 08161/84909

Deutsche Krebsgesellschaft e. V.
Paul-Ehrlich-Straße 41
60596 Frankfurt
Tel. 069/639130

Deutsche Krebshilfe e. V
Thomas-Mann-Straße 40
53111 Bonn
Tel. 0228/729900

Deutsches Krebsforschungszentrum
Im Neuenheimer Feld 280
69120 Heidelberg
Telefon: 062161/4841

Zentralverband homöopathischer Ärzte
Bahnhofplatz 8
76137 Karlsruhe

Zentralverein homöopathischer Ärzte e.V.
Münsterstr. 10
53111 Bonn

Frauenselbsthilfe nach Krebs e. V.
Bundesverband
68159 Mannheim
Tel. 0621/24434

Gesellschaft Anthroposophischer Ärzte in Deutschland
Postfach 750221
D -70602 Stuttgart
Telefon: O711/471501

Gesellschaft der Ärzte für Erfahrungsheilkunde e.V.
Fritz-Frey-Straße 21
D-69121 Heidelberg
Tel. 06221/406222
Fax 06221/400727

Ges. für Biologische Krebsabwehr e.V.
Hauptstraße 27
D-6901 5 Heidelberg
Tel. 06221/161525
Fax 06221/183322
- Arbeitskreis Nord der GfBK e.V.
  Werfelring 40
  D-221 75 Hamburg 71
  Tel. 040/6404627
- Arbeitskreis Berlin der GfBK e.V.
  Zillestraße 102
  D-10585 Berlin
- Arbeitskreis Nordrhein der GfBK e.V.
  Auf dem Hochfeld 11
  D-40699 Erkrath
  Tel. 0211/241219
- Arbeitskreis West der GfBKe.V.
  Bahnhofstraße 39
  D-65185 Wiesbaden
  Tel. 0611/376198
- Arbeitskreis Süd der GfBK e.V.
  Pestalozzistraße 40 b
  D-80469 München 5
  Tel. 089/268690
  Fax 089/263381

Hoffnung- Selbsthilfeorganisation für leukämie- und tumorkranke Menschen 1992 e. V.
Westerwaldstraße 1
13589 Berlin
Tel. 030/3713640

Hufeland Gesellschaft
Ortenaustr. 10
D-76199 Karlsruhe
Tel. 0721/886276 und 886277

Interessengemeinschaft für Zahnmetallgeschädigte e.V. (IGZ)
Brigitte Peters
Haydnweg 5
50389 Wesseling

Internationale Vereinigung zur Föderung umfassender Krebstherapien e.V.
Büro Gräfelfing
Postfach 1567
82157 Gräfelfing
Tel. u. Fax: 089/8540044

KID Krebsinformationsdienst am Deutschen Krebsforschungs-Zentrum Heidelberg
Im Neuenheimer Feld 280
69120 Heidelberg
Tel. 06221/410121

Magdeburger Krebsliga e. V
Kontakt- und Beratungsstelle
Medizinische Akademie-Frauenklinik
Gerhart-Hauptmann-Straße 35
39108 Magdeburg
Tel. 0391/30232290

Patienteninitiative Jomol
c/o Koha Verlag
Almstr. 4
84424 Burgrain

Selbshilfegruppe für Erkrankte an Haarzell-Leukämie
Wildensteinstraße 15
38642 Goslar
Tel. 05321/81003

Verein zur Förderung krebskranker und körperbehinderter Kinder
Lappersdorf e.V.
Kareth, Spitalstr. 24
93138 Lappersdorf
Tel. u. Fax 0941-80835

Zentralverband der Ärzte für Naturheilkunde e.V
Bismarckstraße 3
D-72250 Freudenstadt
Telefon: 07441/2151
Telefax: 07441/87830

ZIST Zentrum für Individual- und Sozialtherapie e.V.
Zist 3
82377 Penzberg
Tel. 08856/4237
Fax 08856/81775

ZIST/Psychosomatische Hilfe
Beratungsstelle
Richard Wagner Str. 9
81333 München
Tel. 089/526463

Österreich:

Ärztegesellschaft für klassische Homöopathie
Greisstr. 2
A-5020 Salzburg

Ludwig Bolzmann
Institut für Homöpathie
Dürergasse 4
A-8010 Graz

Österreichische Gesellschaft für Homöopathische Medizin
Mariahilfer Straße 110
A-1070 Wien

Österreichische Krebshilfe
Krebshilfe-Zentrum
Theresiengasse 46/Ecke Kreuzgasse
A-1180 Wien
Tel. 0222/4021922

Schweiz:
Bernische und Schweizerische
ILCO-Vereinigung
Tessenbergstr. 55
CH-2505 Biel

Schweizerische Krebsliga
Monbijoustrasse 61
Postfach 8219
3001 Bern
Tel. 031/33701212

Zentralschweizerische Krebsliga
Frankenstrasse 3
6003 Luzern
Tel. 041/232550

Zürich
Krebsliga des Kantons Zürich
Klosbachstrasse 2
8032 Zürich
Tel. 01/3830507

Schweizerischer Verein
homöopathische Ärzte
Oberdorfstr.
CH-8940 Augst am Albis

Lichtenstein:
Krebs-Hilfe Lichtenstein
Postfach 276, Beckagässli 6
FL-9490 Vaduz
Tel. 075/2331845

Bezugsquellen

Ätherische Öle
Neumond - Düfte der Natur GmbH
Mühlfelder Str. 70
82211 Herrsching

Auro-Soma Öle, Germany
Iris Rebilas u. Constanze Sträter
Kalkstr, 26b
40489 Düsseldorf

Bach-Blüten
Dr. Edward Bach-Centre
Eppendorfer Landstr. 32
20249 Hamburg

»Brauner Zucker«, unraffiniert, (zum Beispiel »Mascobado«),
erhältlich im Dritte Welt Handel oder Naturkostladen

Matricell Königinnen-Trank
St. Johanser Naturmittelvertrieb GmbH
Postfach 1462
82119 Gauting.

Thujactiv
magnet-activ GmbH
Postfach 1380
69154 Wiesloch

Ihle-Vital
Institut für Immunforschung
Gotthard Ihle
Granitweg 2c
22395 Hamburg

Aloe Vera-Essenz
Verlag Ernährung und Gesundheit
Leostr.14
81375 München

Produkte zur Nahrungsergänzungstherapie:
medmed diagnostics
A. Isenberg
Sandstr. 41
80335 München

Lapacho-Tee
Spira-Versand
Postfach 3107
82312 Starnberg

Papaya-Granulat und -Kernpulver
Spira-Versand
Posffach 3107
D-82312 Starnberg

Spirulina platensis als Pulver oder inTablettenform
Spira-Versand
Postfach 3107
82312 Starnberg

Wasseraktivierung nach
»Johann Grander«
Wassertechnologie Vertriebs GmbH
Hauptstr. 30
83139 Söchtenau

Weizengras-Entsafter
Verlag Ernährung und Gesundheit
Leostr.14
81375 München

Weizengraspulver „Green Angel"
Vertrieb Berling's Naturkost
D-W 8029 Sauerlach
oder in allen Reformhäuser

Gerstengraspulver
Spira-Versand
Postfach 3107
82312 Starnberg

Produkte mit organischem Germanium:
Brennpunkt Neue Erde
Margit Hoffmann
Kleiststr. 31
65232 Taunusstein

Gamma-Linolensäure
Naturwaren Ballinger
Im Plaggen 48
49565 Bramsche

Blütenpollen
Naturwaren Ballinger
Im Plaggen 48
49565 Bramsche

Literaturauswahl

Adressbuch Selbsthilfegruppen. Hrsg. v. Müller Jörg. 1995. (Heyne Prakt. R. Ratgeber 5014(08)) Heyne, W, kart., DM 12,90

Anemueller, Helmut: Richtig essen. Die Grundlagen der Vollwerternährung. 1994. 192 S., kart., dtv, DM 16,90

Asai, Kuzuiko: Organisches Germanium - eine Hoffnung für viele Kranke. 3. Aufl. 1995. 156 S., kart., Semmelweiß-Institut, Hoya, DM 30,-. Zu beziehen über: Brennpunkt Neue Erde, M. Hoffmann, Kleiststr. 31, 65232 Taunusstein

Bassfeld-Schepers, Annette /Canacakis, Jorgos: Auf der Suche nach den Regenbogentränen. Heilsamer Umgang mit Abschied und Trennung. 1994. 224 S., geb., Bertelsmann, DM 39,80

Bergmann, Karl Otto/ Schwarz-Schilling, Gabriela: Krankheit und Recht. 1995. (Ratgeber Recht 12497) Fischer TB/Heymanns, kart., DM 16,90

Beyersdorff, Dietrich: Biologische Wege zur Krebsabwehr. Mittel und Möglichkeiten zur Vorbeugung und zur Verbesserung der Heilungschancen. 8. verbess. Aufl. 1993. 233 S., 6 Tab., kart., Haug, DM 34,80

Brieden, Ingrid: Wie geht es weiter? 1995. ca. 128 S., (Humboldt Tb. 781) Humboldt-TB, kart., DM 12,90

Canacakis, J./ Schneider, K.: Krebs - die Angst hat nicht das letzte Wort. Betroffene lernen, sich selbst am Heilungsprozeß zu beteiligen. 2. Aufl. 1993. 288 S., Paperb., Kreuz, DM 29,80

Creutzfeldt-Glees, Cora: Die Angst vor dem Knoten. Frauen begegnen dem Brustkrebs - Erfahrungen und Hilfen. 1995. (Herder Spektrum 4341) Herder Freiburg, kart., DM 19,80

Dahlke Rüdiger: Bewußt Fasten. Ein Wegweiser zu neuen Erfahrungen. 1980. 142 S., kart., Urania, DM 24,80

Dahlke Rüdiger: Innerer Arzt. Kassette aus der Reihe »Ganzheitliche Medizin«, Neptun Music, München, DM 29,80

Dahlke Rüdiger: Krebs. Kassette aus der Reihe »Ganzheitliche Medizin«, Neptun Music, München, DM 29,80

Dahlke, Rüdiger: Krankheit als Sprache der Seele.Be-Deutung und Chance von Krankheitsbildern. 1992. 448 S., geb., C. Bertelsmann, DM 44,-

Dahlke, Rüdiger: Lebenskrisen. Be-Deutung der Übergänge und ihre Krankheitsbilder. 1995. 416 S., geb., C. Bertelsmann, DM 44,-

Daunderer, Max: Gifte im Alltag. Wo sie vorkommen. Wie sie wirken. Wie man sich dagegen schützt. Der umfassende Ratgeber. 1995. ca. 200 S., brosch., Beck, C.H., DM 29,80

Daunderer, Max: Handbuch der Umweltgifte: Klinische Umwelttoxokologie für die Praxis. 1990. 1.300 S., 10 Bde., Loseblattausgabe, ecomed, DM 178,-

Delbrück, Hermann: Krebsschmerz. Rat und Hilfe für Betroffene und Angehörige. 1993. 264 S., kart., Kohlhammer, DM 25,00

Dethlefsen, Thorwald/Dahlke Rüdiger: Krankheit als Weg. 1994. (Goldm. Ganzheitl. heilen 13796) Goldmann, W., kart., DM 17,90

Dostal, V./Bayer, W./Schleicher Peter: Immunmonitoring und additive Immuntherapie. 1990. 144 S., Hippokrates Verlag, DM 62,-

Drewes, Theo/ Zender, Andrea: Ansprüche von Behinderten von A-Z. Alle Vergünstigungen für Behinderte und ihre Angehörigen auf einen Blick. 2. überarb. Aufl. 1994. 130 S., brosch., WRS, DM 19,80

Ende, Michael: Momo. 1986. 272 S., Tienemann, DM 24,-

Ernst, Heiko: Die Weisheit des Körpers. Kräfte der Selbstheilung. 1994. 195 S., kart., Piper, DM 29,80

Finnegan, John/Schmid, Reiner: Die heilende Aloe. 1995. 76 S.,brosch., Ernährung und Gesundheit, DM 17,80

Fintelmann, Volker: Intuitive Medizin. 3. neubearb. u. erw. Aufl. 1994. 308 S., geb., Hippokrates, DM 78,-

Fintelmann, Volker: Krebssprechstunde. 1994. 444 S., geb., Urachhaus, DM 48,-

Fischer, Wolfgang: Rettungsprinzip Liebe, Chancen für Natur und Mensch. 1989. 302 S., Pb., Kirchbaum, DM 29,80

Flatischler, Reinhard: TaKeTiNa - Der Weg zum Rhythmischen Bewußtsein. 1993. 192 S., PB., Synthesis, DM 28,-

Friebel, Volker: Gelassenheit und Ruhe. Entspannungsübungen für den Alltag. Buch mit TonCassette. 1994. 100 S., ca. 25 Abb., DM 39,80,

Füsgen, Ingo: Harninkontinenz. Mit einer verschwiegenen Behinderung umgehen. 1994. 180 S., 40 Abb., Trias, DM 29,80

Gaes, Geralyn u. Craig: Du sollst leben! Rat und Trost für Familien krebskranker Kinder. Aus dem Amerikan. von Schönberger-Klar, Gabriela. 1993, 448 S., geb., Carlsen, DM 45,00

Goodman, Sandra: Germanium. Für eine bessere Gesundheit und ein längeres Leben. 1988. 127 S., kart., Semmelweiß-Institut, Hoya DM 15,-. Zu beziehen bei Brennpunkt Neue Erde, M. Hoffmann, Kleiststr. 31, 65232 Taunusstein

Hager, E. Dieter/Abel, Ulrich: Biomodulation und Biotherapie des Krebses. Endogene Fiebertherapie und exogene Hyperthermie in der Onkologie. 1987. 223 S., kart., Verlag für Medizin, DM 15,-

Hamer, Ryke Geerd: Krebs - Krankheit der Seele. 1994. 429 S., geb., Verlag Amici di Dirk, DM 30,-

Hellinger,Bert: Ordnungen der Liebe. 1994. 450 S. geb., Karl Auer, DM 49,80

Heyll, Uwe: Risiko-Faktor Medizin. 1993. 253 S., Paperb., Ullstein, DM 24,90

Holleb, Arthur I.(Hrsg.): Krebsbuch der American Cancer Society. 1990. 856 S., geb., Rowohlt, DM 58,00

Keleman, Stanley: Lebe Dein Sterben. 1987. 120 S. Isko Press, kt., DM 36,-

Kiene, Helmut: Komplementärmedizin - Schulmedizin. 1994. 160 S., kt., Schattauer, DM 29,-

Klose, Werner: Bis zum letzten Tag leben, lieben, lernen. Briefwechsel eines sterbenden Jugendlichen mit seinem Grossvater. 1995. ca. 88 S., Kreuz Stgt, Paperb., DM 19,80

LeShan, Lawrence: Diagnose Krebs. Wendepunkt und Neubeginn. 2. Aufl. 1993. 236 S., Klett-Cotta, DM 34,00

LeShan, Lawrence: Psychotherapie gegen Krebs. 6. Auflage 1993. 199 S., brosch.,Klett-Cotta, DM 42,-

Löser, A./ Hofl, J. Dr. med.: Krebsbehandlung mit Strahlen- und Chemotherapie. Warum und wann diese Behandlungsformen notwendig werden. Welche Nebenwirkungen auftreten und wie sie sich mildern lassen. Mit der Krankheit leben und Ängste besiegen lernen. 1990. 113 S., 5 Abb., kart., Trias, DM 24,80

Lowen, Alexander: Depression. Unsere Zeitkrankheit - Ursachen und Wege der Heilung Neuauflage 1994. 336 S., Pb., Kösel, DM 38,-

Mandel, Peter, Pflegler, Andreas: Farben: die Apotheke des Lichtes.1995. 200 S., geb. Mandel-Institut für Esogetische Medizin, DM 48,-

Mandel, Peter: Handbuch der Schmerztherapie mit spezifischen Infrarot-Frequenzen. 1994. 220 S., geb., Energetik Verlag, DM 68,-

Mandel, Peter: Praktisches Handbuch der Farbpunktur, Band 1. 1986. 280 S, geb., Energetik-Verlag, DM 98,-

Mandel, Peter: Praktisches Handbuch der Farbpunktur, Band 2. 1993. 250 S, geb., Energetik-Verlag, DM 119,-

Mandel. Peter: Esogetik - Sinn und Unsinn von Krankheit und Schmerz. 1991. 180 S., geb., Energetik Verlag DM 29,80

Mechtel, Angelika: Jeden Tag will ich leben. Ein Krebstagebuch. 1993. FischerTB, DM 9,90

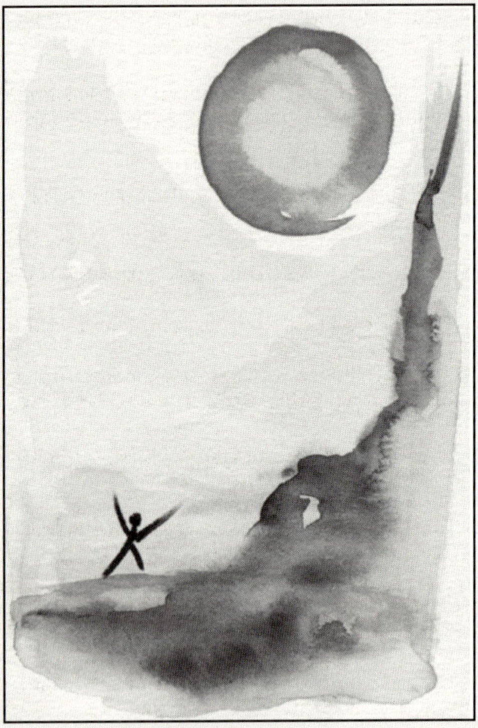

Miketta, Gaby: Netzwerk Mensch. Psychoneuroimmunologie: Den Verbindungen von Körper und Seele auf der Spur. 2. durchges. Aufl. 1993. 187 S., 28 Abb., geb., Trias, DM 39,80

Neumann, Halima: Das Azidose Buch. Stop der Übersäuerung. 5. überarb. Auflage 1995. 200 S., geb., Fürhoff, DM 30,-

Neumann, Halima: Stop dem Krebs und MS-Erkrankungen. 1992. 77 S., Pb., Fürhoff, DM 13,-

Neumayer Petra/Halbig Konrad: Ich lebe noch! Jomol - wie es wirkt und warum es keiner kennt. 1994. 128 S., Paperb., KOHA, DM 24,80

Olschewski, Adalbert: Atementspannung. Abbau emotionaler und körperlicher Anspannung durch Atemtherapie. 1995. ca 160 S., kart., Haug, 29,80

Orthomolekulare Kurznachrichten. Erscheint zweimonatl., jährl. DM 120,- zzgl. MwSt. u. Portokosten, Arbeitsgemeinschaft Deutsche Gesellschaft für Diagnostik und alternative Heilverfahren e.V.

Pauling, Linus: Das Vitamin-Programm. Neuaufl. 1994. 400 S., kart., Goldmann TB, DM 16,90

Pecher, Otto/Wrba, Heinrich: Enzyme - Wirkstoffe der Zukunft. 1993. 144 S, Orac, DM 19,80

Perls, Fritz: Gestalttherapie in Aktion.7. Auflage 1993. 292 S., br., Pfeiffer, DM 42,-

Pichler, Eva/ Richter, Renate: Unser Kind hat Krebs. Für Eltern leukämie- und tumorkranker Kinder. 2. neubearb Aufl. 1992. 212 S., 27 Abb., kart., Trias, DM 36,00

Reitz, Manfred/ Gutjahr, Peter: Krebs besiegen. Entstehung - Behandlung - Erfolge. 1994. ca. 360 S., geb.,Ullstein, DM 49,80

Renner, K./Canzler, H.: Ernährung und Krebs. Orientierungshilfe für Krebskranke und Gefährdete. 2. Aufl. 1990, 139 S., 39 Tab., Haug, DM 22,50

Rilling, Siegfried: Kompendium der Mineralstoffe und Spurenelemente. Ein Leitfaden für die ärztliche Praxis. 1993. 247 S., 34 Abb., 8 Tab., geb., Haug, DM 85,-

Rilling, Siegfried: Nicht toxische Additivtherapie und diagnostische Verfahren bei Karzinomen. 1978, 249 S., vfm, DM 57,50

Rilling, Siegfried: Vom Tuberkulinum zum Immuntherapeutikum. Die Spenglersan-Therapie. 1991. 131 S., 23 Abb., kart., Haug, DM 32,50

Schleicher, Peter/Schmidt, K. H.: Grundzüge der Immundiagnostik und -therapie. 1989. 116 S., Hippokrates Verlag, DM 42,-

Schleicher, Peter: Krankheiten verhindern. Stärken Sie die Abwehrkräfte Ihres Körpers. 1992. 125 S., Econ TB 20240, DM 9,80

Schmid, Reiner: Weizengrassaft. Medizin für ein neues Zeitalter. 1989. 69 S., brosch., Ernährung und Gesundheit, DM 14,80

Schnurre, Marina: Sprich mit mir, damit ich mich fühle. Wie Krebskranke und Angehörige eine neue Beziehung finden können. 1991. 156 S., Paperb., Herder, DM 19,80

Schulte-Uebbing, Claus: Heilige Hildegard .Krebs ganzheitlich behandeln. 1995. 224 S., geb., Pattloch Verlag, DM 24,80

Schulte-Uebbing, Claus: Heilige Hildegard. Frauenheilkunde. Körper und Seele ganzheitlich behandeln. 1995. 224 S. geb., Pattloch Verlag, DM 24,80

Signal. Leben mit Krebs. Erscheint vierteljährl., Bezugspreis jährl. DM 28,- zzgl. Portokosten, Verlag für Medizin, ISSN 0721-6831, Einzelheft DM 8,00

Simonton, O. Carl: Auf dem Wege der Besserung. Schritte zur körperlichen und spirituellen Heilung. 1993. 280 S, Rowohlt, DM 34,00

Simonton/Matthews/Creighton: Wieder gesund werden. Eine Anleitung zur Aktivierung der Selbstheilungskräfte für Krebspatienten und ihre Angehörigen. Aus dem Engl. v. zur Nedden, M., 1991. 352 S., mit Ton-Cassette, kart., Rowohlt, DM 44,00

Stangl, Marie-Luise u. Anton: Hoffnung auf Heilung. Seelisches Gleichgewicht bei schwerer Krankheit. 3. Aufl. 1991. 240 S., Econ TB, DM 12,80

Tausch-Flammer, Daniela: Sterbenden nahe sein. Was können wir noch tun. 2. überarb. Aufl. 1994. 190 S., kart., Herder, DM 29,80

Thema Krebs. Fragen und Antworten. Hrsg. v. Stamatiadis-Smidt, Hilke/ Sellschopp, Almuth. 1993. 3. Nachdr. 1995. 410 S., 23 Abb.,brosch., Springer Bln, DM 34,80

Verres, R.: Die Kunst zu leben - Krebsrisiko und Psyche. 1994. 233 S., kart., Piper, DM 16,90

Wander, Maxie: Leben wär eine prima Alternative. Tagebücher und Briefe. 1994. 288 S. (dtv Tb. 11877) dtv, kart., DM 12,90

Wiesendanger, Harald: Auswege - Wo Kranke geistige Hilfe finden. Ein kommentiertes Adressenverzeichnis. 2. Aufl. 1995. 200 S. DM 55,-. Nur zu beziehen über: PSI-Verlag, Zollerwaldstr. 28, D-69436 Schönbrunn

Wiesendanger, Harald: Das große Buch vom geistigen Heilen - Möglichkeiten, Grenzen und Gefahren. 2. Aufl. 1995. 512 S., Ln., Scherz, DM 48,-

Wigmore, Ann: Lebendige Nahrung ist die beste Medizin. 1995., 256 S., Knaur TB 76106., DM 14,90

Wilber, Ken: Mut und Gnade. In einer Krankheit zum Tode bewährt sich eine große Liebe - das Leben und Sterben der Treya Wilber. ‹bersetzt von Eggert, Jochen, 1992. 448 S., 4 Illustr., Leinen, Scherz, DM 48,00

Woschnagg, Herbert/ Exel, Wolfgang: Mein Befund. Laboruntersucherungen verständlich gemacht. Ein Nachschlagewerk für mündige Patienten. 1991. 384 S., brosch., Ueberreuter, DM 34,00

Zachert, Christel u. Isabell: Wir treffen uns wieder in meinem Paradies. 1994. 192 S. geb., Lübbe, DM 29,80

Zorn, Fritz: Mars. Roman. 15. Aufl. 1992. FischerTB, DM 12,90

ZurLinden, Volker, Dr. med.: Krebs - Impuls für neues Leben. Der Weg vom Betroffenen zum Beteiligten. 1994. ca. 399 S., ca. 20 teilw. farb. Abb., geb., Haug, DM 72,00

Alle Bücher erhalten Sie über den Buchhandel oder im Direktversand bei:
Patienten Literatur Dienst, Petra Weingärtner, Danziger Str. 11,
53757 Sankt Augustin, Tel. 02241-202274, Fax: 02241-202360

Autorenverzeichnis

Dietrich Beyersdorff; Medizinjournalist, Referent für Presse und Sonderaufgaben bei der Gesellschaft für Biologische Krebsabwehr e.V., Hamburg

Dr. med. Wolf Eberhard Büntig; Arzt-Psychotherapie, Gründer und Leiter von ZIST, Zentrum für Individual- und Sozialtherapie e.V., Penzberg und München

Dr. med. Rüdiger Dahlke; Arzt für Naturheilweisen und Psychotherapeut, Praxis im Heil-Kunde-Zentrum, Ausbildungsseminare in psychosomatischer Medizin, Fasten und Meditation, Johanniskirchen

Dr. med. Dr. med. habil. Max Daunderer; Internist, Umweltarzt, Klinische Toxologie, Leiter TOX Center, München

Dr. med. Friedrich R. Douwes; Internist, Ärztlicher Direktor der Klinik St. Georg, Bad Aibling

Dr. med. Volker Fintelmann; Arzt für Innere Medizin, Gastroenterologie. Geschäftsführer und leitender Arzt Krankenhaus Rissen, Hamburg

Dr. med. Wolfgang Fischer; Repatriierungs Arzt, München

Dr. med. habil. Dietmar Fröhlich; Facharzt für Radiologie, Chefarzt Strahlentherapie Klinikum Suhl, Vorsitzender des region. Tumorzentrums Suhl e.V., Suhl

Dr. med. Michael Glatzel; Oberarzt Strahlentherapie Klinikum Suhl, Suhl

Norbert Gröss; Heilpraktiker, Vorsitzender der Arbeitsgemeinschaft H.O.T., Gross Gerau

Dr. med. Dr. rer. nat. E. Dieter Hager; Arzt und Dipl.-Physiker, Arzt für Naturheilverfahren, Ärztlicher Direktor BioMed-Klinik, Bad Bergzabern

Birgit Henneges; Leiterin des Presse- und PR-Büros für Information und Dokumentation, SpG.: Esogetische Medizin, Bad Schönborn

Frank Hentschel; Heilpraktiker, Meerbusch

Dr. med. Peter Hübner; Facharzt für Innere Medizin, Pfreimd

PD Dr. med. Michael Imhof; Chefarzt Ardenne Klinik für Krebs-Mehrschritt-Therapie, Köln

Dr. med. György Irmey; Arzt für Allgemeinmedizin - Naturheilverfahren, Vorsitzender des Förderkreises Ganzheit in der Medizin (GANIMED) e.V., Chefredakteur der Med. Fachzeitschrift »Erfahrungsheilkunde«, Heidelberg

Dipl. oec. troph (Uni) Andrea Kainz; Diplom Haushalts- und Ernährungswissenschaftlerin, München

Dr. med. vet. Gottfried Knecht; Heilpraktiker, Leiter der PINAV GmbH, Privatinstitut für Naturheilkundliche Verfahren und Kuren, Bad Feilnbach

Dr. med. Britta Knoll; Ärztin für Naturheilverfahren, Onkologie, München

Dr. med. dent. Klaus Kocher; Zahnarzt und Heilpraktiker, Wolnzach

Helmut Körner; Medizinjournalist, Siedenburg

Michael Kowalciek; Medizinjournalist, München

M. D. Peter Marschner; Arzt für Naturheilverfahren, Chefarzt der Wellington Britania Health-Clinic, Neuseeland

Dr. med. Heinz Mastall; Angewandte Immunologie, Vizepräsident der Gesellschaft für Biologische Medizin, Heidelberg

Halima Neumann; Gesundheitsberaterin, Starnberg

Josef Neumayer; Heilpraktiker, St. Wolfgang

Dr. med. Otto Pecher; Medizinisch-wiss. Abteilung Mucos Pharma, Geretsried

Prof. Dr. med. Siegfried Rilling; Arzt für Allgemeinmedizin, Stuttgart

Josef Rottenfusser; Heilpraktiker, München

Dr. med. Peter Schleicher; Immunologe, Leiter des Instituts für Therapie und Forschung chronischer Erkrankungen und Immunologie, München

Karin Schnellbach; Dipl.-Ing. (FH), Burgrain

Dr. med. Claus Schulte-Uebbing; Frauenarzt, Dipl. Forstwirt, Dipl. Geologe, Umweltmedizin, Naturheilverfahren, Umweltmedizinische Gutachten, München

Dr. rer. nat. Ernst-Eugen Schulte-Uebbing; Dipl. Chemiker, Regierungsdirektor am Deutschen Patentamt i. R., München

Dr. phil. Harald Wiesendanger; Philosoph und Psychologe, Leiter der »PSI-Presseagentur für Grenzgebiete der Wissenschaft«, Initiator und erster Vorsitzender des »Dachverband Geistiges Heilen e.V.« (DGH), Schönbrunn

Ingo Wunderlich; Heilpraktiker, Seminarleiter, Medizinische Weiterbildung, Persönlichkeitsentwicklung, psychologisch-psychotherapeutische Trainings, Zeholfing

Stichwortverzeichnis von A-Z

B

C

D

I

J

K

T

U

V

W

X

Y

Z